GESUNDHEITSSYSTEMFORSCHUNG

Herausgegeben von W. van Eimeren und B. Horisberger

W0269321

GESUNDHEITSSYSTEMFORSCHUNG

Herausgegeben von W. van Eimeren und B. Horisberger

Marianne Hofer

Patientenbezogene Krankenhausorganisation

Mit 36 Abbildungen

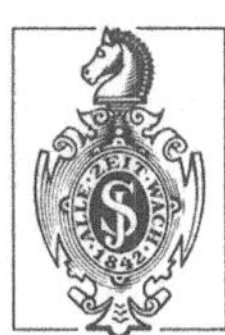

Springer-Verlag Berlin Heidelberg New York
London Paris Tokyo

Dr. Marianne Hofer

Grabenstraße 48
CH-8500 Frauenfeld

CIP-Kurztitelaufnahme der Deutschen Bibliothek
Hofer, Marianne: Patientenbezogene Krankenhausorganisation / Marianne Hofer. - Berlin ;
Heidelberg ; New York ; London ; Paris ; Tokyo : Springer, 1987.
(Gesundheitssystemforschung)
ISBN-13: 978-3-540-17525-4   e-ISBN-13: 978-3-642-83026-6
DOI: 10.1007/ 978-3-642-83026-6

Dieses Werk ist urheberrechtlich geschützt. Die dadurch begründeten Rechte, insbesondere die der
Übersetzung, des Nachdrucks, des Vortrags, der Entnahme von Abbildungen und Tabellen, der
Funksendung, der Mikroverfilmung oder der Vervielfältigung auf anderen Wegen und der Speiche-
rung in Datenverarbeitungsanlagen, bleiben, auch bei nur auszugsweiser Verwertung vorbehalten.
Eine Vervielfältigung dieses Werkes oder von Teilen dieses Werkes ist auch im Einzelfall nur in den
Grenzen der gesetzlichen Bestimmungen des Urheberrechtsgesetzes der Bundesrepublik Deutschland vom 9. September 1965 in der Fassung vom 24. Juni 1985 zulässig. Sie ist grundsätzlich
vergütungspflichtig. Zuwiderhandlungen unterliegen den Strafbestimmungen des Urheberrechtsgesetzes.

© Springer-Verlag Berlin Heidelberg 1987

Die Wiedergabe von Gebrauchsnamen, Handelsnamen, Warenbezeichnungen usw. in diesem
Werk berechtigt auch ohne besondere Kennzeichnung nicht zu der Annahme, daß solche Namen
im Sinne der Warenzeichen- und Markenschutz-Gesetzgebung als frei zu betrachten wären und
daher von jedermann benutzt werden dürften.

Produkthaftung: Für Angaben über Dosierungsanweisungen und Applikationsformen kann vom
Verlag keine Gewähr übernommen werden. Derartige Angaben müssen vom jeweiligen Anwender
im Einzelfall anhand anderer Literaturstellen auf ihre Richtigkeit überprüft werden.

Satz: Appl, Wemding.
2119/3145-5 4 3 2 1 0

Vorwort

Der Anlaß für die Abfassung der vorliegenden Arbeit ist auf verschiedene Gründe zurückzuführen

Die Verfasserin ist seit rund 20 Jahren in verschiedenen Funktionen im Gesundheitswesen tätig. Sie hat sich dabei mit einer Reihe von Problemen des Gesundheitswesens, insbesondere auch im Krankenhaus befaßt. Von daher ist in ihr der Wunsch entstanden, einen ihr sehr wichtig scheinenden Aspekt, nämlich die heutige Behandlung, Pflege und Betreuung der Patienten, d. h. das Behandlungs- und Pflegesystem im Akutkrankenhaus, näher zu analysieren und, gestützt auf die sich daraus ergebenden Resultate, Vorschläge zur Gestaltung und Lenkung einer zukünftigen patientenorientierten Versorgung im Akutkrankenhaus zu erarbeiten.

Auch steht das Gesundheitswesen, und insbesondere das Krankenhaus, immer wieder und z. T. vermehrt im Mittelpunkt des Interesses, aber auch der Kritik. Diese kommt von verschiedenen Seiten und bezieht sich, je nach Standpunkt und Interessenlage des betreffenden Kritikers, auf verschiedene Gegebenheiten. Im Vordergrund stehen sicher z. Z. die Klagen über die überproportionale Kostensteigerung im Gesundheitswesen, v. a. auch im stationären Sektor und damit im Krankenhaus. Diese oft mit dem Schlagwort „Kostenexplosion" bezeichnete Tatsache ist in allen industrialisierten Ländern festzustellen und dürfte die sichtbare Spitze eines Eisbergs sein, dessen Entwicklung auf die verschiedensten Gründe zurückzuführen ist. Auf diese wird z. T. im Rahmen unseres Themas zurückzukommen sein. Allgemein läßt sich sagen, daß die heutige hochtechnisierte, vorwiegend naturwissenschaftlich ausgerichtete Medizin zusammen mit anderen Entwicklungen unbestreitbar zu großen Erfolgen in der Behandlung von Krankheiten bzw. kranken Organen geführt hat. Diese sind dadurch charakterisiert, daß das heutige Krankheitsspektrum ein ganz anderes ist als noch vor 100 Jahren, als die Infektionskrankheiten zu den Hauptgeiseln der Bevölkerung gehörten. Diese Erfolge haben aber auch die Begehrlichkeit nach immer moderneren Behandlungs- und Untersuchungsmöglichkeiten erhöht. Viele von uns sind nicht mehr bereit, Krankheit als Teil ihres Lebens zu akzeptieren und mit ihr zu leben. So wird etwa von einem „Recht auf Gesundheit" gesprochen, ohne die dem einzelnen überbundene Pflicht zur Erhaltung der Gesundheit miteinzubeziehen.

Je länger desto mehr werden aber auch kritische Stimmen laut, die dem heutigen westlichen Gesundheitswesen eine zu starke Betonung der hochtechnisierten naturwissenschaftlich ausgerichteten Medizin vorwerfen. Es finden sich immer mehr Zweifler an der lange tonangebenden Philosophie, daß auch in der Medizin alles „machbar" sei, wenn man nur lange genug forsche und experimentiere.[1] Viele Patienten oder potentielle Patienten und ihre Angehörigen schließen sich dieser Meinung an, wenn sie sich über die Inhumanität der Behandlung, Pflege und Betreuung im Krankenhaus beklagen und feststellen, daß man als Nummer oder Fall, nicht aber als Mensch behandelt werde. Viele haben Angst vor einem Eintritt ins Krankenhaus, fühlen sich ausgeliefert und „verkauft". Schlagwörter wie „das seelenlose Krankenhaus", das Krankenhaus als „Gesundheitsfabrik" oder als „Fließbandbehandlung" machen die Runde.[2] Andererseits - und hier zeigt sich die ambivalente Haltung von uns allen gegenüber Krankheit und Gesundheit - möchte niemand die unbestreitbaren Erfolge der modernen Medizin in der Krankheitsbekämpfung missen.

Diese Entwicklung bedeutet, daß heute der Patient während seines Krankenhausaufenthaltes mit einer Vielzahl von verschiedenen Personen in Kontakt kommt. Jede führt eine bestimmte Teilaufgabe aus, deren Zweck und Sinn für ihn nicht immer ersichtlich ist. Diese Aufteilung der Arbeit an einem unteilbaren, humanen Objekt, das eben immer auch Subjekt mit eigenen Gefühlen und Ängsten ist, erscheint daher als eine der wichtigsten Ursachen für die erwähnten Klagen. Da sich aber das Rad der Zeit nicht zurückdrehen läßt, und damit weder die Spezialisierung noch die Technisierung der Medizin vermindert oder rückgängig gemacht werden können, bleibt als eine der Möglichkeiten, die organisatorischen Strukturen und Abläufe im Krankenhaus zu ändern und den heutigen Umständen und Bedürfnissen anzupassen. Ziel der Arbeit ist es daher, Vorschläge für die Gestaltung und Lenkung einer am Patienten orientierten Behandlung, Pflege und Betreuung im Krankenhaus zu erarbeiten. Damit dies geschehen kann, müssen zuerst die Gründe, die zur heutigen Situation geführt haben, näher untersucht und herausgearbeitet werden. Dies geschieht einmal durch eine kurze Analyse der Krankenhausumwelt mit den jeweiligen Sphären und Interessenvertretungen, die alle ihre Anforderungen und Ansprüche an das Krankenhaus als Ganzes, aber auch an das Behandlungs- und Pflegesystem im Speziellen anmelden. Dann folgt die Analyse des Krankenhauses selbst, die wiederum als Rahmen für das eigentliche Behandlungs- und Pflegesystem dient. Dabei werden insbesondere auch die Aufgaben der Medizin und Pflege sowie die damit zusammenhängenden Einstellungen der Ärzte und des Pflegepersonals einer kritischen Betrachtung unterzogen.

Gegenstand des Schlußteils bildet das Behandlungs- und Pflegesystem selbst mit allen seinen verschiedenen Aspekten. So werden zuerst aufgrund theoretischer Überlegungen und empirischer Untersuchungen die Stellung und Rolle des Patienten im Krankenhaus, seine sich daraus ergebenden Erwartungen und Bedürfnisse in bezug auf die Patientenversorgung sowie deren Einfluß auf den Heilungsprozeß herausgearbeitet. Dann folgt eine Analyse der heutigen Strukturen und Prozesse der Behandlung, Pflege und Betreuung des Patienten. Anschließend werden aufgrund der gewonnenen Erkenntnisse Vorschläge für die Gestaltung und Lenkung

---

[1] Vgl. z.B. Capra (Wendezeit); Engelhardt (Kranke); Illich (Nemesis); Schaefer (Plädoyer); Schaefer (Zukunftsperspektiven); Schipperges (Wege); Schipperges (Zukunft).

[2] Vgl. z.B. Häsler (Kliniken); Howard u. Strauss (Humanizing); Noll (Diktate); Diggelmann (Schatten).

einer zukünftigen, vermehrt am Patienten orientierten Behandlung und Pflege im Krankenhaus erarbeitet.

Diese Sollvorschläge basieren auf der von Ackoff vertretenen Idee der „das Ideal anstrebenden Gestaltung".[3] Er versteht darunter eine Konzeption des Systems, die sein Gestalter im jetzigen Moment und nicht irgendwann in der Zukunft verwirklicht haben möchte. Dies bedeutet, daß die relevante Umwelt des Systems nicht vorausgesagt werden muß, da diese die heutige bekannte Umwelt ist. Trotzdem müssen natürlich Annahmen über die zukünftige Umwelt, in der das System zu wirken haben wird, in die Gestaltungsvorschläge einbezogen werden.

Bei der Erarbeitung der Sollvorschläge wird davon ausgegangen, daß die Versorgung des Patienten als Ganzes als eine immer wieder neue, zeitlich begrenzte, komplexe Aufgabe verstanden werden muß, die den Einsatz eines Teams von hochqualifizierten Mitarbeitern sowie von verschiedenen technischen Hilfsmitteln erfordert, und daher einer gezielten Koordination in bezug auf den Patienten bedarf.

Theoretisch liegen der Arbeit die Erkenntnisse des systemorientierten Managements zugrunde. Dabei werden Begriffe, Vorstellungen und Erkenntnisse der Systemtheorie und der Kybernetik auf die Probleme der Gestaltung und Lenkung von sozialen Systemen angewendet, wobei insbesondere Erkenntnisse in bezug auf die Komplexitätsbewältigung zur Lösung der oben beschriebenen Zielsetzung herangezogen werden sollen.

Entsprechend der Herkunft und der Erfahrung der Verfasserin bezieht sich die Arbeit vornehmlich auf die Situation des Gesundheitswesens und insbesondere des Krankenhauses in der Schweiz. Sie wurde aber so weit als möglich an die europäischen Verhältnisse angepaßt. Die grundsätzliche Problematik einer patientenbezogenen Betrachtung der Krankenhausbehandlung und -pflege im Krankenhaus dürfte sich aber heute in der westlichen Welt überall in ähnlicher Form stellen.

Zum Schluß möchte ich es nicht versäumen, allen denjenigen, die mich bei der Erstellung der Arbeit in irgendeiner Form unterstützt haben, herzlich zu danken. Leider ist es mir nicht möglich, alle namentlich aufzuzählen. Ein spezieller Dank gilt aber Herrn Prof. Dr. Dres. h. c. H. Ulrich von der Hochschule St. Gallen, unter dessen Leitung die vorliegende Arbeit entstanden ist und der mir immer wieder wertvolle Impulse vermittelte.

Frauenfeld, März 1987   Marianne Hofer

---

[3] Ackoff (Future), pp. 104 ff.

Inhaltsverzeichnis

Teil II: Das Krankenhaus aus patientenbezogener Sicht

Teil I

Analyse des Krankenhauses und seiner Umwelt

1 Bezugsrahmen zur Erfassung des Krankenhauses

1.1 Einleitung

Das Ziel der vorliegenden Arbeit, Vorschläge zur Gestaltung und Lenkung einer am Patienten orientierten Versorgung im Akutkrankenhaus zu erarbeiten, kann nicht im luftleeren Raum erreicht werden, sondern erfordert einen Bezugsrahmen. Dieser muß die Erfassung der komplexen Institution Krankenhaus unter verschiedenen Gesichtspunkten erlauben. Das vorliegende Kapitel begründet daher in Abschnitt 1.2 die Wahl des Bezugsrahmens und die diesem zugrundeliegenden Vorstellungen, um dann in Abschn. 1.3 und 1.4 die für unsere Problemstellung relevanten Aspekte vertieft zu behandeln.

1.2 Der gewählte Bezugsrahmen

Unter einem Bezugsrahmen verstehen wir ein „Leerstellengerüst für Sinnvolles"[1] oder „jene grundlegenden Schemata oder Schablonen oder Standpunkte (...), die jeder Erkenntnis vorgeordnet sind, die logisch oder zeitlich (kausal, psychologisch) Priorität vor Beobachtungen haben oder anders formuliert, daß Beobachtungen im Lichte dieser Bezugsrahmen interpretiert werden".[2] Malik versteht in seinem neuesten Buch darunter „ein System von Prämissen (...), die gemeinsam ein in sich meistens, aber nicht notwendigerweise konsistentes ‚Bild' einer Realität entstehen lassen".[3] Der Bezugsrahmen kann daher als ein System von Koordinaten verstanden werden; ein Rahmen, der vorgibt, was als *wichtig* angesehen werden soll, wie das Beobachtete interpretiert werden muß, welche Fragestellungen im Vordergrund stehen. Der Bezugsrahmen bildet damit wissenschaftlich gesehen die Grundlage für Beschreibungs- und Erklärungsmodelle.

Ausgangspunkt für den in dieser Arbeit gewählten Bezugsrahmen bildet die systemorientierte Managementlehre.[4] Grundlegend ist die Vorstellung, daß gesellschaftliche Institutionen als offene, zweckorientierte, vernetzte soziale Systeme verstanden werden, wie dies aus Abb. 1 hervorgeht.

---

[1] Ulrich (Unternehmungsführung I), S. 37.
[2] Gomez et al. (Systemmethodik), S. 384.
[3] Malik (Strategie), S. 21.
[4] Vgl. z. B. Ulrich u. Krieg (Management-Modell); Ulrich u. Sidler (Management-Modell).

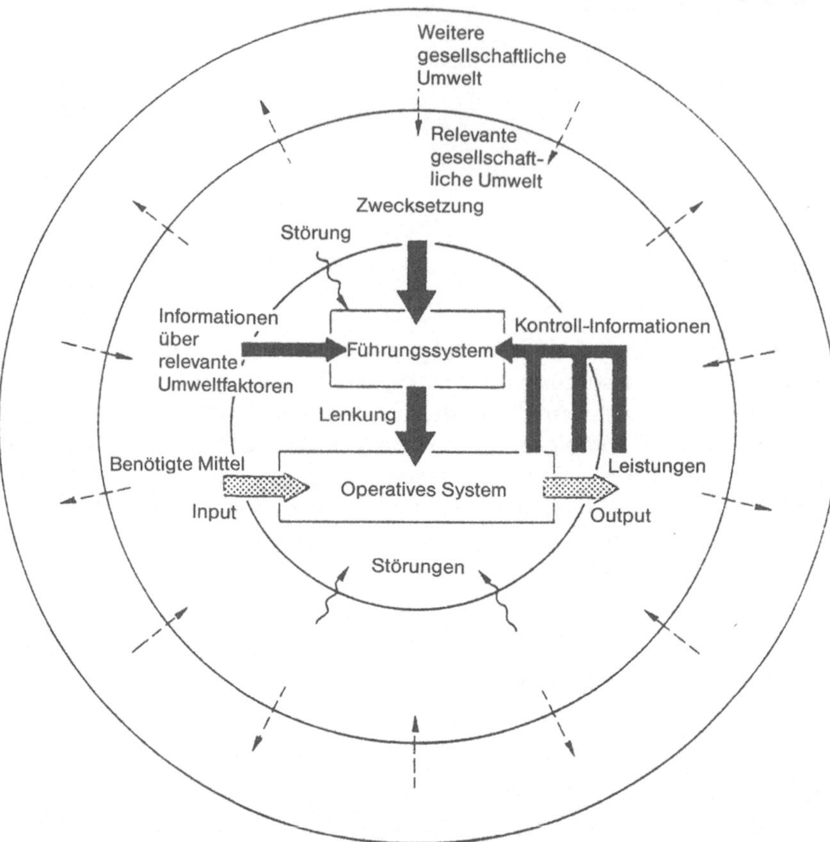

Abb. 1. Grundvorstellung eines offenen, zweckorientierten sozialen Systems. [Aus Ulrich u. Sidler (Management-Modell), S. 17]

Offenheit bedeutet, daß die Systeme mit ihrer Umwelt in vielfältigen Beziehungen stehen, d. h. daß an den Systemgrenzen Austauschprozesse in Form von Inputs und Outputs stattfinden. *Zweckorientiert* sind die Systeme, weil sie einen ihnen von der Umwelt vorgegebenen Zweck erfüllen oder erfüllen sollten. *Vernetztheit* heißt, daß die Systeme selbst aus einer Vielzahl von Elementen bestehen, die untereinander in Beziehung stehen oder die miteinander in Beziehung treten können,[5] um ein bestimmtes Ziel zu erreichen. *Sozial* bedeutet, daß es sich dabei um von Menschen geschaffene, aus Menschen bestehende und im Rahmen der menschlichen Gesellschaft tätige Institutionen handelt.

Dieser sehr allgemeine Systembegriff erlaubt es, die im Kontext einer bestimmten Problemstellung interessierenden Aspekte hervorzuheben, während andere bewußt in den Hintergrund gerückt werden. Die Gesamtheit der Elemente, die man in die Betrachtung einbezieht, wird dabei als System bezeichnet. Dieses läßt sich

---

[5] Vgl. z. B. Rosnay (Makroskop), S. 80.

untergliedern in Teil- oder Subsysteme. Das System läßt sich aber auch als Teil eines umfassenderen Ganzen, eines Supersystems betrachten. Die Elemente oder Komponenten bilden dabei die kleinsten Einheiten. Diese will oder kann man nicht mehr weiter aufteilen.[6]

In unserem Kontext geht es einerseits um das Krankenhaus als System, das in eine ganz bestimmte Umwelt eingebettet ist, andererseits kann das Krankenhaus als Ganzes als Teil der relevanten Umwelt für das System der Patientenversorgung im engeren Sinn verstanden werden. Dieses besteht wiederum aus den verschiedensten Elementen, in unserem Falle aus allen an der Patientenversorgung beteiligten Funktionen.

Der mehrdimensionale Bezugsrahmen erlaubt sowohl eine Unterscheidung von operationellen Prozessen und Führungsprozessen wie auch eine solche in bezug auf eine funktionale und institutionale Betrachtungsweise.[7]

1.3 Funktionale Betrachtungsweise

Die funktionale Betrachtungsweise erlaubt es, das Krankenhaus und insbesondere das Teilsystem „Patientenversorgung" unter verschiedenen sachlogischen Aspekten zu analysieren, damit die sich ergebenden Probleme klar ersichtlich werden und Möglichkeiten für Lösungen entwickelt werden können. Entsprechend der Vorstellung vom offenen, zweckorientierten System wird dabei von außen nach innen vorgegangen. Zuerst wird die Umwelt des Akutkrankenhauses einer näheren Betrachtung unterzogen, nachher die Funktionen im Krankenhaus als Ganzes in ihren Grundzügen beschrieben. Diese bilden wiederum den Rahmen für den Bereich der eigentlichen Patientenversorgung, der einer detaillierten funktionalen Analyse unterzogen wird.

1.3.1 Das Krankenhaus und seine Umwelt

Aus der Grundvorstellung ergibt sich bereits, daß das Krankenhaus nicht als isoliertes System betrachtet werden kann, sondern in enger Verbindung zu seiner Umwelt, insbesondere dem Gesundheitswesen, steht. Dieses besteht, institutionell betrachtet, aus einer Vielzahl von Einrichtungen, Gütern und Zusammenschlüssen verschiedener Interessengruppen, mit denen das Krankenhaus in materiellen und informationellen Austauschbeziehungen steht. Da das Gesundheitswesen in den meisten Ländern durch viele staatliche Regelungen bestimmt ist, ist das Krankenhaus in weit größerem Maße als dies bei einer privaten Unternehmung der Fall ist, durch seine Umwelt geprägt und von ihr bestimmt. Diese Ansprüche und Forderungen drücken sich in der dem Krankenhaus vorgegebenen Zwecksetzung aus oder beeinflussen deren Konkretisierung. Aber auch sonst bestehen enge Verbin-

---

[6] Ulrich (Unternehmung), S. 107.
[7] Ulrich (Unternehmung), S. 107.

dungen, indem das Krankenhaus Mittel in Form von Materie, Energie und Informationen aus der Umwelt benötigt, um überhaupt funktionsfähig zu sein. In unserem Zusammenhang sind die Bedürfnisse und Ansprüche der potentiellen Patienten im Hinblick auf die Ausgestaltung der stationären Krankenversorgung von vorrangiger Bedeutung. Aber auch die Forderungen und Einstellungen der Mitarbeiter sind im Krankenhaus als personalintensiver Einrichtung wichtig.

1.3.2 Operationelles System

Das operationelle System umfaßt alle Sachaufgaben, die in einer bestimmten Institution erfüllt werden müssen, d.h. die Mittel, die benötigt werden, müssen aus der Umwelt aufgenommen, durch bestimmte Prozesse in bestimmte Leistungen umgewandelt und diese wiederum an die Umwelt abgegeben werden. Generell umfaßt das operationelle System im Krankenhaus alle Sachaufgaben, die erbracht werden müssen, um dessen Zwecksetzung, die Wiederherstellung der Gesundheit der Patienten, zu erfüllen. Es sind dies die in direktem Zusammenhang mit der Diagnosestellung, Behandlung, Pflege und Versorgung stehenden Tätigkeiten, aber auch die damit verbundenen administrativen Arbeiten der Patientenaufnahme und -entlassung, die sog. Patientenadministration. Damit diese Prozesse der direkten Patientenversorgung überhaupt erfüllt werden können, müssen die dazu benötigten Mittel oder Inputs bereitgestellt werden. Grob können also auch im Krankenhaus zwei große Funktionsbereiche innerhalb des operationellen Systems unterschieden wer-

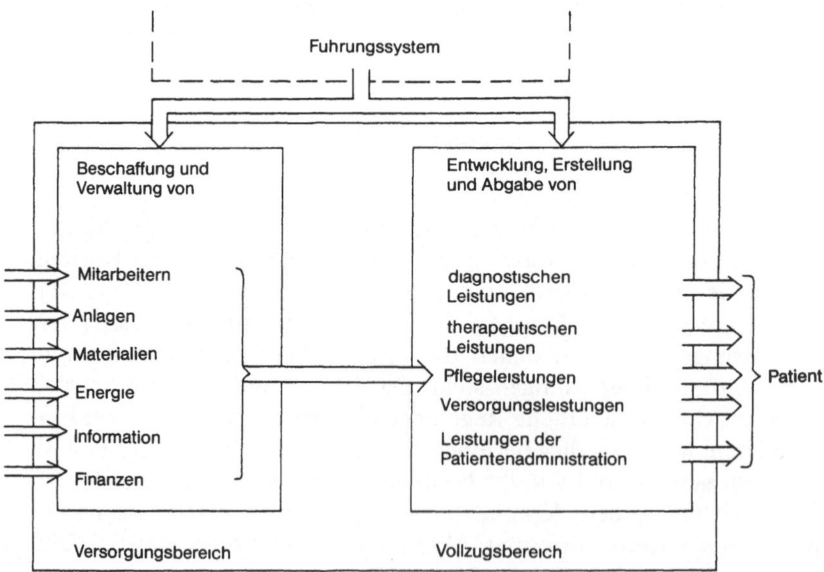

Abb. 2. Die Funktionsbereiche im operationellen System des Krankenhauses. [Vgl. Ulrich u. Sidler (Management-Modell), S. 36]

den, einerseits der Versorgungsbereich, andererseits der Vollzugsbereich, wie dies in Abb. 2 dargestellt ist.

Im Vollzugsbereich können dabei grundsätzlich 3 Funktionen unterschieden werden, die *Leistungsentwicklung,* die *Leistungserstellung* und die *Leistungsabgabe.* Im Krankenhaus gehört zur Leistungsentwicklung die medizinische Forschung am Patient, die der klinischen Erprobung von neuen Leistungen dient; darunter fallen aber auch Leistungsentwicklungen im Bereich der Administration, z.B. im EDV-Sektor oder in der Pflege (z.B. Pflegeplanung).

Im Rahmen der vorliegenden Arbeit steht die Leistungserstellung und -abgabe in dem der eigentlichen Patientenversorgung dienenden Funktionsbereich, d.h. dem Vollzugsbereich, im Vordergrund. Daher wird im folgenden auf diese im Detail eingegangen, während die übrigen, für das Funktionieren des Krankenhauses als Ganzes ebenfalls sehr wichtigen Bereiche bewußt in den Hintergrund rücken oder auf deren Analyse ganz verzichtet wird.

1.3.3 Führungssystem

Aufgabe des Führungssystems ist es, die beiden, zum besseren Verständnis gedanklich getrennten interagierenden Systeme des Krankenhauses bzw. der Patientenversorgung und der jeweiligen Umwelt in Richtung auf die Zwecksetzung hin zu gestalten, zu lenken und weiterzuentwickeln.[8]

Konkret geschieht die Führung durch das Treffen von Entscheiden, die in Form von Vorgaben, Handlungsanweisungen etc. an das operationelle System abgegeben werden. Die dafür notwendigen Informationen werden einerseits aus der Umwelt, andererseits aus den Kontrollinformationen aus dem operationellen System erhalten und dienen wiederum als Basisinformationen für die nachfolgenden Entscheide. In unserem Rahmen stehen die Lenkungstätigkeiten in bezug auf die Funktionen der Patientenversorgung im Vordergrund.

1.4 Institutionalisierte Betrachtungsweise

Die sachlogische Analyse bildet die Grundlage für die institutionalisierte oder organisatorische Betrachtung des Systems. Dabei geht es darum, die Struktur der betreffenden Institution zu erfassen. Diese besteht einerseits aus der Beziehungs- oder *Gebildestruktur,* andererseits aus den *Prozeßstrukturen.* Aus Erkenntnissen der Kybernetik ist bekannt, daß Struktur und Verhalten sich gegenseitig bedingen und daß daher der Gestaltung der Strukturen große Bedeutung zukommt.

---

[8] Ulrich et al. (Entwicklung), S. 37 ff.

1.4.1 Gebildestruktur

Unter der Gebildestruktur verstehen wir die mehr oder weniger statische Grundstruktur eines Systems. Es handelt sich dabei um ein „relativ dauerhaft konzipiertes Ordnungsgefüge (...), das die Art der Arbeitsteilung zwischen den Mitarbeitern und die Art der beim Arbeitsvollzug notwendigen Beziehungsaufnahmen zwischen ihnen festlegt".[9] Anders ausgedrückt geht es um die „Anordnung der Systemelemente und ihre dauerhaften Beziehungen untereinander".[10]

Innerhalb der Gebildestruktur können verschiedene Komponenten, die miteinander verknüft sind, unterschieden werden. Grundsätzlich lassen sich dabei operationelle Einheiten, diese unterstützende zentrale Dienste und Leitungsorgane (Gesamtleitung) unterscheiden.[11] Ulrich fügt diesen Komponenten auf der konzeptuellen Ebene noch das Innovationssystem hinzu, das der Einführung von Neuerungen dient und z. B. in Form der Projektorganisation realisiert werden kann.

Im Zusammenhang mit der Patientenversorgung interessieren v. a. die dezentralisierten operationellen Einheiten und die zentralen Dienste sowie deren Zusammenspiel. Unter den operationellen Einheiten werden die relativ autonomen Krankenhausbereiche verstanden, in denen die konkreten Handlungen, die die eigentliche Patientenversorgung ausmachen, ausgeführt werden. Die zentralen Dienste unterstützen die operationellen Einheiten bei deren Tätigkeit, indem sie Dienstleistungen für diese erbringen. Die zentralen Dienste können u. U. in sich wieder als relativ autonome Einheiten mit einer oder mehreren operationellen Einheiten ausgebildet sein (z. B. die Apotheke, die Wäscherei etc.). Die zentralen Dienste „entlasten" die operationellen Einheiten von bestimmten Aufgaben, vermindern dadurch aber auch deren Selbständigkeit, indem gewisse Tätigkeiten und Prozesse zentralisiert, d. h. an einem Ort zusammengefaßt werden und die operationellen Einheiten dadurch für gewisse Arbeitsleistungen von den zentralen Diensten abhängig werden.

Die zentrale Gesamtführung muß das Gegengewicht bilden zu den relativ autonomen operationellen Einheiten und deren Tendenz, sich zu selbständig zu machen. Aufgabe der Gesamtführung ist daher die Förderung des Zusammenhalts der einzelnen Bereiche des Krankenhauses durch geeignete Koordinations- und Integrationsmechanismen. Dies geschieht durch die Festlegung von allgemeinen Zielen und Rahmenbedingungen für die einzelnen operationellen Einheiten und zentralen Dienste sowie durch die Gestaltung der Strukturen. Aufgabe der Krankenhausleitung als Ganzes ist auch die Integration des Krankenhauses in seine Umwelt.

---

[9] Ulrich (Unternehmungspolitik), S. 197.
[10] Hill et al. (Organisationslehre), S. 26.
[11] Vgl. Ulrich (Unternehmungspolitik), S. 200; Mintzberg (Structuring), pp. 18 ff.

1.4.2 Prozeßstruktur

Unter Prozessen verstehen wir eine Abfolge von einzelnen Tätigkeiten, die miteinander verbunden sind, d.h. einen erkennbaren Zusammenhang aufweisen.[12] Die sich folgenden Aktivitäten werden in Ausrichtung auf ein bestimmtes Ziel hin ausgeübt und können bei einer hierarchischen Betrachtung als Elemente im Gesamtprozeß der Zielverwirklichung verstanden werden. Prozesse bewirken eine Zustandsänderung und beziehen sich daher auf den dynamischen Aspekt eines Systems. Im Krankenhaus betrifft dies z.B. den Heilungsprozeß, d.h. die Statusveränderung des Patienten.[13] Die Veränderung wird erreicht, indem durch den Einsatz und die Interaktionen von verschiedenen Inputs (z.B. Personal, Sachmittel, Informationen) mit Hilfe von bestimmten Transformationen bestimmte Outputs angestrebt werden. Dazu müssen jeweils die Zielvorgaben, die zur Verfügung stehenden Mittel und die anzuwendenden Verfahren bestimmt werden (s. Abb.3).

Die Prozeßstruktur des Krankenhauses setzt sich auf verschiedenen Ebenen aus einer Vielzahl von Prozessen zusammen, die durch unzählige Vor- und Rückkoppelungen miteinander verbunden sind. Die Outputs oder Leistungen der einzelnen Prozesse dienen auf derselben oder einer anderen funktionalen Ebene wiederum als Inputs für weitere Prozesse. Diese sollen alle auf die Erreichung der angestrebten Ergebnisse bez. der Gesamtleistung des Systems ausgerichtet sein, d.h. das System als Ganzes muß sich in einem bestimmten Gleichgewicht mit seiner Umwelt befinden, damit es den vorgegebenen Zweck erfüllen kann.

In unserem Rahmen interessiert v.a. die Prozeßstruktur des Systems Patientenversorgung, wobei es darum geht, diese so zu gestalten, daß eine patientenbezogene Leistungserstellung ermöglicht wird.

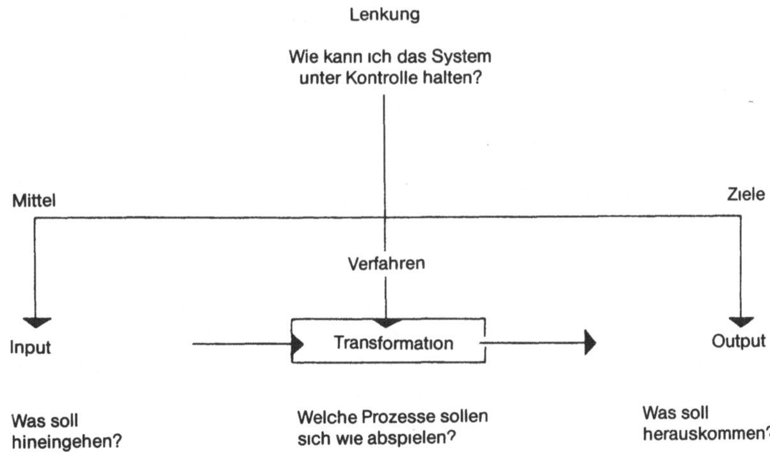

Abb.3. Grundschema der Prozeßstruktur

---

[12] Ulrich (Unternehmung), S.215.
[13] Vgl. Abschn.3.2, S.24.

2 Die Umwelt des Krankenhauses

2.1 Einleitung

Das Krankenhaus als offenes System steht mit seiner Umwelt in vielfältigen Austauschbeziehungen und kann sich daher den in der Umwelt herrschenden Tendenzen nicht entziehen. Als gesellschaftliche Institution soll das Krankenhaus durch seine Tätigkeit einen bestimmten gesellschaftlichen Auftrag, der sich in seiner Zwecksetzung äußert, erfüllen. Hinzu kommt eine Reihe von vielfältigen, z.T. widersprüchlichen Ansprüchen und Forderungen aus der Umwelt, denen das Krankenhaus ebenfalls Rechnung tragen und die es, wenn möglich, erfüllen sollte. Dieses Kapitel soll daher die allgemeinen Entwicklungstendenzen sowie die konkreten Ansprüche und Forderungen, die in bezug auf eine am Patienten orientierte Tätigkeit des Krankenhauses erhoben werden, darstellen. Unter 2.2 wird auf die Aufteilung in einzelne Teilbereiche und deren Abgrenzung eingegangen. Die Abschnitte 2.3 und 2.4 beschäftigen sich mit den verschiedenen, in unserem Zusammenhang relevanten Umweltdimensionen und den Ansprüchen von bestimmten Bevölkerungsgruppen. Unter 2.5 werden dann die Ansprüche und Anforderungen, die sich aus der Umwelt an das Akutspital ergeben, zusammengefaßt.

2.2 Dimensionale und institutionale Umweltbetrachtung

Bei der Betrachtung der Umwelt stellt sich zunächst die Frage nach der Abgrenzung und der Aufteilung in einzelne Teilbereiche. Im Gesundheitswesen spielen viele Einflußfaktoren eine Rolle, die sich nicht einer bestimmten Institution oder Personengruppe zuordnen lassen, sondern die Ausdruck von gesellschaftlichen Vorstellungen in Zusammenhang mit bestimmten Fragen sind. Dies trifft insbesondere auf ethische Fragen zu, aber auch auf die damit verknüpfte Entwicklung der Medizin und der Technik im allgemeinen, die alle einen entscheidenden Einfluß auf die Entwicklung im Krankenhaus haben.

Aus diesen Gründen drängt sich neben der institutionalen Gliederung der Umwelt auch eine dimensionale Betrachtung auf. Dabei werden in Anlehnung an das allgemeine Managementmodell eine soziale, eine ökonomische und eine technologische Sphäre unterschieden,[1] wobei in unserem Zusammenhang die soziale

---

[1] Ulrich u. Sidler (Management-Modell), S. 27.

Dimension im Vordergrund steht. Darunter fallen einmal die Frage nach dem Verständnis von Gesundheit und Krankheit, aber auch die Auswirkungen, die sich durch Veränderungen in den allgemeinen gesellschaftlichen Werten ergeben sowie die starke Abhängigkeit des Krankenhauses von staatlichen und politischen Entscheidungen und Vorgaben.

Daneben müssen auch institutionelle Betrachtungen der Umwelt in die Analyse einfließen. Gerade im Gesundheitswesen gibt es verschiedene Gruppierungen, die z. T. einen sehr starken, von der Öffentlichkeit oft nicht oder nur teilweise wahrgenommenen Einfluß haben. Dazu sind z. B. die verschiedenen Standesorganisationen und Berufsverbände, ja die Arbeitnehmer allgemein zu zählen. Im Krankenhaus spielt der Einfluß der verschiedenen „professionals",[2] allen voran derjenige der Ärzte, eine große Rolle. Charakteristisch für eine Profession ist ja gerade, daß sie ihre Ziele und Vorstellungen weitgehend von außerhalb ihres Arbeitsplatzes erhält, und daß die Sozialisation ebenfalls v. a. innerhalb der eigenen Berufsgruppe erfolgt.[3] Hinzu kommen die Erwartungen der potentiellen Patienten, die heute immer ausgeprägter formuliert werden.

Diese Aufgliederung der Umwelt in Sphären und Institutionen widerspricht allerdings einerseits der Umwelt als komplexes, vernetztes System, andererseits ist jede Kategorienbildung selektiv, indem es „kein theoriefreies, objektives und allge-

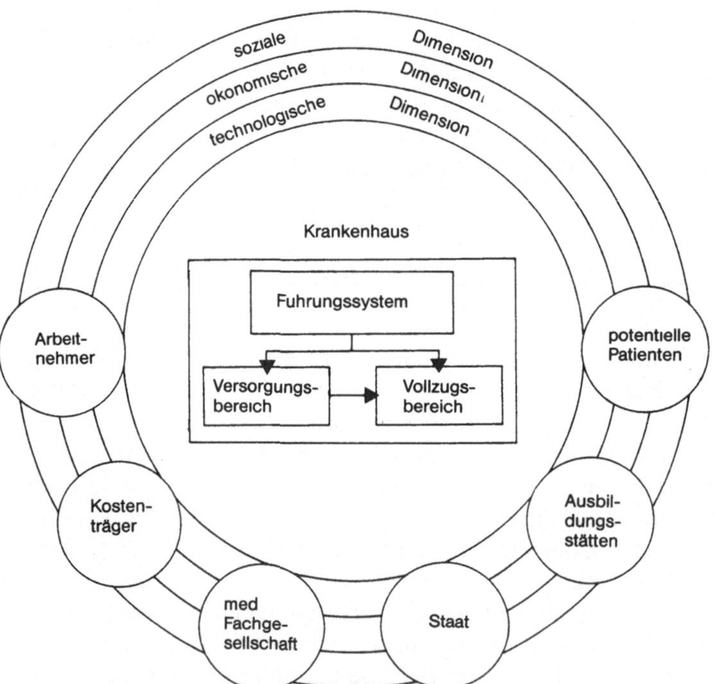

Abb. 4. Die Umwelt des Krankenhauses im Hinblick auf eine patientenorientierte Versorgung

---

[2] Vgl. Freidson (Ärztestand).

[3] Mintzberg (Structuring), p. 351.

meingültiges Kategoriensystem"[4] gibt. Trotzdem muß aus Gründen der Praktikabilität eine bestimmte Gliederung vorgenommen werden, wobei immer auch subjektive Momente miteinfließen. Es sind daher verschiedene Gliederungsmöglichkeiten vorhanden. Dieser Arbeit wird die in Abb. 4 dargestellte Unterteilung zugrunde gelegt, wobei im folgenden nur die für das Thema wichtigen Aspekte behandelt werden.

2.3 Soziale Dimension

2.3.1 Ausprägungen des Gesundheitsbegriffs

Die Anstrengungen, die Gesundheit zu definieren und zu beschreiben, was Gesundheit ist, sind so alt wie die Medizin als wissenschaftliche Disziplin selbst. Dabei haben sich die Vorstellungen und die soziale Wünschbarkeit und Akzeptanz von Gesundheit bzw. Krankheit im Laufe der Zeit entsprechend den geistigen und soziokulturellen Gegebenheiten geändert. Während in der Antike Gesundheit allein als sozial annehmbar galt, mußte Krankheit im Christentum nicht mehr gerechtfertigt werden, sondern wurde als ein Zeichen der Vergänglichkeit des Menschen aufgefaßt. Die Entwicklung der naturwissenschaftlichen oder Schulmedizin im 19. Jahrhundert führte mit ihren ungeahnten Möglichkeiten zu einer Überbetonung der Krankheitsbekämpfung im Gegensatz zur Gesundheitsförderung. Gesundheit blieb und bleibt aber das höchste anzustrebende Gut, insbesondere auch dadurch, daß die Religion in der heutigen Zeit weitgehend ihren führenden und prägenden Einfluß auf die Wertvorstellungen der Menschen verloren hat.[5] Der hohe Stellenwert der Gesundheit drückt sich auch in unserem Alltag aus, indem wir uns bei der Vollendung eines Lebens- oder Kalenderjahres gute Gesundheit für das kommende Jahr wünschen. Im folgenden werden die beiden für unser Thema wichtigsten Positionen kurz vorgestellt, da diese das Verhalten und die Ansprüche der verschiedenen Benützer des Krankenhauses wie auch dessen Struktur und Organisation beeinflussen.

Medizinisches Modell

Die schulmedizinische, sich an die naturwissenschaftliche Auffassung der Medizin anlehnende Definition von Gesundheit erscheint einfach und auf dem gesunden Menschenverstand begründet.

Gesundheit wird definiert als das Fehlen oder die Abwesenheit von Krankheitssymptomen und Krankheitszeichen, d.h. Gesundheit wird mit den Begriffen des Fehlens von Krankheit oder der Abwesenheit von physiologischen Fehlfunktionen umschrieben. Krankheit ist also eine Abweichung von biologischen Normen.[6]

---

[4] Ulrich (Unternehmungspolitik), S. 66.
[5] Freidson (Ärztestand), S. 208.
[6] Vgl. Freidson (Ärztestand), S. 173 und die dort zitierte Literatur.

Die Definition beruht auf der Lehre von den Bakterien als Verursacher von Krankheit und deren Bekämpfung und damit Wiederherstellung der Gesundheit. Vier Annahmen liegen der medizinischen Definition oder, wie Ringeling sagt, der „Definition des negativen Gesundheitsbegriffs"[7] zugrunde.

Es wird *erstens* einmal vorausgesetzt, daß die Präsenz von Krankheit, deren Diagnose und Behandlung objektiv festgestellt werden kann. Dies geschieht durch die Überprüfung der vorhandenen Krankheitszeichen und -symptome. Während die Zeichen wie Fieber, erhöhter Puls, Rötung oder Schwellung der Haut noch relativ gut und eindeutig festgestellt werden können, ist dies bei den „subjektiven Krankheitssymptomen" schwieriger. Hier muß sich der Arzt auf die Schilderungen des Patienten verlassen, der sich nicht wohl fühlt. Untersuchungen haben aber gezeigt, und persönliche Erfahrungen bestätigen dies, daß die Patienten je nach ihrer soziokulturellen Herkunft unterschiedlich auf Krankheit reagieren.[8] Während irische Patienten ihre Symptome eher bagatellisierten, hatten italienische Patienten die Tendenz, diese zu überschätzen und zu dramatisieren. Hinzu kommt, daß die genannten Symptome je nach Herkunft ebenfalls unterschiedlich sein können, daß aber der Arzt auf die Schilderung angewiesen ist, um die Krankheit zu diagnostizieren. Zumindest spielt also die soziokulturelle Herkunft bei der Auswahl der Stärke und der Präsentation der Symptome eine Rolle, und bestimmt damit auch, was in einem bestimmten Kulturkreis als Krankheit oder Gesundheit angesehen wird. Hinzu kommt, daß die ärztliche Untersuchung ja kein rein mechanischer Prozeß ist und daher je nach Arzt Unterschiede bestehen können. Damit ist aber wiederum die Objektivität in Frage gestellt.

Zweitens nimmt die medizinische Definition an, daß die Zuständigkeit dafür, was als Krankheit zu bezeichnen sei, einzig den Ärzten zustehe. Freidson erwähnt dazu das Beispiel des Trinkers, der von den Ärzten zum Alkoholiker umbenannt werde, und daß Alkoholismus dadurch zu einer Krankheit werde.[9] „Eine Krankheit ist, was die medizinische Profession als solche anerkennt."[10]

Die *dritte* Annahme besteht darin, daß Krankheit und Gesundheit nur in physiologischen Begriffen, der Abweichung von einer physiologischen Norm, definiert werden. Individuen sind nun aber einmal nicht nur physiologische Wesen, sondern umfassen in ihrer Ganzheit auch soziale und psychologische Aspekte. Erst dies bringt sie in die Lage, mit anderen in einer Gruppe zusammenzuleben und so ein menschliches Leben zu führen.

Viertens ist die medizinische Definition primär eine Definition der Krankheit und nicht eine solche der Gesundheit. Wolinsky schreibt diesem Umstand die Tatsache zu, daß sich der Großteil der medizinischen Forschung mit der Krankheit und nicht mit der Gesundheit beschäftigt.[11] Es trifft auch zu, daß in praktisch allen Ländern viel mehr Geld für das Beseitigen von Krankheit ausgegeben wird als für die Bewahrung der Gesundheit.

---

[7] Ringeling (Ganzheit), S. 2326.
[8] Zola (Culture), zitiert in: Wolinsky (Sociology).
[9] Freidson (Ärztestand), S. 210.
[10] Freidson (Ärztestand), S. 229, Anm. 9.
[11] Wolinsky (Sociology), p. 70.

Gesundheit als ganzheitlicher Begriff

Aufgrund des heutigen Standes der Forschung[12] drängt sich eine Erweiterung der Definition von Gesundheit und Krankheit zu einem umfassenden Modell im Sinne der bereits erwähnten Ganzheitsmedizin auf, d. h. der Vorstellung vom „‚ganzen' Menschen in seiner psychischen, physischen und sozialen Wirklichkeit".[13]

Dem trägt die Definition der Weltgesundheitsorganisation Rechnung, die Gesundheit als „den Zustand des vollständigen physischen, psychischen und sozialen Wohlbefindens definiert".[14] Diese Definition ist allerdings nicht unumstritten. So meint z. B. Ringeling, daß diese Definition den „utilitaristischen Grundwerten unserer Zeit" mit seinem „Streben nach Glück als Verminderung des Leidens und Vermehrung der Wohlfahrt"[15] entgegenkomme. Nach Ringeling ist dieser „ganze" Mensch aber immer ein begrenztes, weil sterbliches Wesen, und Leiden gehört daher zu seiner Grundbefindlichkeit. Aus diesem Grunde ist Gesundheit für Ringeling nicht mehr das höchste Gut, sondern wird als Fähigkeit des Menschen verstanden, nämlich als „die Kraft zu begrenztem und beanspruchtem Leben, nicht hingegen der entlastete Zustand des grenzenlosen Wohlbefindens".[16] In Anlehnung an das vom Schweizerischen Wissenschaftsrat formulierte Bildungsziel der Schweizerischen Hochschulen[17] postuliert Ringeling den dort verwendeten Begriff der Handlungsfähigkeit auch als „Inbegriff menschlicher Gesundheit"[18] [Hervorhebung im Original]. Gesundheit wird verstanden als „die Fähigkeit des Menschen, sich in der jeweiligen Lebenssituation zu bewähren und die private, berufliche und politische Umwelt mitzugestalten; sie umfaßt die Menschen in seinen biologischen, intellektuellen, ethischen und moralischen Aspekten".[19] Dabei wird der Mensch nicht mehr nur als Objekt, sondern als *Subjekt* verstanden, und ist damit verantwortlich für seine Lebensführung und seine Gesundheit.

Dieser Gesundheitsbegriff ist nicht neu, sondern schließt den Kreis zu der in der Antike vorherrschenden Auffassung, wo der Arzt primär für die Gesundheit (die Lebensführung) verantwortlich war und seinen Patienten in dieser Richtung Hinweise und Aufklärung gab, es letzten Endes aber Aufgabe jedes einzelnen war, für seine Gesundheit besorgt zu sein.

2.3.2 Veränderte gesellschaftliche Werte und ihre Auswirkungen auf das Gesundheitswesen

In den letzten Jahren und Jahrzehnten haben sich eine Reihe von gesellschaftlichen Werten verändert. Diese Veränderungen beeinflussen sowohl das Verhalten und die Ansprüche der potentiellen Patienten wie auch der Arbeitnehmer im Gesundheitswesen.

---

[12] Vgl. z. B. Schaefer (Plädoyer); Schipperges (Wege).
[13] Ringeling (Gesundheitsbegriff), S. 1870.
[14] Organisation Mondiale de la Santé (Constitution), p. 459.
[15] Ringeling (Ganzheit), S. 2326.
[16] Ringeling (Gesundheitsbegriff), S. 1871.
[17] Vgl. Schweizerischer Wissenschaftsrat (Ausbau).
[18] Ringeling (Gesundheitsbegriff), S. 1871.
[19] Schweizerischer Wissenschaftsrat (Ausbau).

Unter Werten verstehen wir dabei „sozial anerkannte, institutionalisierte Orientierungsmaßstäbe für das soziale Handeln".[20] Werte dienen der Sinngebung und Bewertung der sozialen Realität und beziehen sich auf die anzustrebenden Ideale. Sie sind relativ beständig und bestimmen das Verhalten des Individuums. Sie entstehen aus einer bestimmten historischen Situation heraus und werden durch die Rückkoppelung mit der gesellschaftlichen Umwelt durch diese verändert.

Heute läßt sich eine Ablösung der Werte, die durch das industrielle Zeitalter geprägt waren, feststellen. Charakteristisch für das industrielle Zeitalter ist, daß die Arbeit weitgehend Lebensinhalt ist, daß der materielle Wohlstand und der wirtschaftliche Erfolg im Vordergrund stehen und angestrebt wird, daß man sich v. a. an der Leistung orientiert und Karriere im Beruf machen will. Disziplin und Pflicht sind wichtig und damit verbunden die Unterordnung unter die traditionellen Lebensformen der Ehe und Familie. Es herrscht eine weitgehende Trennung zwischen Beruf (Mann) und Familie und Kindern (Frau).

Zunehmend kann eine Verschiebung und Änderung dieser Werte festgestellt werden. In der Arbeitswelt, aber auch in der Gesellschaft allgemein, bahnt sich eine „Revolution" an. Arbeit wird vermehrt als „Mittel zur Gestaltung der Freizeit"[21] verstanden, sie soll sinnvoll sein und eine gewisse individuelle Autonomie (z. B. in Form von teilautonomen Arbeitsgruppen) ermöglichen. Hierarchische Strukturen werden in Frage gestellt, es wird vermehrt Teamarbeit, Selbstverantwortung und Kooperation gefordert. Karrierestreben steht nicht mehr an erster Stelle, die Familie gewinnt für Führungskräfte an Bedeutung. Allgemein wird nach neuen Lebensformen gesucht, Selbsterfüllung wird, insbesondere auch für die Frau, wichtig. Emanzipation und Gleichberechtigung werden diskutiert, gefordert und vermehrt gelebt.

Auch das Gesundheitswesen und damit das Krankenhaus werden durch diese geänderten Werthaltungen beeinflußt. So stehen zumindest in der Schweiz weitere Arbeitszeitverkürzungen zur Diskussion, nachdem die Arbeitszeit der Krankenhausangestellten bereits in den letzten Jahren gesenkt wurde und heute zum großen Teil den Arbeitszeiten in der Industrie entspricht. Der im Krankenhaus unerläßliche Spät- und Schichtdienst führt zu zunehmenden Problemen, indem das Personal stärker als früher außerhalb des Krankenhauses wohnt und vermehrt am gesellschaftlichen Leben teilnehmen will. Insbesondere im Pflegebereich hat die Gruppenarbeit stark zugenommen, das Pflegepersonal fordert mehr Selbständigkeit und immer häufiger wird nach dem Sinn von Maßnahmen gefragt. Die Erhaltung des Lebens um jeden Preis wird sowohl von der Bevölkerung wie vom (Pflege)Personal vermehrt in Frage gestellt.

2.3.3 Ansprüche und Erwartungen der potentiellen Patienten

Jeder einzelne von uns gehört zum Kreis der potentiellen Patienten des Krankenhauses, und die Wahrscheinlichkeit, daß jeder von uns wenigstens einmal mit dem Krankenhaus Kontakt hat, ist groß. Allgemein gesehen ist das Vertrauen in die Krankenhäuser immer noch hoch, es werden aber auch hohe Anforderungen an

---

[20] Dyllick u. Probst (Lebensgrundlagen), S. 16.
[21] Dyllick u. Probst (Lebensgrundlagen).

das Krankenhaus gestellt. Dabei kann zwischen den *Ansprüchen,* die sich aus den *Entwicklungen der Bevölkerungsstruktur* und der *Morbidität* einerseits, und denen die sich aus *gesellschaftlichen Änderungen* der *Wertvorstellungen* andererseits ergeben, unterschieden werden.

Die Altersstruktur der Bevölkerung hat sich in den letzten Jahrzehnten in Westeuropa kontinuierlich in Richtung einer Zunahme der 65jährigen und älteren Personen und einer Abnahme der unter 15 Jahre alten Einwohner verschoben. Diese Verschiebung verstärkt sich zunehmend.[22]

Die Veränderungen in der Altersstruktur haben selbstverständlich auch Auswirkungen auf die Morbiditäts- und Mortalitätsstruktur der Bevölkerung. Hinzu kommen allerdings auch andere Einflüsse wie die stark verbesserten Lebensbedingungen, die Auswirkungen der Hochkonjunktur und die besseren Möglichkeiten der medizinischen Behandlung. So zeigt sich in den letzten Jahrzehnten ein starker Rückgang der Infektionskrankheiten, dafür aber eine Zunahme der sog. Zivilisationskrankheiten wie Herz- und Kreislauferkrankungen und Krebs. Diese sind vorwiegend Krankheiten des höheren Alters, wobei es sich oft um chronische Krankheiten handelt, die einer mehr oder weniger dauernden ärztlichen Behandlung oder Überwachung bedürfen. Die Entwicklung der prozentualen Anteile der Todesfälle zeigt in die gleiche Richtung.[23]

Aller Wahrscheinlichkeit nach wird sich diese Entwicklung fortsetzen, ja eher noch verstärken. Dies bedingt, daß die Krankenhäuser in Zukunft noch vermehrt mit älteren und alten Patienten, im besten Fall in einer Akutphase ihrer chronischen Krankheit konfrontiert sein werden. Diese Patienten stellen aber andere Ansprüche als z. B. junge Unfallverletzte oder Kinder mit Tonsillektomien. Chronische Krankheiten benötigen zu ihrer Erfassung und Linderung den Einbezug nicht nur der biologischen, sondern vermehrt auch der psychischen und sozialen Gegebenheiten des Patienten;[24] deren Änderung ist nicht oder nur selten ohne seine aktive Mithilfe möglich; dies wiederum bedingt eine vermehrte und verbesserte Aufklärung und Information des Patienten. Diese kann bisweilen, wie persönliche Erfahrung immer wieder gezeigt hat, äußerst mühsam und langwierig sein und ist damit für das Personal zeitintensiv. Andererseits sind diese Patienten vielfach gut mit ihrer Krankheit vertraut, mit der sie jahre-, wenn nicht jahrzehntelang leben (müssen). Sie können und wollen daher vermehrt Partner im Behandlungsprozeß sein, und nicht nur passives, erduldendes Objekt.

Veränderte Ansprüche treten aber nicht nur aus diesen objektiven Gegebenheiten an das Krankenhaus heran. Die Anforderungen haben sich auch subjektiv, d. h. aus der persönlichen und kollektiven Sicht der potentiellen Benützer verändert. Durch den in den westlichen Gesellschaften herrschenden Wohlstand sind die Grundbedürfnisse weitgehend gedeckt. Dies führt zum Auftreten von neuen Bedürfnissen, so z. B. dem nach sozialer Sicherheit, der Abdeckung von Risiken aller Art. Die sozialen Versicherungen sorgen allgemein für eine materielle Lebensgrundlage, auch bei Behinderung und Alter. Diese materielle Absicherung fördert

---

[22] Vgl. z. B. Pharma-Information (Gesundheitswesen), Abb. 4.
[23] Vgl. z. B. Pharma-Information (Gesundheitswesen), Abb. 5.
[24] Vgl. dazu z. B. Schaefer (Plädoyer).

aber die Konsumhaltung und damit die Anspruchsinflation.[25] Im Gesundheitswesen drückt sich dies durch den Anspruch „für die Gesundheit ist nur das Beste gut genug" aus.

Hinzu kommt als weiterer Grund, daß eine sachliche Beurteilung der Notwendigkeit einer Investition fast unmöglich und im Zeichen einer weitverbreiteten Experten- und Wissenschaftsgläubigkeit auch gar nicht notwendig scheint. Ein zusätzlicher Grund für diese Forderungshaltung ist im bereits erwähnten hohen Versicherungsniveau zu sehen. Der Patient trägt die z.T. sehr hohen entstehenden Kosten nicht selbst, sondern diese werden entweder durch seine Versicherung oder den Staat getragen. Die Tatsache, daß letzten Endes doch der Patient, einmal über die in letzter Zeit stark gestiegenen Prämien der Versicherungen, zum anderen über die ebenfalls gestiegenen Steuern für die Leistungen des Gesundheitswesens aufzukommen hat, wird dabei gerne übersehen. In jüngster Zeit ist zudem eine Tendenz festzustellen, für die hohen Beiträge auch etwas zu erhalten. Die allgemein feststellbare Konsumentenhaltung überträgt sich auch auf die Einstellung gegenüber der Krankheit. Man hat ein Recht darauf, krank zu sein und mit allen irgendwie verfügbaren Mitteln wieder gesund gepflegt zu werden.

Andererseits kann aber auch eine weitverbreitete Angst vor dem Krankenhaus festgestellt werden.[26] Die einerseits geforderte Technik wird andererseits in ihren Auswirkungen gefürchtet, die Krankenhäuser bereits vom Bau her als kalt und unfreundlich, die Behandlung und Pflege als inhuman empfunden.

In diesem Zusammenhang sei eine breit angelegte Repräsentativuntersuchung aus der Bundesrepublik Deutschland[27] zitiert. Darin wurden sowohl die Ansprüche, die an das Krankenhaus gestellt werden als auch die Vorstellungen, die die Befragten mit dem Begriff Humanität im Krankenhaus verbinden, ermittelt. Dabei wurden 2 Fragen gestellt; einmal danach, was den Befragten bei einem Krankenhausaufenthalt speziell wichtig sei, zum anderen, was sie sich unter „Menschlichkeit im Krankenhaus" vorstellten.

Die Antworten auf die beiden Fragen zeigen eine unterschiedliche Gewichtung.[28] Bei der Frage nach den Ansprüchen an das Krankenhaus wurde die sachliche Korrektheit und Kompetenz weitaus am stärksten betont, während für die Frage nach der Humanität im Krankenhaus die Haltung der Krankenhausmitarbeiter gegenüber dem Patienten und die Handlungen in bezug auf den Patienten im Vordergrund standen.

Wichtig für die Mehrheit der Bevölkerung als Ganzes ist also zunächst eine *„fachgerechte medizinische Behandlung unter einwandfreien räumlichen und organisatorischen Bedingungen; hiermit sind die zentralen Aufgaben eines modernen medizintechnischen Dienstleistungsbetriebes angesprochen, wobei das ‚Menschliche' zunächst eine untergeordnete Rolle spielt"* (Hervorhebung durch den Verfasser).[29]

Wird aber direkt die Frage nach der Humanität im Krankenhaus angesprochen,[30] so schlagen die Prioritäten um, und es wird die Art und Weise, wie die

---

[25] Vgl. dazu Dyllick u. Probst (Lebensgrundlagen), S. 33.
[26] Häsler (Kliniken), S. 11.
[27] Infas (Humanität).
[28] Infas (Humanität), S. 75 ff.
[29] Infas (Humanität), S. 97.
[30] Infas (Humanität), S. 100 ff.

Dienstleistungen erbracht werden, in den Vordergrund gestellt. Auch bei der Frage nach der Humanität spielen unterschiedliche soziodemographische Merkmale praktisch keine Rolle. *Der Inhalt des Begriffs ist bei allen Befragten stärker an der Orientierung der Krankenhausmitarbeiter am Patienten als an den medizinischen Leistungsaspekten ausgerichtet.* Dies insbesondere für Befragte mit höherer Schulbildung und für Ersatzkassen- und Privatversicherte.

Zusammenfassend kann festgestellt werden, daß die Ansprüche der potentiellen Benützer an das Krankenhaus vielfältig und z.T. widersprüchlicher Natur sind. Sie ergeben sich einerseits aus objektiven Tatsachen wie Änderung der Bevölkerungs- und Mortalitätsstruktur, andererseits aus der subjektiven Einstellung und Haltung des einzelnen gegenüber dem Krankenhaus. Folgende Ansprüche stehen im Vordergrund:

1) Auch im Akutbereich werden die älteren Patienten mit chronischen Grundkrankheiten weiter zunehmen. Daraus ergeben sich veränderte Ansprüche an das Krankenhaus.[31]
2) Die Forderung nach einer fachgerechten medizinischen Behandlung unter guten räumlichen und organisatorischen Gegebenheiten steht im Vordergrund, die Humanität als solche spielt zunächst einmal eine untergeordnete Rolle, ist aber trotzdem wichtig.

2.3.4 Ansprüche der Arbeitnehmer

Es besteht heute eine Vielzahl von Berufen im Gesundheitswesen,[32] die unter den Begriff Gesundheitsberufe subsumiert werden. Die Mehrzahl davon kommt auch im Krankenhaus vor. Diese Vielfalt zwingt dazu, hier nur die generellen Ansprüche dieser Berufsgruppen zu behandeln.

Die Ansprüche der Gesundheitsberufe ergeben sich aus deren Motivationsstruktur und deren persönlichen Zielsetzungen. Diese beziehen sich einerseits auf die Einkommenssicherung und die Arbeitsbedingungen, andererseits auf die Verwirklichung der eigenen Vorstellungen in der Arbeit. Dabei spielen v.a. bei den beiden älteren Berufsgruppen, den Ärzten und dem Pflegepersonal, die in der Ausbildung beginnende Sozialisation, aber auch die allgemeinen gesellschaftlichen Vorstellungen eine große Rolle.

Laut Eichhorn[33] steht das Erzielen eines gesicherten, guten Einkommens bei möglichst geregelter Freizeit im Vordergrund. Zweitens besteht die Forderung, möglichst ungestört die berufliche Tätigkeit zugunsten der Patienten ohne finanzielle und sachliche Beschränkungen ausüben zu können. Vor allem Ärzte und Pflegepersonal werden von ihrer Aufgabe her, verstärkt durch die absolvierte Ausbildung, versucht sein, eine Maximalbehandlung und -pflege als Ziel anzustreben,

---

[31] Vgl. Kapitel 4 „Der Patient im Krankenhaus".

[32] Vgl. die Aufzählung bei Schipperges (Dienste), S.35ff. Dort sind insgesamt 363 verschiedene Berufe aufgeführt.

[33] Vgl. Eichhorn (Zielvorstellungen), S.6.

indem unter allen Umständen das „Bestmöglichste" für den Patienten versucht werden soll. Da das Arbeitsobjekt nicht tote Materie, sondern der kranke Mensch ist, sollen Risiken möglichst vermieden werden. Daher werden alle vorhandenen diagnostischen, therapeutischen und pflegerischen Maßnahmen eingesetzt, ohne daß die finanziellen Konsequenzen berücksichtigt werden. Diese Haltung führt dazu, daß Fehlentscheide nach menschlichem Ermessen möglichst ausgeschaltet werden sollen, dies allerdings unter Inkaufnahme der entstehenden, u. U. unnötigen Belastungen des Patienten sowie der Kostenfolgen.

Hinzu kommt, daß die Vorstellungen in bezug auf die optimale (oder maximale) Krankenversorgung insbesondere zwischen Ärzten und Pflegepersonal nicht immer übereinstimmen. Die heutigen, naturwissenschaftlich ausgebildeten Ärzte stellen die Behandlung der Krankheit in den Vordergrund, während das Pflegepersonal wenigstens von seiner Ausbildung her versucht, je länger desto mehr den Kranken in seiner Ganzheit in den Mittelpunkt zu stellen.[34]

Die medizintechnischen und medizintherapeutischen Berufe sind erst in diesem Jahrhundert entstanden und daher weniger durch die Tradition geprägt. Aber generell gelten die vorher dargestellten Forderungen in bezug auf die Arbeitsbedingungen auch für sie.

Ein weiterer Anspruch der Gesundheitsberufe ergibt sich durch die Forderung auf eine möglichst gute und umfassende Ausbildung. Da der praktische Teil der Ausbildung in diesen Berufen bis heute zum größten Teil im Krankenhaus erfolgt, muß dort für die entsprechenden quantitativen und qualitativen Ausbildungsmöglichkeiten so weit wie möglich gesorgt sein, dies allerdings auch im eigenen Interesse, da nur so der Krankenhausbetrieb auf längere Dauer gewährleistet ist.

2.4 Die technologische Dimension: Einfluß der Naturwissenschaften und der Technik

Charakteristisch für den modernen Fortschritt ist die Wechselwirkung von Wissenschaft und Technik, indem sich das Bild der Natur seit der Mitte des 19. Jahrhunderts nicht einfacher, sondern immer subtiler und verfeinerter präsentiert. Die Wissenschaft dringt in immer neuere, tiefere Dimensionen vor und läßt den „Verdacht von innerer ‚Unendlichkeit' im Grunde der Dinge"[35] aufkommen. Dies wirkt sich wiederum auf die Technologie aus, indem die Wissenschaft nach immer mehr verbesserten und raffinierteren Technologien sucht, um ihre theoretischen Zwecke erreichen zu können, die wiederum am Anfang des praktischen Bereichs stehen. „Apparatur ist so das dem theoretischen und praktischen Bereich Gemeinsame."[36] Wissenschaft und Technologie bedingen heute einander gegenseitig, ja es scheint sogar, als ob sie nur gemeinsam überleben oder untergehen könnten. Das Merkmal moderner Technologie ist es aber, daß sie im Gegensatz zu früheren Jahrhunderten ein dynamischer Prozeß, eine Bewegung ist. Dies bedeutet, daß jeder neue techno-

---

[34] Vgl. z. B. Fiechter u. Meier (Pflegeplanung); Schellenberg (Werte); etc.
[35] Jonas (Technologie), S. 82.
[36] Jonas (Technologie), S. 83.

logische Schritt nicht zu einem neuen Gleichgewicht führt, sondern bereits in sich wieder den Kern für den nächsten Schritt birgt. Fortschritt in diesem Sinne kann daher nicht bewußt gewollt oder nicht gewollt werden, sondern ist der modernen Technologie eigen. Dies drückt sich auch in der immer stärkeren Beschleunigung der Entwicklung der menschlichen Kultur aus.[37] Ursachen dafür gibt es viele. Wettbewerbsdruck, Bevölkerungswachstum, zur Neige gehende Rohstoffe sind nur einige der Motoren, die das Rad in Bewegung halten. Hinzu kommt die Faszination und der Reiz des Neuen und Unbekannten, die potentiellen Möglichkeiten der Technik, die wiederum Ansporn sind für die Weiterentwicklung.

Die Medizin als Wissenschaft kann sich diesem Prozeß, da sie ja angewandte Mathematik und Naturwissenschaft[38] ist, ebenso wenig wie die Technik entziehen. Dies um so weniger, als die Technik maßgeblich zur Entwicklung der modernen Medizin beigetragen hat. Man denke nur an die Anästhesie, die erst schmerzlose Eingriffe im Körperinneren ermöglichte; oder an das Röntgen, das einen großen Schritt vorwärts in der Diagnostik bedeutete; oder an die modernen Labormethoden, die heute Grundlage für die Diagnose und Behandlung ganz allgemein sind.[39] Andererseits werfen die heute vorhandenen Möglichkeiten auch große, v.a. ethische Probleme auf. Dürfen oder sollen wir alles tun, was uns heute technisch möglich ist? Diese Frage kann nicht generell beantwortet werden. Der Theologe und Ethiker Ringeling meint, daß in bezug auf die ärztliche Ethik neben die beiden in unserer Gesellschaft allgemein anerkannten utilitaristischen Prinzipien der Minderung des Leidens und der Mehrung der Wohlfahrt auch die Grundsätze der Achtung vor dem Menschen und der Ehrfurcht vor dem Leben zu treten hätten. Die beiden letzteren müssen das Kollektiv bilden für die technischen Möglichkeiten,[40] denn u.U. kann dem kranken Menschen weiteres Leiden nicht mehr zugemutet werden, so daß „ein technisch mögliches Überleben unverantwortliche Täuschung wäre" (Hervorhebung im Original, M.H.).[41]

2.5 Zusammenfassung der Ansprüche und Anforderungen an das Krankenhaus

Die Ansprüche und Anforderungen, die sich aus der Umwelt an das Krankenhaus ergeben, sind vielfältiger und z.T. auch widersprüchlicher Natur. Manchmal ergeben sich auch aus verschiedenen Tendenzen gleiche oder ähnliche Anforderungen, wobei zwischen verschiedenen gesellschaftlichen Entwicklungen auch Wechselwirkungen bestehen. So mag die Forderung nach dem mündigen, aktiven Patienten, die sich aus der auf S.15 dargelegten Aktivierung des Gesundheitsbegriffs ergibt, beeinflußt sein von der allgemeinen gesellschaftlichen Tendenz nach mehr Autonomie und Selbstbestimmung. Ebenso deckt sich die Forderung nach der therapeuti-

---

[37] Vgl. Menke u. Glückert (Fortschritt), S.144f.
[38] Engelhardt et al. (Kranke), S.208.
[39] Vgl. Büchel (Fortschritt), S.7ff.; Buser (Menschlichkeit), S.3.
[40] Vgl. Ringeling (Gesundheitsbegriff), S.1873.
[41] Ringeling (Gesundheitsbegriff), S.1873.

schen Gemeinschaft als Behandlungskonzept[42] mit dem allgemeinen Ruf nach vermehrter Teamarbeit, sie hängt aber auch zusammen mit der starken Spezialisierung der Berufe am Krankenbett und der dadurch nur noch im Team möglichen Behandlung, Pflege und Betreuung des Patienten.

Im Zusammenhang mit einer patientenorientierten Versorgung im Krankenhaus ergeben sich v. a. folgende Entwicklungstendenzen, die Auswirkungen auf die Strukturen und Prozesse im Krankenhaus haben (sollten):

Umweltveränderungen und ihre Folgen für das Krankenhaus

Tendenzielle Veränderungen in der Umwelt	Ansprüche an das Krankenhaus
Ganzheitlicher Gesundheitsbegriff Aktivierung des Gesundheitsbegriffs	Forderung nach Ablösung der naturwissenschaftlichen Medizin durch eine biopsychosoziale oder Ganzheitsmedizin Forderung nach der therapeutischen Gemeinschaft als Behandlungskonzept Forderung nach dem mündigen, aktiven Patienten; Patient als Subjekt, nicht mehr nur als Objekt
Fortschreiten der Spezialisierung, weitere Auffächerung der Gesundheitsberufe Unaufhaltsame Weiterentwicklung der Technik	Druck nach weiterer Spezialisierung und Technisierung der Krankenhaustätigkeit
Ruf nach einer sowohl technisch hochstehenden wie auch humanen Medizin „Recht auf Gesundheit"	Forderung nach einer Verknüpfung der hochtechnisierten Medizin mit mehr Humanität im Krankenhaus
Materielle Rechtssetzung	Forderung nach Respektierung der Rechte und Pflichten des Patienten
Zunahme des über 65jährigen Bevölkerungsanteils Zunahme der sog. Zivilisationskrankheiten, d.h. der chronischen Krankheiten	Zunahme der älteren Patienten mit chronischen Krankheiten; Zunahme der Mehrfacherkrankungen
Arbeit als Mittel zur Gestaltung der Freizeit	Forderung des Personals nach weiteren Arbeitszeitverkürzungen Forderung nach weniger Spät- und Nachtdienst
Ausprobieren von neuen Arbeits- und Organisationsformen	Forderung des Pflegepersonals nach mehr Autonomie und Selbstbestimmung in der Arbeit Forderung des Pflegepersonals nach Teamarbeit
Ausübung der beruflichen Tätigkeit ohne finanzielle und sachliche Beschränkungen	Forderung nach genügend Mitteln im Akutkrankenhaus, um dies tun zu können
Möglichst gute und umfassende Ausbildung	Forderung nach entsprechenden Ausbildungssituationen

---

[42] Vgl. Heim (Krankheit).

3 Das heutige Krankenhaus

3.1 Einleitung

Im nächsten Schritt geht es darum, das heutige Krankenhaus als Ganzes zu analysieren und die auf der Gesamtebene vorherrschenden Strukturen und Prozesse darzustellen. Da das Thema der Arbeit die Patientenversorgung im engeren Sinne, d. h. die Strukturen und Prozesse der Diagnostik, Behandlung, Pflege und Versorgung sind, kann das Krankenhaus als Ganzes einerseits ebenfalls als Teil der Umwelt der eigentlichen Patientenversorgung betrachtet werden. Andererseits beeinflussen die auf der Gesamtebene vorhandenen Strukturen und Prozesse sowie die nicht direkt dem Behandlungs- und Pflegesystem zuzuzählenden Teilbereiche, wie die Administration, dieses doch so stark, daß das *Behandlungs-* und *Pflegesystem* als *Subsystem des Systems Krankenhaus* bezeichnet werden kann. Daher ist es sowohl wichtig, das Krankenhaus als Ganzes zu analysieren, wie dann später, allerdings in detaillierterem Ausmaß, die Patientenversorgung im engeren Sinne mit allen dazugehörenden Subbereichen.[1]

Aufgrund der in Kapitel 2 ermittelten Ansprüche und Anforderungen der Umwelt wird unter 3.2 die Zwecksetzung des Krankenhauses untersucht und definiert; Abschnitt 3.3 beschäftigt sich dann mit dem internen Zielsystem, das die Patientenversorgung sehr direkt betrifft sowie die Ursachen für das Fehlen von konkreten Zielsetzungen und deren Folgen. Unter 3.4 wird auf die Gebildestruktur des Krankenhauses eingegangen und die speziellen, sich aus der Situation ergebenden Probleme erörtert. Die Prozeßstruktur, d. h. der Transformationsprozeß von Inputs in bestimmte Outputs ist Gegenstand von 3.5. Dabei wird die Art der im Krankenhaus erbrachten Leistungen und ihre Besonderheiten, die Outputseite und die Inputseite sehr eingehend erörtert, wobei bei den Inputs vor allem die personellen Mittel, die Mitarbeiter von großer Wichtigkeit sind. Unter 3.5.4 werden dann noch die Funktionsbereiche des Krankenhauses in ihrem Zusammenhang behandelt. Als letztes beschäftigt sich Abschn. 3.6 mit der im Krankenhaus bestehenden Führungsstruktur.

---

[1] Vgl. Kapitel 7.

3.2 Zwecksetzung

Künstlich geschaffene soziale Systeme wie Krankenhäuser sollen nicht eine ungelenkte, ziellose Dynamik entwickeln, sondern diese in den Dienst eines bestimmten Zweckes stellen. Dabei verstehen wir unter Zweck diejenigen Funktionen, die von einer Institution in ihrer Umwelt ausgeübt werden oder ausgeübt werden sollten,[2] da die Gesellschaft sich eben solche sozialen Systeme zur Befriedigung von bestimmten Bedürfnissen schafft.

Die Krankenhäuser sind Teil des Systems Gesundheitswesen und partizipieren damit an den dem Gesundheitswesen als Ganzem übertragenen Aufgaben. Bezeichnend für das Krankenhaus ist, daß es sich mit solchen Patienten befaßt, bei denen die „Krankheit es nach Maßgabe wissenschaftlich fundierter Richtlinien und aus damit verbundenen sozialen Rücksichten heraus notwendig macht, daß Diagnose, Therapie, Isolierung und Pflege in engster Kooperation und unter Ausschöpfung der optimalen Möglichkeiten an einem Orte vorgenommen werden."[3] Darüber hinaus kann es aber auch Zweck des Krankenhauses sein, bei nur einer dieser Funktionen in größerem Ausmaß in Aktion zu treten. Dies ist z. B. dann der Fall, wenn bestimmte diagnostische Abklärungen aus technischen Gründen nur stationär möglich sind oder wenn eine Isolierung der drohenden Ansteckung wegen unerläßlich ist. Im Krankenhaus werden daher v. a. solche Patienten aufgenommen, bei denen eine akute Störung ihrer Gesundheit auftritt und deren Versorgung die oben erwähnte Kombination der Funktionen verlangt. Während noch zu Beginn dieses Jahrhunderts die akut, d. h. unvermittelt auftretenden Krankheiten im Vordergrund standen, sind heute auch im Krankenhaus die chronischen oder Zivilisationskrankheiten, d. h. die nicht heilbaren Krankheitsbilder in ihren akuten Phasen in der Überzahl.[4] Nicht in den Aufgabenkreis des Krankenhauses fallen meist die psychisch Kranken, wobei größere Krankenhäuser aber heute auch psychosomatisch und/oder psychiatrisch ausgebildete Ärzte beschäftigen.

Unter Krankenhaus verstehen wir daher diejenigen Institutionen des stationären Gesundheitsversorgungsbereichs, die Patienten nicht zur dauernden medizinischen und pflegerischen Behandlung und Betreuung aufnehmen, sondern nur vorübergehend.

In der Literatur besteht weitgehend Übereinstimmung in bezug auf den Hauptzweck des Krankenhauses. Dieser besteht im „Erkennen, Heilen, Bessern oder Lindern von Krankheiten, Leiden oder Körperschäden der das Krankenhaus aufsuchenden Patienten".[5] Anders ausgedrückt läßt sich feststellen, daß grundsätzlich eine Statusveränderung des Patienten angestrebt wird.[6] Diese ergibt sich aus dem Vergleich des Zustands beim Eintritt in das Krankenhaus mit dem Zustand beim

---

[2] Ulrich (Unternehmung), S. 114.

[3] Rohde (Soziologie), S. 181.

[4] Vgl. Abschnitt 2.5.2; vgl. auch Schaefer (Plädoyer), S. 78.

[5] Eichhorn (Krankenhausbetriebslehre I), S. 13; ähnlich Adam (Krankenhausmanagement) S. 37; Frömming (Management), S. 86; Grundlage für diese Formulierung ist das Gesetz zur wirtschaftlichen Sicherung der Krankenhäuser und zur Regelung der Krankenhauspflegesätze (KHG) vom 29. Juni 1972, § 2, No. 1.

[6] Eichhorn (Krankenbetriebslehre I), S. 16.

Austritt. Daneben werden auch die Aus- und Weiterbildung sowie die medizinische Forschung als Nebenzwecke des Krankenhauses aufgeführt.[7]

Innerhalb der Krankenhäuser kann die Zwecksetzung noch verfeinert werden, indem der Beitrag zur Wiederherstellung der Gesundheit oder der Linderung von Schmerzen zusätzlich nach der Versorgungsstufe unterteilt wird. So formuliert Wirth unter Berücksichtigung der Versorgungsstufe die folgende, m. E. sehr umfassende Zwecksetzung für das öffentliche Krankenhaus.

- Sicherstellung einer den Anforderungen seiner Versorgungsstufe (Zentral-, Schwerpunkte-, Regionalspital (...) entsprechenden kurativ-medizinischen Leistungsfähigkeit zur Behandlung und Pflege von Krankheiten, welche einen stationären Aufenthalt bedingen.
- Gewährleistung der ambulanten Versorgung, soweit dies in Ergänzung zur freien ärztlichen Praxis bezüglich Notfällen und bestimmten Untersuchungs- und Behandlungsverfahren (einrichtungs- und apparateaufwendige) notwendig ist.
- Situationsgerechte Mitwirkung in der Erbringung präventiv- und postkurativ-medizinischer Leistungen.
- Sicherstellung des Übergangs (physisch, informationsmäßig) zwischen ambulanter und stationärer Versorgung (oder umgekehrt) einerseits, und zwischen medizinischer und sozialer Rehabilitation andererseits.
- Je nach Versorgungsstufe dient das Akutspital als Ausbildungsstätte für pflegerisches, paramedizinisches und medizinisches Personal und ermöglicht die angewandte medizinische Forschung.[8]

Zusammenfassend kann daher die Zwecksetzung des Krankenhauses wie folgt formuliert werden:

Hauptzweck	*Nebenzwecke*
Sicherstellung der Versorgung des entsprechenden Bevölkerungsteils mit den der jeweiligen Versorgungsstufe entsprechenden stationären Leistungen der Diagnostik, Behandlung und Pflege	Aus- und Weiterbildung von Angehörigen der Gesundheitsberufe evtl. angewandte medizinische Forschung

In der Praxis wird die Vorgabe von konkreten Zwecksetzungen an die Krankenhäuser unterschiedlich gehandhabt. Oft fehlen diese ganz oder sind, wenn überhaupt, sehr allgemein formuliert und eignen sich nur schwer als konkrete Vorgaben für die vom einzelnen Krankenhaus zu definierenden Zielsetzungen. Dies kommt auch in den Überlegungen von Drucker zum Ausdruck, wenn er meint, daß für das Krankenhaus verschiedene konkrete Zwecksetzungen begründet werden könnten, da dieses als Mehrzweckinstitution einen Ausgleich verschiedener Zielsetzungen schaffen müsse. Er stellt dann aber fest, daß dieser Ausgleich oft nicht stattfinde: „Die meisten Krankenhäuser geben vor, daß es keine grundlegenden Fragen gibt, die einer Entscheidung bedürfen. Das voraussagbare Ergebnis ist Konfusion und Behinderung der Fähigkeit des Krankenhauses, irgendeiner Funktion zu dienen oder eine Aufgabe zu erfüllen."[9]

---

[7] Axtner (Krankenhausmanagement), S. 22f.
[8] Wirth (Prozesse), S. 16.
[9] Drucker (Management-Praxis), S. 229.

3.3 Zielsystem

3.3.1 Notwendigkeit von Zielsetzungen

Übereinstimmend stellen verschiedene Autoren die Wünschbarkeit, ja Notwendigkeit von ausformulierten Zielsetzungen auf allen Stufen im Krankenhaus fest, wenn auch z.T. aus unterschiedlichen Gründen.[10]

Adam sieht die Vorteile der Formulierung eines Zielsystems mit Blick auf die Mittelentscheidungen im Krankenhaus, indem dadurch einerseits ein rationales Handeln nachprüfbar sei, und andererseits ein kohärentes Zielsystem die Delegation der Mittelentscheidungen an nachgeordnete Führungskräfte erlaube, und damit diesen mehr Verantwortung und Eigenständigkeit zugestehe.[11]

Eichhorn erwähnt folgende Hauptaufgaben dieses Zielsystems:[12]

- Umsetzung eines Teilbereichs makroökonomischen Wollens unter Berücksichtigung von Interessen und Ansprüchen (...) in eine konkrete mikroökonomische Aufgabe.
- Vorgabe von Bezugspunkt und Maßstab für das betriebliche Handeln (Wirtschaftlichkeitsprinzip).
- Einzige Möglichkeit der Beurteilung der betrieblichen Handlungen im Hinblick auf den Erfolg.
- Klare Formulierungen und Festlegungen der Zielsetzungen verhindern Konflikte oder entschärfen diese.

Auch Oettle betont, daß zu einer rationalen Betriebsführung gehöre, daß die Leitung Maßstäbe für „die betrieblichen Sach- und Zeitentscheidungen" haben müsse.[13]

Frömming hingegen fordert ein Zielsystem, damit sich die heutige Konzentration der Entscheidungskompetenzen auf die obersten Krankenhausorgane (Krankenhausausschuß und leitende Ärzte) zugunsten einer „mehr entscheidungsorientierten Kompetenzverteilung" auf die Mehrzahl der Mitarbeiter verschiebe,[14] da das alleinige Aufstellen von Zielen noch keine rationale Betriebsführung gewährleiste.

In der Praxis sind bis heute – zumindest in der Schweiz – meines Wissens keine ausformulierten, in sich konsistenten Zielsysteme in Akutkrankenhäusern bekannt, die über allgemeine Absichtserklärungen hinausgehen und insbesondere auch medizinische Zielsetzungen umfassen.

Meines Erachtens liegt aber gerade hier eine der Ursachen für verschiedene, in der Folge noch aufzuzeigende Konfliktpotentiale, die letzten Endes eine am Patienten orientierte Patientenversorgung behindern, wenn nicht gar unmöglich machen. Daher soll in der Folge auf einige in diesem Zusammenhang wichtige Ursachen für

---

[10] Vgl. z.B. Adam (Krankenhausmanagement), S.32ff.; Eichhorn Krankenhausbetriebslehre II), S.23ff.; Frömming (Management), S.67ff.; Oettle (Problematik), S.36; Locher (Pflegedienst), S.11ff.

[11] Adam (Krankenhausmanagement), S.34.

[12] Eichhorn (Krankenhausbetriebslehre II), S.30f.

[13] Oettle (Problematik), S.36.

[14] Frömming (Management), S.67.

die praktisch fehlenden operationalisierten Zielsetzungen im Krankenhaus eingegangen werden.

3.3.2 Ursachen für fehlende Zielsetzungen

Drucker sieht den entscheidenden Unterschied zwischen Dienstleistungsbetrieben und Unternehmungen in der Art, wie die beiden honoriert werden.[15] Während Wirtschaftsunternehmen dafür bezahlt werden, daß sie mit ihren Leistungen oder Produkten die Wünsche der Kunden befriedigen, werden Dienstleistungsbetriebe meist über ein Budget finanziert. Dies bedeutet, daß sie „aus einer Zuteilung der Gemeinkosten"[16] entschädigt werden, wobei diese Art der Entschädigung sowohl auf Dienstleistungsbetriebe in Wirtschaftsunternehmungen wie auch auf eigentliche Dienstleistungsbetriebe wie Krankenhäuser zutrifft. „Ergebnis bedeutet in einer auf einem Budget basierenden Institution ein größeres Budget. Leistung wird an der Fähigkeit gemessen, sein Budget aufrechtzuerhalten oder zu vergrößern."[17] Nicht das Erreichen von Zielen steht also im Vordergrund, sondern die Erhaltung oder Erhöhung des Budgets, um damit die Bedeutung der Institution zu betonen. „Ergebnisse zu erzielen mit einem kleineren Budget oder einem kleineren Stab bedeutet daher keine Leistung".[18] Diese Abhängigkeit vom Budget verhindert das Setzen von Prioritäten und die Konzentration der Mittel auf die wirksamen Leistungen, da eine Mehrheit der beteiligten Personen ihre Zustimmung geben muß. Es handelt sich also um einen Aushandlungsprozeß zwischen den beteiligten Parteien und weniger um eine Deckung der festgestellten Bedürfnisse. Den Dienstleistungsbetrieben fehlt es daher vor allem an der Wirksamkeit und nicht so sehr an der Effizienz, wobei Wirksamkeit nicht durch eine Erhöhung der Effizienz erreicht werden kann, Effizienz aber als Teil der Wirksamkeit verstanden werden kann.[19]

Neben dem Problem der Messung der Effektivität der Ergebnisse oder Prozesse sind aber noch andere Gründe für die fehlenden Zielsetzungen verantwortlich.

Eichhorn stellt fest, daß es neben den bis heute weitgehend fehlenden Instrumenten zur Festlegung von operationalisierbaren Zielen auch an der Bereitschaft fehle, aufgrund einer umfassenden Analyse der relevanten Tatsachen und Zusammenhänge zu entscheiden und zu handeln. „Nicht Operationalität und Quantifizierbarkeit der Verhältnisse im Behandlungs-, Pflege- und Versorgungsbereich sind es, die Arzt und Krankenpflegepersonal vielfach suchen, sondern vielmehr das Verwischen, das Verschleiern der Gegebenheiten. Die sicherlich berechtigten Einwen-

---

[15] Vgl. zur Art der Leistungen im Krankenhaus Abschnitt 5.5.1.

[16] Drucker (Management-Praxis), S. 226.

[17] Drucker (Management-Praxis), S. 224.

[18] Drucker (Management-Praxis), S. 226. Der Verfasserin sind mehrere Beispiele aus Krankenhäusern bekannt, wo Abweichungen vom Budget, sei es durch finanzielle Einsparungen oder, in einem Fall, durch eine verbesserte Leistungserfassung und -verrechnung, als unsorgfältiges Budgetieren qualifiziert und die entsprechenden Führungskräfte keineswegs dafür gelobt wurden.

[19] Vgl. Krieg (Entwicklung) Fußnote 9, S. 47: „Effektivität ist ein Maß für die Zweckerfüllung, also für die Fähigkeit, Anforderungen zu entsprechen bzw. (Markt)-Bedürfnisse zu befriedigen. Effizienz ist ein Maß für Mitteleinsatz und Mittelnutzung, also für die Transformation von Inputs in Outputs entsprechend dem ökonomischen Prinzip"; Drucker (Management-Praxis), S. 83: „Effizienz befaßt sich damit, die Dinge richtig zu tun. Effektivität bedeutet, daß die richtigen Dinge getan werden".

dungen, daß sich geistige Grundanliegen ethischer, kultureller und religiöser Art gar nicht oder nur schwer quantifizieren lassen, sind nicht Grund genug, jegliche Form von Operationalität im ärztlich-pflegerischen Bereich der Krankenhausarbeit abzulehnen."[20] In der gleichen Richtung äußert sich auch Adam.[21]

Einen *weiteren Grund* formuliert Locher, wenn er festhält, daß es wohl – zumindest im Pflegebereich – allgemein formulierte Ziele wie „Genesung des Patienten" gebe, die Festlegung des konkreten Ausmaßes der Zielerreichung aber fehle. Er führt dies – und das scheint uns in unserem Zusammenhang speziell wichtig zu sein – auf die „beträchtlichen Meinungsverschiedenheiten zwischen den Angehörigen der verschiedenen interessierten Gruppen (. . .) (Öffentlichkeit, staatliche Behörden, Ärzte, Pflegepersonal, Krankenhausverwaltung)"[22] zurück. Ähnlich argumentiert auch Schellenberg, wenn sie auf „die Widersprüchlichkeit zwischen Pflege und ärztlicher Betreuung" hinweist und allgemein das Fehlen von „gemeinsamen Zielsetzungen des Pflegedienstes, d. V.) mit Ärzten, Sozialarbeitern, Krankenhausseelsorgern" beklagt.[23]

Die Formulierung von Zielsetzungen hängt eng mit den Werthaltungen und Einstellungen der daran beteiligten Führungskräfte zusammen. Unter Werthaltungen verstehen wir dabei die „grundlegenden Einstellungen, Urteile und Überzeugungen",[24] die für das Verhalten der Menschen und deren Beurteilung von Ereignissen bestimmend sind. Werthaltungen sind nicht angeboren oder genetisch bedingt, sondern an gewisse Voraussetzungen, wie gefühlsmäßige affektive Grundlage oder intellektuelle Mindestbefähigung, gebunden. Sie werden vermutlich bereits in der Primärsozialisation gebildet,[25] unterliegen jedoch im Jugendalter und der Adoleszenz durch Erziehung und Ausbildung erheblichen Veränderungen, können also als „Ergebnis des Sozialisationsprozesses verstanden werden".[26] So wird denn gerade bei der Ärzte-, aber auch bei der Krankenpflegeausbildung immer wieder auf den Prozeß der „professionellen Sozialisation"[27] hingewiesen. Grund für diese Betonung bildet die Professionalisierung dieser Berufe, die sich durch „formalisierte Ausbildungslehrgänge (tertiärer Bildungsbereich), Lizenz und Mandat sowie durch Vereinsbildung mit normengebenden und normenschützenden Aufgaben"[28] auszeichnen.

---

[20] Eichhorn (Krankenhausbetriebslehre II), S. 32.

[21] Adam (Krankenhausmanagement), S. 22.

[22] Locher (Pflegedienst), S. 12.

[23] Schellenberg (Betriebsziele), S. 133; eine gute Illustration dazu liefern die *„Ziele des Pflegedienstes"* des Kantonsspitals Basel, die das Zusammenwirken mit dem ärztlichen Dienst direkt ansprechen, offenbar existiert aber das Gegenstück, die „Zielsetzungen im ärztlichen Dienst" nicht, vgl. Anonym (Ziele), S. 43.

[24] Probst (Arbeit), S. 27.

[25] Duden (Fremdwörterbuch), S. 680: Sozialisation = Prozeß der Einordnung des einzelnen in die Gemeinschaft; Siegrist (Lehrbuch), S. 47: „Sozialisation bezeichnet (. . .) alle jene Prozesse, die dazu beitragen, daß ein neugeborener Mensch im Laufe seiner Entwicklung zum handlungsfähigen Partner einer Gruppe bzw. eines Sozialsystems wird. Die Sozialisation hat zum Ziel, soziale Normen und die ihnen zugrundeliegenden Wertvorstellungen zu übermitteln und das Individuum in wichtige Rollen einzuweisen bzw. auf die Übernahme von Rollen im späteren Leben vorzubereiten (. . .)".

[26] Ulrich u. Probst (Werthaltungen), S. 7.

[27] Siegrist (Lehrbuch), S. 228: professionelle Sozialisation = „Übernahme von Verhaltenserwartungen, Einstellungen und Werten einer professionellen Gruppe".

[28] Siegrist (Lehrbuch), S. 227.

Die zukünftigen *Ärzte* erlernen während den vorklinischen und klinischen Semestern nicht nur Konzepte, Fakten und Techniken in bezug auf die Medizin, sondern auch „berufsspezifische Einstellungsmuster",[29] die zu einer Anpassung an die Werte und Normen des ärztlichen Berufs führen, wobei viele dieser Wertvorstellungen ambivalenter Natur sind. Von verschiedenen Autoren wurden solche Verhaltenserwartungen aufgelistet. Die dahinterstehenden allgemeinen Normen hat v. a. Parsons[30] formuliert. Sie umfassen folgende 4 Aussagen:

1) Die Arztrolle ist universalistisch, d.h. nicht auf einzelne Gruppen ausgerichtet, sondern auf Kategorien von Personen, die durch abstrakte Merkmale charakterisiert sind;
2) die Arztrolle ist funktional-spezifisch auf Erkennung und Beseitigung von Krankheitszuständen ausgerichtet;
3) die Arztrolle ist emotional neutral;
4) die Rolle des Arztes ist im Gegensatz zur Rolle des Geschäftsmannes kollektiv- und nicht selbstorientiert.[31]

Diese normativen Forderungen müssen als Erwartungen, nicht als tatsächliches Verhalten verstanden werden. Sie müssen daher nicht mit der Realität übereinstimmen.[32] In verschiedenen Studien[33] konnte festgestellt werden, daß die zu Beginn recht hohen ethischen Standards der Medizinstudenten durch Formen des „Zynismus" abgelöst werden. Auch ändern sich mit längerer Ausbildungsdauer die Einstellungen gegenüber den Patienten und werden immer ungünstiger, wovon v. a. alte und chronisch kranke Patienten betroffen sind. Diese festgestellten Änderungen werden durch die Ausbildungsbedingungen beeinflußt, die bis heute die psychologischen Fähigkeiten (z. B. das Verhalten gegenüber dem Patienten, den Kollegen, den Angehörigen, anderen Gesundheitsberufen gegenüber) des zukünftigen Arztes nicht oder nur am Rande förderten,[34] sondern die naturwissenschaftlich-technische Medizin mit dem entsprechenden „Falldenken" in den Vordergrund stellen.[35]

Einen noch größeren Einfluß auf die ärztlichen Einstellungen und Orientierungsmuster scheinen aber die Ausbildungsorte nach dem Studium auszuüben.[36] Dieser Einfluß des ärztlichen Milieus im Krankenhaus dürfte heute, bedingt durch den Ärzteüberfluß, eher noch verstärkt sein.

Das Krankenpflegepersonal unterliegt während seiner Ausbildung ebenfalls den Einflüssen der professionellen Sozialisation. Als Ziel der Ausbildung werden neben der Vermittlung von grundlegenden Berufskenntnissen auch das Hinführen auf eine hohe ethische Berufsauffassung, die Entwicklung des sich auf die Achtung

---

[29] Siegrist (Lehrbuch), S. 173.

[30] Parsons (System).

[31] Zusammenfassung der Aussagen von Parsons in: Pflanz (Medizinsoziologie), S. 288.

[32] Vgl. dazu Freidson (Ärztestand), S. 77 und dort zitierte Literatur; Pflanz (Medizinsoziologie), S. 288; Siegrist (Lehrbuch), S. 174.

[33] Vgl. Siegrist (Lehrbuch) und die dort zitierte Literatur.

[34] Vgl. Willi (Psychosoziale Medizin): Aufgrund des 1980 neu erlassenen Prüfungsreglements für die eidgenössische Medizinalprüfung wurde an der medizinischen Fakultät der Universität Zürich auf das Wintersemester 1983/84 hin ein Lehrstuhl für psychosoziale Medizin geschaffen; in der Bundesrepublik Deutschland wurden 1970 die Fächer medizinische Psychologie und medizinische Soziologie neu eingeführt.

[35] Vgl. zum Vorherrschen der naturwissenschaftlichen Anschauung Abschnitt 4.3.1; sowie z. B. Siegrist (Lehrbuch), S. 116 ff.; Engelhardt et al. (Kranke), S. 208 ff.; von Uexküll (Menschenbild); u. a.

[36] Vgl. Freidson (Ärztestand) und dort zitierte Literatur.

vor jedem Menschen stützenden Verantwortungsbewußtseins, die Vorbereitung auf die Aufgaben in der umfassenden Pflege sowie das Interesse am Krankenpflegeberuf genannt.[37] „Umfassende Pflege" meint dabei, daß nicht das kranke Organ, d. h. die Krankheit als solche im Vordergrund steht, sondern „der Mensch in seinen physischen, psychischen und sozialen Bedürfnissen".[38] Das Konzept der umfassenden Pflege ist nicht neu, sondern läßt sich seit der Antike in den grundlegenden Vorstellungen der Diätetik verfolgen. Es kommt auch bei dem auf S. 15 behandelten ganzheitlichen Gesundheitsbegriff zum Ausdruck.

Eine neuere Definition von Krankenpflege versteht diese denn auch als „Unterstützung des Patienten zu einer gesunden Lebensweise in Situationen, welche Anpassung an veränderte Bedingungen verlangen".[39]

Diese in der Ausbildung neben anderen Werten vermittelte Auffassung von Krankenpflege steht aber oft in Konflikt mit der Realität im Krankenhaus, indem dort die in den Ausbildungsstätten vermittelten Verhaltensweisen der Schwestern und Pfleger nicht als positiv bewertet werden. Dies führt zum in den letzten Jahren vieldiskutierten „Wirklichkeitsschock".[40] Dieses v. a. in den USA untersuchte Phänomen besagt, daß die Schüler oder Frischdiplomierten beim Eintritt in die Praxis einen Schock erleiden, weil diese nicht mit den ihnen in der Ausbildung vermittelten Vorstellungen übereinstimmt. Als Folge davon – so wird postuliert – verlassen viele Berufsangehörige den Beruf nach relativ kurzer Dauer, wechseln in andere Bereiche über oder wechseln zumindest häufiger den Arbeitsort, wie die meist hohen Fluktuationszahlen des Personals zeigen.

Dahinter steht für viele eine Unvereinbarkeit der in der Ausbildung vermittelten professionellen Werte mit den im Krankenhaus geltenden. Dieser Unterschied führt dazu, daß das Verhalten des Krankenpflegepersonals in der Schule und im Krankenhaus unterschiedlich bewertet wird.[41]

Ebensowenig wie bei den medizinischen Leistungen lassen sich in der Krankenpflege bis heute die wirksamen Leistungen festlegen, d. h. diejenigen Leistungen, die einen echten Beitrag zur Statusänderung des Patienten darstellen. Es wird zwar – im Gegensatz zu den Ärzten – viel über die Pflegequalität geschrieben und gesprochen, aber operationalisierte Ziele bestehen meist nicht.[42] Das aufgrund von amerikanischen Studien entwickelte Schema über die Pflegequalität hat jedoch, wenigstens mit den Bezeichnungen der Stufen, breiten Eingang in die Krankenhäuser gefunden.[43] Hinzu kommt, daß heute in der Forschung große Anstrengungen unternommen werden, eine gezielte, auf den einzelnen Patienten abgestimmte Pflegeplanung durchzusetzen.[44] Diese Anstrengungen des Pflegebereichs stoßen bei den Ärzten meist auf wenig Verständnis, wenn sie ihnen überhaupt bekannt sind. Hinzu kommt, daß verschiedene der oben postulierten Verhaltensweisen auch nicht

---

[37] Vgl. z. B. Schweizerisches Rotes Kreuz (Richtlinien allg. Krankenpflege), S. 6.
[38] Schellenberg (Werte), S. 19.
[39] Schellenberg (Werte), S. 19.
[40] Meier (Wirklichkeitsschock); vgl. auch Anderegg (Schülerinnen); Waldmeier (Rollenverhalten); Freidson (Ärztestand), S. 49.
[41] Meier (Wirklichkeitsschock), S. 461.
[42] Vgl. dazu z. B. Hofer (Quantitätskontrolle); Weyermann (Qualität).
[43] Kaderschule für die Krankenpflege (Merkmale).
[44] Fiechter u. Meier (Pflegeplanung); vgl. dazu auch PMT-Projekt.

bei allen Vorgesetzten in der Pflege Verständnis finden.[45] Empirische Untersuchungen in der Bundesrepublik Deutschland haben gezeigt, daß in der Krankenhauspraxis der Krankheitsbegriff der Schwestern identisch ist mit demjenigen der Ärzte und daß zwischenmenschliche Interaktionen niedrig eingestuft werden.[46] Neuere Untersuchungen bezüglich der Aufklärungsintentionen von Ärzten, Medizinstudenten und Pflegepersonal zeigen eindeutige Unterschiede in den Einstellungen der verschiedenen Berufsgruppen. Interessant ist festzustellen, daß die Medizinstudenten und das Pflegepersonal mehr Übereinstimmung erkennen lassen als die Gruppe der Ärzte.[47]

Zusammenfassend muß festgestellt werden, daß Ärzte und Krankenpflegepersonal – und um diese beiden Berufsgruppen geht es im Hinblick auf die eigentliche Patientenversorgung vor allem – divergierende Bezugssysteme verwenden, oft ohne sich dieser Tatsache und deren Auswirkungen auf die Behandlung und Pflege des Patienten bewußt zu sein. Im Interesse der Patienten wäre zumindest eine Offenlegung der Standpunkte von Vorteil. Dies insbesondere, da die heutige stationäre Krankenversorgung eher das Resultat der Handlungsweisen der einzelnen professionellen Subsysteme ist, die sich am Krankenbett treffen als der übergeordneten Organisationsstruktur.[48]

3.4 Die Gebildestruktur

3.4.1 Organisatorische Gliederung

Die Organisationsstruktur des Krankenhauses kann als eine der komplexesten Organisationsformen, die heute existieren,[49] charakterisiert werden, da sich mehrere Dimensionen überlagern. Dies geht beispielhaft auch aus der Darstellung des Organigramms eines Krankenhauses in Abb. 5 hervor.

Die Darstellung deutet eine der Besonderheiten der organisatorischen Struktur des Krankenhauses bereits an, nämlich die teilweise vorhandene Matrixorganisation.[50] Schematisch dargestellt ergibt sich im Prinzip eine Gliederung, die einerseits die medizinischen Fachbereiche, d.h. die Kliniken und Institute, andererseits die funktionalen Bereiche wie ärztlicher Dienst, Pflegedienst, paramedizinischer Dienst, aber auch Ver- und Entsorgung oder Material/Anlagen und Rechnungswesen umfaßt.[51]

---

[45] Vgl. dazu Engelhardt et al. (Kranke), S. 165 ff.

[46] Engelhardt et al. (Kranke); die Verfasserin hat die Situation in den 60er Jahren ähnlich erlebt, ob dies allerdings heute noch in so allgemeinem Maße zutrifft, wagt sie zu bezweifeln.

[47] Raspe (Aufklärung), S. 94.

[48] Mauksch (Ideology), p. 819.

[49] Neuhauser (Hospital), S. 122.

[50] Vgl. zur Matrixorganisation z. B. Hill et al. (Organisationslehre), S. 206 ff.

[51] Bisig (Spital-Leitungsorganisation), S. 277.

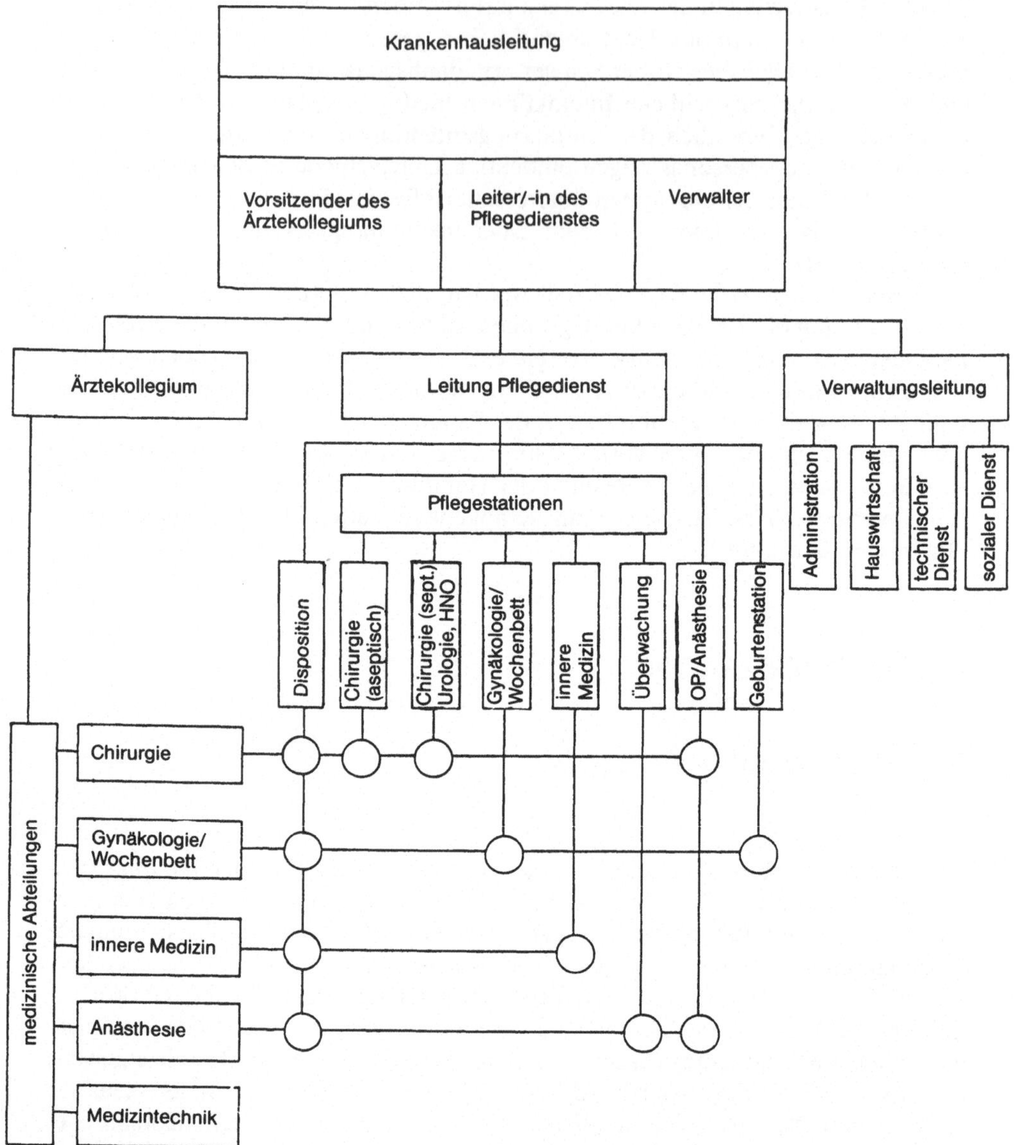

Abb. 5. Organigramm eines Krankenhauses: Stiftung Krankenhaus Sanitas

Dabei fällt auf, daß eigentliche Matrixschnittstellen, d.h. also Stellen mit Doppelunterstellung, nur im ärztlichen, pflegerischen und paramedizinischen Bereich zu finden sind. Das Krankenhaus muß daher als teilweise Matrixorganisation bezeichnet werden.

Gemäß den von Ulrich unterschiedenen organisatorischen Komponenten ergibt sich für das Krankenhaus folgende Aufgliederung:[52]

---

[52] Vgl. Abschn. 1.4.1.

Organisatorische Grundstruktur des Krankenhauses

dezentralisierte operationelle Einheiten:	Kliniken oder Abteilungen, nach medizinischen Fachbereichen gegliedert
zentrale Dienste:	medizinisch-technische Bereiche medizinisch-therapeutische Bereiche Versorgungsbereiche administrativer Bereich
Innovationssystem:	z. B. Arbeitsgruppen Projektteams
zentrale Gesamtleistung:	interdisziplinär zusammengesetzte Spitalleitung

Auf der nächsttieferen Ebene können sowohl innerhalb der Kliniken wie in einem Teil der zentralen Dienste wiederum operationelle Einheiten unterschieden werden. In den *Kliniken* sind dies die Bettenstationen einschließlich Spezialstationen wie Intensivpflege oder Hämodialyse. Innerhalb der *zentralen medizinischen Dienste* sind verschiedene Bereiche wie das Röntgen, das Labor, die Physiotherapie oder Ergotherapie als relativ selbständige operationelle Einheiten ausgebildet. Dasselbe trifft auf verschiedene Versorgungsbereiche wie z. B. die Küche, die Wäscherei oder die Apotheke zu.

Keine operationellen Einheiten hingegen bestehen im Verwaltungsbereich, dessen Teilbereiche (z. B. Personalwesen, Finanz- und Rechnungswesen) auf allen Ebenen echte Dienstleistungen im von Ulrich definierten Sinn[53] an die dezentralen operationellen Einheiten abgeben.

Die *zentrale Gesamtleitung* ist im Krankenhaus meist interdisziplinär zusammengesetzt. Sie umfaßt in der Regel entweder den Verwaltungsleiter und Vertreter des ärztlichen Bereiches oder den Verwaltungsleiter, den Leiter des Pflegedienstes und ärztliche Vertreter (vgl. Abb. 5). Da sich dieses Gremium oft stark nach Berufen und Bereichen orientiert, ist es zuweilen schwer, alle Mitglieder auf die gefaßten Beschlüsse festzulegen und deren Durchsetzung gegenüber nicht in der Krankenhausleitung vertretenen Kollegen oder nach unten zu erreichen. *Andererseits ist die oberste Leitung oft eines der wenigen institutionalisierten Gremien im Krankenhaus wo die interdisziplinäre Zusammenarbeit und Koordination zum Zuge kommt. Dies trifft für die Stufen der Klinik oder Abteilung bzw. der Station viel weniger oder gar nicht zu,* indem in den wenigsten Krankenhäusern eine Klinik- oder gar Stationsstruktur mit institutionalisierten interdisziplinären Koordinationsmechanismen besteht. *Insbesondere aber fehlt es an bereichsübergreifenden formalen Strukturen, wie sie auf der operationellen Ebene der Stationen und zentralen medizinischen Dienste zur Lenkung einer am Patienten orientierten umfassenden Behandlung, Pflege, Versorgung und Betreuung benötigt würden.* Wohl werden z. B. zu den vom Pflegedienst durchgeführten Stationsschwesternzusammenkünften bei Bedarf die leitenden Mitarbeiter der anderen Bereiche eingeladen. Eine institutionalisierte, d. h. regelmäßige Zusammenkunft ist aber selten vorgesehen.[54]

---

[53] Vgl. Abschn. 1.4.1, S. 8.

[54] So erklärte z. B. eine Klinikoberschwester, auf diese interdisziplinäre Koordination angesprochen, sie treffe sich 1- bis 2mal jährlich mit der leitenden Röntgenassistentin. Vgl. auch Kantonsspital Baden (Organisationshandbuch 2), wo wohl Departementskonferenzen, Ärztekonferenz und

Neuerungen hingegen werden meist in Form von interdisziplinär zusammengesetzten Arbeitsgruppen vorbereitet, wobei je nach Projekt auch externe Projektmitarbeiter eingesetzt werden, so z. B. bei Baufragen oder EDV-Projekten. Meist handelt es sich dabei um ad hoc zusammengestellte Arbeitsgruppen, die ein bestimmtes Problem behandeln. Daneben bestehen aber z. T. auch feste Arbeitsgruppen, wie z. B. eine Materialeinkaufskommission, die dann auch das Testen von Materialien übernimmt.

Überlagert wird diese bereits mehrdimensionale Struktur von der *berufsorientierten* oder *funktionalen Gliederung,* die insbesondere im ärztlichen und pflegerischen Bereich in Form eigener hierarchischer Strukturen besteht.[55] Hinzu kommt, daß die für die Behandlung und Pflege wichtigen Standards weitgehend durch die Standes- und Berufsorganisationen vorgegeben und innerhalb des Krankenhauses von den jeweiligen Berufsgruppen vertreten werden.

3.4.2 Probleme der organisatorischen Gliederung

Die heutige organisatorische Gliederung fördert m. E., verstärkt durch die sich aus der Umwelt ergebenden Faktoren, ein Verhalten des Systems Krankenhaus und seiner Mitarbeiter, das nicht unbedingt zu einer effektiven und effizienten Patientenversorgung beiträgt. Folgende Faktoren tragen zu dieser Situation bei:

- Professionalisierung,
- Spezialisierung,
- Zentralisierung bestimmter Aufgaben, Dezentralisierung anderer Aufgaben.

Dabei sind diese Faktoren eng miteinander verknüpft und bedingen sich gegenseitig.

Professionalisierung

Im Krankenhaus arbeitet eine Reihe von Berufsgruppen, die als Professionen bezeichnet werden können oder die wenigstens für einen Teil ihrer Aufgaben über eine große Selbständigkeit verfügen.[56] Daraus ergeben sich für die Organisationsstruktur gewisse Konsequenzen, indem die Arbeit dieser Mitarbeiter in den operationellen Einheiten durch eine Standardisierung der Fähigkeiten (standardization of skills)[57] bestimmt ist und sie über eine beträchtliche Autonomie in der Ausübung ihrer Arbeit verfügen. So ist es undenkbar, daß Ärzte sich von Laien Vorschriften in bezug auf ihre Arbeit machen lassen. Auch in vielen anderen Berufsbereichen ist

---

Kaderkonferenz Pflegedienst neben einer Reihe von Arbeitsgruppen (Menükonferenz, Medikamentenkommission, Materialprüfungskommission, Hygienekommission) institutionalisiert sind, aber keine der oben erwähnten interdisziplinären Koordinationsmechanismen im Bereich der eigentlichen Patientenversorgung.

[55] Vgl. oben Abb. 5.

[56] Vgl. 4.3.6.

[57] Mintzberg (Structuring), p. 349.

die Arbeit heute so spezialisiert und erfordert eine derart lange und intensive Ausbildung, daß letzten Endes auch dort die Autonomie und Selbstkontrolle groß ist.
Den einzelnen Mitarbeitern steht daher eine große Diskretion in bezug auf die Ausübung und Ausgestaltung ihrer Arbeit zu,[58] dies um so mehr, als bis heute die Stellung des Patienten im Krankenhaus sehr ungefestigt ist und der Patient eher als
Objekt denn als Subjekt verstanden wird.[59] Kontrolle über die eigene Arbeit bedeutet aber auch, daß der betreffende Spezialist relativ unabhängig von anderen Spezialisten, aber eng am Patienten arbeitet (persönliche Dienstleistung). Die berufliche Standardisierung erlaubt dies, da die übrigen Beteiligten wissen, was sie zu
erwarten haben. Das System ist funktionsfähig, weil jeder weiß, daß der andere
mehr oder weniger weiß, was vorgeht.[60] Die Autorität der professionellen Mitarbeiter stützt sich auf diese Macht der Experten und leitet sich nicht aus der Institution
als solche ab, in der sie tätig sind. Dies hat Konsequenzen für die Institution, indem
die Führung und Koordination als Ganzes sehr schwierig wird, da die einzelnen,
das operationelle System bestimmenden Mitarbeiter oft nicht gewillt sind, mit
anderen zusammenzuarbeiten. Dies zeigt sich z. B. in den relativ wenigen Überwei-
sungen, die von einem medizinischen Fachbereich in einen anderen vorgenommen
werden, aber auch in der relativ seltenen Bildung von informellen Gruppen, die
Mitglieder verschiedener Bereiche und Hierarchiestufen umfassen. Allgemein ist
eine starke Abkapselung der einzelnen Berufsgruppen voneinander zu verzeichnen.[61] Wessen spricht sogar von einer „geradezu kastenartige(n) Natur" der sozialen
Struktur des Krankenhauses,[62] die sich dann organisatorisch eben in der berufsorientierten Gliederung zeigt.

Spezialisierung

In den letzten Jahren hat die Spezialisierung stark zugenommen,[63] und dies nicht
nur bei der ärztlichen Tätigkeit, sondern als Folge davon auch in den übrigen
Arbeitsbereichen. Dies führt dazu, daß die Arbeit am Patienten von einer Vielzahl
von Personen ausgeführt wird, die organisatorisch in ganz verschiedenen Bereichen
mit eigenen Führungsstrukturen eingegliedert sind. Hinzu kommt, daß die Arbeit
so spezialisiert ist, daß die Ärzte viele Arbeitsvorgänge nicht mehr kennen, formal
aber den jeweiligen Bereichen vorstehen oder diese durch ihre Verordnungen
beeinflussen.[64] Eine ganzheitliche Patientenversorgung, die die Bedürfnisse der
Patienten berücksichtigt, wird dadurch erschwert, wenn nicht verunmöglicht.

---

[58] Mintzberg (Structuring), pp. 373 f.
[59] Vgl. Kapitel 6.
[60] Meyer zitiert in: Weick (Organizations), p. 14.
[61] Vgl. Engelhardt et. al. (Kranke), S. 71.
[62] Wessen (Beobachtungen), S. 159; hier muß allerdings beigefügt werden, daß die Abkapselung in
    den letzten Jahren wenigstens bei der jungen Generation zurückgegangen ist. So wurden in vielen
    Krankenhäusern z. B. die für Ärzte und übriges Personal getrennten Speisesäle aufgehoben, auch
    ist es auf vielen Stationen üblich, daß die Assistenten und das Pflegepersonal gemeinsam Kaffee-
    pause machen.
[63] Vgl. z. B. Gessner et al. (Entwicklung).
[64] Vgl. Becher (Dienste).

Zentralisierung und Dezentralisierung

Die geschilderte Entwicklung hat zu einer Zentralisierung bestimmter Aufgaben geführt, während andere Tätigkeiten vermehrt dezentralisiert wurden (ärztliche Tätigkeiten verbunden mit zunehmender Spezialisierung, Unterteilung der Pflege in Intensiv- und Normalpflege). Die Zentralisierung führt in vielen Fällen zu einer organisatorisch größeren Autonomie, indem der Bereich eine Eigendynamik entwickelt, die nicht mehr unbedingt im Interesse des Ganzen liegt. Die durch die Zentralisierung bedingte Entfernung vom Patienten fördert dies noch. So können denn Interessen der Mitarbeiter, wie bestimmte Präferenzen bei der Arbeitszeit und bei der Durchführung der Arbeit in den Vordergrund rücken. Der Leidtragende ist der Patient, der zu Unzeiten geweckt wird, sein Essen zu ungewohnten Zeiten einnehmen und Wartezeiten in Kauf nehmen muß, usw. Die dezentralisierten Bereiche, v.a. die Bettenstationen, kommen so in vermehrte Abhängigkeit von den zentralisierten patientenfernen Einheiten.

Schlußfolgerungen

Die heutige Organisationsstruktur im Krankenhaus und die damit verbundenen Faktoren fördern die Autonomie v.a. der einzelnen zentralisierten Bereiche, während die dezentralisierten Bereiche, nämlich die Stationen, auf denen die Patienten behandelt und gepflegt werden, immer stärker in Abhängigkeit geraten und die Durchführung einer effektiven und effizienten, am Patienten orientierten Behandlung, Pflege und Betreuung schwieriger wird. Da diese Entwicklung in nächster Zukunft sicher nicht rückgängig gemacht werden kann, sondern sich eher noch verstärken wird, müssen vermehrt wirksame Koordinations- und Integrationsmechanismen geschaffen werden, um die z.T. bereits vorhandene Desintegration zu stoppen und die Ausrichtung aller am Patientenversorgungsprozeß beteiligten Bereiche und Mitarbeiter auf den Patienten und seine Behandlung und Pflege zu fördern.

3.5 Prozeßstruktur

3.5.1 Art der Leistungen

Der Leistungsprozeß des Krankenhauses als Ganzes ist, wie das Gesundheitswesen im allgemeinen, den *Dienstleistungen* zuzurechnen. Den Institutionen des Dienstleistungssektors gemeinsam ist, daß sie primär „Leistungen in Form von Diensten"[65] und nicht in Form von Sachleistungen erbringen. Dienstleistungen sind „immaterielle geistige Leistungen",[66] weisen also keinen „stofflichen Charakter"[67] auf.

Teilt man den Leistungsprozeß innerhalb des Krankenhauses in seine einzelnen Elemente auf, so ergibt sich ein differenzierteres Bild.

---

[65] Decker (Dienstleistungsökonomie), S. 69.
[66] Decker (Dienstleistungsökonomie), S. 70.
[67] Ulrich (Unternehmung), S. 225.

So kann einmal zwischen *direkten* oder persönlichen und *indirekten Dienstleistungen* unterschieden werden, in einzelnen Bereichen ergeben sich aber auch Sachleistungen. So fällt die Erstellung eines Röntgenbildes als solches unter die Sachleistungen, der Röntgenbetrieb als Ganzes aber leistet wieder Dienste für die Pflegestationen bzw. für den Heilungsprozeß des Patienten.

Die *persönlichen Dienstleistungen* sind dadurch charakterisiert, daß zu ihrer Erbringung die gleichzeitige Anwesenheit des Leistungserbringers und des Leistungsempfängers unerläßlich ist. Diese als „Uno-actu-Prinzip"[68] bezeichnete Besonderheit bedeutet, daß die Erstellung und der Konsum der Leistung räumlich und zeitlich zusammenfallen. Dies trifft im Krankenhaus auf alle direkt am Patienten zu erbringenden Leistungen zu. Das bedeutet, daß ein Großteil der diagnostischen Tätigkeiten sowie sämtliche therapeutischen und pflegerischen Maßnahmen (ohne Vorbereitung und Aufräumarbeiten) den Besonderheiten, die sich aus der Durchführung von persönlichen Dienstleistungen ergeben, unterliegen. So sind diese Dienstleistungen nicht lagerfähig, d. h. sie müssen dann, wenn sie benötigt werden, erbracht werden. Daraus ergeben sich *Kapazitätsprobleme,* indem für die zu bestimmten Zeiten zu erbringenden Leistungen das notwendige Potential vorhanden sein muß, wobei im Krankenhaus diese Zeiten nur zum Teil fixiert sind, da kurzfristig und jederzeit Spitzenbelastungen – z. B. durch Notfälle oder Zustandsänderungen bei Patienten – auftreten können. Hier muß allerdings beigefügt werden, daß dieses Argument oft überstrapaziert wird, indem man behauptet, Vorausplanung sei in keinem Fall möglich und auch nicht sinnvoll, da sich die Situation von einem Moment auf den anderen ändern könne. Obschon dies im Einzelfall durchaus möglich ist, muß doch gesehen werden, daß sich die Verteilung der Notfälle generell relativ genau voraussagen läßt. Nur werden diese Informationen oder Erfahrungen in der Praxis oft zu wenig berücksichtigt und in die Disposition einbezogen.

Umgekehrt muß – wenigstens in Krankenhäusern mit Aufnahmepflicht – auch eine bestimmte Mindestkapazität zur Aufrechterhaltung des Bereitschaftsdienstes rund um die Uhr vorhanden sein, auch wenn keine Leistungen erbracht werden. Dieser Dienst in bestimmten Funktionsbereichen führt bei den heutigen Arbeitszeiten dazu, daß der Patient nicht immer von der gleichen Person behandelt und betreut wird. Das Problem der Kontinuität der Betreuung, das neben den persönlichen Dienstleistungen ja auch die Weitergabe und Sicherung der Informationen über den Patienten umfaßt, gehört denn auch heute zu den großen Problemen im Krankenhaus.

Im weiteren bedeutet das erwähnte Prinzip auch, daß diese Dienstleistungen nur in beschränktem Maße, wenn überhaupt, rationalisierbar, d. h. durch Apparate und Hilfsmittel ersetzbar sind. Im Gegenteil zeigt gerade das Beispiel der Medizintechnik, daß durch die Zunahme der Apparatemedizin auch eine Zunahme des Personals resultiert, das diese Apparate bedienen muß, und in der Folge auch des Pflegepersonals, das die Patienten ja vor- und nachher betreuen und überwachen muß.[69]

Aus der gleichzeitig notwendigen Anwesenheit des Patienten und des an ihm

---

[68] Herder-Dorneich (Gesundheitsökonomik), S. 4 f.; vgl. auch Herder-Dorneich (Wachstum), S. 30.
[69] Gessner et al. (Entwicklung).

Tätigen ergibt sich auch, daß der Patient nicht gleichzeitig an verschiedenen Orten, z. B. bei der ärztlichen Untersuchung und im EKG sein kann. Dies mag selbstverständlich erscheinen, führt aber in der Praxis zu einer Reihe von Problemen, da die Optimierung des Arbeitsablaufs eines bestimmten Funktionsbereichs nicht unbedingt mit der Optimierung des Arbeitsablaufs eines anderen Dienstes oder mit den Bedürfnissen des individuellen Patienten übereinstimmt. So kann u. U. die Optimierung der Arbeitsabläufe der verschiedenen Bereiche und Funktionen zu einer Suboptimierung des Heilungsprozesses des Patienten führen.

Neben den persönlichen oder direkten Dienstleistungen, die im Krankenhaus im Vordergrund stehen, ergeben sich eine Reihe von *indirekten Dienstleistungen*. Darunter fallen alle nicht direkt am Patienten ausgeführten Handlungen, wie die Vorbereitung oder Aufräumarbeiten für direkte Dienstleistungen, administrative Aufgaben, Unterhaltsarbeiten. Dazu gehören auch die Laboruntersuchungen, die ja zum großen Teil nicht in Anwesenheit des Patienten gemacht werden müssen. In einzelnen Bereichen werden aber auch *Sachleistungen* erbracht, wie z. B. in der Küche oder in der Wäscherei.

3.5.2 Outputseite

Sie muß im Krankenhaus differenziert betrachtet werden, indem zwischen dem auf den Patienten oder eine Patientengruppe bezogenen Ergebnis und den Leistungen, die zur Erzielung des Ergebnisses erbracht wurden, unterschieden werden muß.

Das im Hinblick auf den Patienten angestrebte Ergebnis besteht in der *Veränderung seines Gesundheitszustands,* der durch die vom Krankenhaus und seinen Mitarbeitern erbrachten Leistungen zustande kommt. Je nach der vertretenen Auffassung von Gesundheit[70] kann der Gesundheitszustand selbst entweder enger gefaßt und dann als physische oder physiologische Funktionen verstanden werden oder auch das psychosoziale Verhalten des betreffenden Menschen einschließen.[71] Entsprechend beinhaltet die als Ergebnis des Krankenhausaufenthalts angestrebte „Statusveränderung"[72] einmal Veränderungen im physischen und/oder psychischen Zustand des Patienten, aber auch Änderungen im gesundheitsbezogenen Wissen, in der Haltung und dem Verhalten des betreffenden Patienten.[73] In neuerer Zeit wird versucht, diese Elemente in ein einziges Maß zu kombinieren, das dann als Indikator für die Lebensqualität dienen könnte.[74]

Bis heute ist es erst möglich, die Statusveränderung durch indirekte Größen wie Mortalität, Morbidität, durchschnittliche Lebensdauer oder durch die Verteilung und die Inanspruchnahme der zur Verfügung stehenden Dienstleistungen im Gesundheitswesen, wie z. B. der Häufigkeit von chirurgischen Operationen usw. festzuhalten. Auf den einzelnen Patienten bezogen läßt sich die Veränderung im Gesundheitszustand z. B. mit Heilung, Besserung, Tod, Schmerzfreiheit oder Ver-

---

[70] Vgl. 4.3.1.
[71] Donabedian (Quality), p. 17.
[72] Eichhorn (Krankenhausbetriebslehre I), S. 15 ff.
[73] Donabedian (Quality), p. 17; Donabedian (Definition), pp. 82 f.
[74] Vgl. Donabedian (Quality) und die dort zitierte Literatur.

minderung der Behinderung umschreiben.[75] In diesem Zusammenhang wird auch die Zufriedenheit des Patienten mit der Behandlung und dem erreichten Gesundheitszustand erwähnt.

Grundsätzlich wird vorausgesetzt, daß die zum Ergebnis führenden Prozesse bzw. die durch die Prozesse erbrachten Leistungen eine Verbesserung des Gesundheitszustands bezwecken und auch erreichen. In jüngster Zeit hat sich aber eine gewisse Opposition gegen diese Meinung gebildet, indem festgestellt wird, daß durch die Medizin im allgemeinen und damit auch durch einen Krankenhausaufenthalt „iatrogene" Krankheiten[76] entstehen können, und daß auch der „Hospitalismus"[77] dadurch gefördert werden kann.[78]

Die vom Krankenhaus erbrachten Leistungen oder Outputs sollen einen Beitrag zum angestrebten Ergebnis leisten. Bis heute ist es allerdings in den meisten Fällen nicht möglich, einen direkten Zusammenhang zwischen den Leistungen, Prozessen und dem erreichten Ergebnis aufzuzeigen. Das heißt, daß die medizinische Effektivität, aber auch die Wirksamkeit der pflegerischen und übrigen Leistungen nicht eindeutig nachgewiesen und gemessen werden können.

Die Leistungserstellung erfolgt in einem mehrstufigen Prozeß, wobei die Outputs der verschiedenen Teilprozesse auf den verschiedenen Stufen als Inputs für weitere Prozesse dienen. Auf der Gesamtkrankenhausebene werden die Leistungen in Form der Anzahl der geleisteten Pflegetage und der Anzahl der behandelten Patienten zusammengefaßt.[79] Diese Kennziffern sagen aber nichts oder nur wenig über die tatsächlich erbrachten Leistungen des Krankenhauses aus, da die pro Pflegetag oder Patient erbrachten Leistungen quantitativ und qualitativ sehr unterschiedlich sein können.

Grundsätzlich lassen sich *diagnostische, therapeutische* und *pflegerische Leistungen* sowie solche der *Versorgung* unterscheiden.[80] Hinzu kommen die dazugehörenden *administrativen Leistungen*. Diese Leistungen fächern sich innerhalb der einzelnen Leistungsgruppen wiederum in eine Vielzahl von Einzelleistungen auf, die in einer ganz bestimmten Zusammensetzung den individuellen Behandlungs- und Pflegeprozeß des einzelnen Patienten ergeben. Dies zeigt, daß wohl die einzelnen Leistungen auf einer tieferen Stufe standardisiert werden können, daß die Kombination der Leistungen pro Patient aber nur in den seltensten Fällen uniform erfolgen kann. Dies insbesondere auch darum, weil der ganze Verlauf ja nicht linear ist, sondern der jeweilige Zustand und das Verhalten des Patienten, d. h. das Zwischenergebnis, wiederum zu Rückwirkungen auf die am Patient zu erbringenden Leistungen führt. Dieser sehr komplexe Prozeß der Leistungserbringung stellt daher hohe Anforderungen an die im Krankenhaus tätigen Mitarbeiter.

---

[75] Vgl. Eichhorn (Krankenhausbetriebslehre I), S. 17.

[76] Duden (Fremdwörterbuch), S. 310: iatrogen = „durch die ärztliche Einwirkung entstanden". Damit sind Krankheiten gemeint, die als Folge von ärztlichen Handlungen z. B. durch Medikamente, Operationen, Bestrahlungen erst entstehen.

[77] Duden (Fremdwörterbuch), S. 299: Hospitalismus = „das Auftreten körperlicher oder seelischer Veränderungen nach einem längeren Krankenhausaufenthalt" und „Infektion von Krankenhauspatienten oder -personal durch im Krankenhaus resistent gewordene Keime".

[78] Vgl. dazu z. B. Illich (Nemesis) als der bekannteste, aber auch umstrittene Kritiker der heutigen Medizin; Schaefer (Plädoyer).

[79] Eichhorn (Krankenhausbetriebslehre I), S. 16; Veska (Kontenrahmen).

[80] Eichhorn (Krankenhausbetriebslehre I), S. 16; Wirth (Prozesse).

Ein weiteres Problem ergibt sich daraus, daß die ärztlichen und die pflegerischen Leistungen sich bis heute nur schwer quantifizieren und noch schwerer qualifizieren lassen, während dies auf die medizinisch-technischen und -therapeutischen Leistungen in geringerem Maße zutrifft. Dies führt dazu, daß die ärztlichen und pflegerischen Leistungen pauschal erfaßt und verrechnet werden. Dies dürfte einer der Gründe sein, warum bis heute z. B. in der Schweiz keine genaue Leistungserfassung pro Patient und Krankheit erfolgt, wie dies seit einigen Jahren in Teilen der USA durchgeführt wird.[81] Daher ist es unmöglich, sog. optimale Leistungspakete pro Krankheitsart zu definieren und die für die Behandlung und Pflege eines Patienten mit einer bestimmten Krankheit zu erbringenden Leistungen festzulegen und zu vereinheitlichen.

Zum gesamten Output des Krankenhauses müssen auch die Resultate, die im Rahmen der *Ausbildung* und der *medizinischen Forschung* erbracht werden, gezählt werden. Ein Großteil der Mitarbeiter ist noch nicht voll ausgebildet, wobei es praktisch keinen Bereich gibt, in dem nicht Ausbildung in irgendeiner Form betrieben wird. Dazu gehören die meisten Assistenzärzte, die ihre praktische Ausbildung nach dem Staatsexamen im Krankenhaus erwerben. Auch im Pflegebereich sind viele Schüler in zeitlich unterschiedlichen Praktika eingesetzt. Dasselbe trifft auf die medizinisch-technischen und -therapeutischen Berufe sowie auf die Bereiche der Ökonomie und Verwaltung zu. Neben der Mithilfe bei der praktischen Ausbildung am Arbeitsort, an der fast das gesamte Personal in irgendeiner Form beteiligt ist, leisten v. a. die Ärzte beträchtliche Arbeit bei der theoretischen Aus- und Weiterbildung der Ärzte und des Pflegepersonals, aber auch der medizinisch-technischen und -therapeutischen Berufe. Das Krankenhaus leistet daher innerhalb des Gesundheitswesens einen wesentlichen Beitrag in Form von gut ausgebildeten Angehörigen der verschiedenen Gesundheitsberufe.

In den größeren Krankenhäusern spielt auch die Mitarbeit in der *medizinischen Forschung* in Form der klinischen Erprobung, evtl. auch der Grundlagenerarbeitung eine Rolle. Auch hier übernimmt das Krankenhaus eine Aufgabe, deren Resultate dem gesamten Gesundheitswesen zugute kommen.

3.5.3 Inputseite

Die Erstellung der Leistungen setzt voraus, daß die dazu *benötigten Mittel* zur Verfügung stehen. Grundsätzlich muß sich der Input nach dem angestrebten Output richten. Er setzt sich aus den verschiedensten Elementen zusammen.

Man kann dabei zwischen personellen und materiellen Mitteln unterscheiden. Zu den *materiellen Mitteln* zählen die Anlagen, die Materialien, die Energie, die finanziellen Mittel und die Informationen. Im Krankenhaus mit einem hohen Anteil an persönlichen Dienstleistungen stehen die *personellen Mittel* und deren Beschaffung im Vordergrund,[82] wobei allerdings in den letzten Jahren die techni-

---

[81] Methode der Diagnostic Related Groups (DRGs); vgl. z. B. Fetter et al. (Case Mix).

[82] Über 70% des Betriebsaufwands fallen auf Lohnkosten; vgl. z. B. VESKA (Krankenhausstatistik 1982), Tabelle 1.02.2.

schen Hilfsmittel durch die starke und rasche Entwicklung der Medizintechnik und ihrer z.T. spektakulären Erfolge immer mehr ins öffentliche Blickfeld rückten. Gerade die technische Entwicklung hat aber wieder Auswirkungen auf den Umfang der personellen Mittel, indem die neuen komplizierten Apparate und Einrichtungen mehr und stärker spezialisierte Mitarbeiter erfordern, um sie bedienen zu können.[83]

Personelle Mittel: Mitarbeiter

Bei den personellen Mitteln lassen sich grob 3 große Gruppen unterscheiden, nämlich die *Mitarbeiter in der engeren Behandlung und Pflege, die Berufe im medizinisch-technischen und im medizinisch-therapeutischen Bereich* sowie die *Mitarbeiter in der Ökonomie und Verwaltung.* Jede dieser Mitarbeitergruppen umfaßt eine Reihe von z.T. sehr unterschiedlichen Berufskategorien.

Zur Gruppe „Behandlung und Pflege" gehören neben den Ärzten alle Pflegeberufe. Die Gruppe der Ärzte läßt sich wiederum in die einzelnen medizinischen Spezialisierungen oder Fachbereiche und deren Subspezialisierungen unterteilen. Auch von ihrer Funktion her lassen sich verschiedene Gruppen unterscheiden, so in der Schweiz Unterassistenten, Assistenten, Oberärzte, leitende Ärzte und Chefärzte. Die Unterassistenten stehen noch in der medizinischen Grundausbildung, während die Assistenten nach bestandenem Staatsexamen mehrheitlich in der Weiterbildung zum Spezialarzt stehen. Dies bedeutet, daß sie nur 1–2 Jahre in derselben Klinik arbeiten, was zu einer sehr hohen Fluktuation führt.[84] Die Oberärzte verfügen meist über einen Spezialarzttitel und sind während längerer Zeit in dieser Funktion tätig. Allerdings sind auch diese Stellen z.T. zeitlich begrenzt. Die leitenden Ärzte stehen in der Regel einem medizinisch selbständigen Subbereich vor, während die Chefärzte Leiter einer selbständigen Klinik oder Abteilung sind.

Die Gruppe des Pflegepersonals umfaßt auch Mitarbeiter mit verschiedenen Fachausbildungen.

Hinzu kommen in allen Berufen Schülerinnen, die einen Großteil ihrer Ausbildung im Rahmen von Praktika in den Krankenhäusern absolvieren. Zusätzlich werden an den meisten Orten Hilfspersonal sowie Praktikanten beschäftigt, die als Vorbereitung auf ihren späteren Beruf ein Krankenhauspraktikum vorweisen müssen. Auch im Pflegebereich ist die Fluktuation als hoch zu bezeichnen, wobei aber zu berücksichtigen ist, daß es sich vorwiegend um einen Frauenberuf handelt.[85] Auch hier bestehen je nach Pflegesystem verschiedene Funktionen.

Die 2.Gruppe umfaßt die Berufe der Medizintechnik und -therapie. Zu den medizin-technischen Berufen gehören z.B. die medizinische Laborantin, die technische Röntgenassistentin, die technische Operationsassistentin, die Operationsschwester, die Anästhesieschwester, sowie die Orthoptistin und die Diätassistentin bzw. Ernährungsberaterin. Die medizinisch-therapeutischen Berufe umfassen z.B. die Physiotherapeutin und die Ergo- oder Beschäftigungstherapeutin.

---

[83] Vgl. Gessner et al. (Entwicklung), S.32ff., insbesondere S.59ff.

[84] So betrug z.B. die Fluktuation der Ärzte ohne Unterassistenten im Kantonsspital Basel 1982 36,1%; vgl. Kantonsspital Basel, Fluktuationsstatistik Januar–Dezember 1982.

[85] Kantonsspital Basel, Fluktuationsstatistik Januar–Dezember 1982.

Mit Ausnahme der Orthoptistin sind sämtliche der erwähnten Berufe durch Ausgliederung aus der Krankenpflege entstanden.[86] 1979 betrug der mittlere prozentuale Anteil des medizinisch-technischen und -therapeutischen Personals am gesamten Personal bei den großen Krankenhäusern in der Schweiz (> 500 Betten) 26%.[87] Er dürfte in der Zwischenzeit noch weiter gestiegen sein. Interessant ist, daß dieselbe Veränderung, nur mit einer zeitlichen Verschiebung, auch in den Regionalkrankenhäusern stattfindet.

Die 3. sehr heterogene Gruppe umfaßt die Berufe der Ökonomie und der Verwaltung.

Zusammenfassend kann gesagt werden, daß die personellen Mittel im Krankenhaus äußerst vielfältig sind, indem sich Angehörige der unterschiedlichsten Ausbildungen zusammenfinden und miteinander arbeiten müssen.

Technische Mittel

Die technischen Mittel sind aus dem modernen Krankenhaus nicht mehr wegzudenken. So hat insbesondere der medizinisch-technische Bereich eine starke Ausdehnung durch den Einsatz von hochentwickelten Apparaten und Einrichtungen erfahren.

Die meisten Änderungen in der Art und Weise, wie medizinische Dienstleistungen erstellt werden, können auf Änderungen technologischer Art zurückgeführt werden.[88] Im Vordergrund stehen dabei heute die sog. *harten Technologien,* die sich durch teure Einrichtungen mit hohen Kapitalinvestitionen auszeichnen, wie z.B. der Computertomograph.

Betrachtet man den medizinischen Zweck, dem die verschiedenen Technologien dienen, so fällt auf, daß eine Verlagerung von den einfacheren, auf Heilung einer bestimmten Krankheit zielenden Techniken zu den „Half-way-Technologien"[89] zu verzeichnen ist. Damit sind diejenigen technischen Ressourcen gemeint, die nicht mit der Absicht, eine Heilung herbeizuführen, eingesetzt werden, sondern um die Krankheit als solche unter Kontrolle zu halten (z.B. Herzschrittmacher) oder gewisse Funktionen zu ersetzen (z.B. Hämodialyse). Man kann die vielfältigen heute gebräuchlichen Technologien mit den entsprechenden Anlagen und Apparaten gemäß dem verfolgten medizinischen Zweck wie folgt unterteilen (siehe S.43). Bei den *diagnostischen Technologien* steht heute der Computertomograph im Vordergrund, wobei bereits weitere Verfahren, die erstmals eine Darstellung der inneren Organe erlauben, bereitstehen.[90]

Daneben wurden auch neue Wege zur Abwicklung von bereits seit langem bestehenden Tests gefunden; dies trifft z.B. auf die Entwicklung der Laborautomaten zu. Beide Arten von Technologien haben zu einer nicht nur mit medizinischen Bedürfnissen erklärbaren Steigerung der durchgeführten Untersuchungen und

---

[86] Die Verfasserin arbeitete Anfang der 60er Jahre noch in einem kleinen Krankenhaus auf dem Land, in dem außer einer Teilzeitlaborantin sämtliche oben erwähnten Funktionen durch die Krankenschwestern (Diakonissen) ausgeübt wurden.
[87] Gessner et al. (Entwicklung), S.61.
[88] Rosenthal (Costs), p.78.
[89] Thomas (Technology).
[90] Vgl. Horisberger (Progress).

Typologie der medizinischen Technologien. [Nach Rosenthal (Costs), p. 79]

Typ	Beispiele
Diagnostische Technologien	Computertomograph, Laborautomaten, Fetalmonitor, computerisiertes Elektrokardiogramm;
Überlebenstechnologien	Intensivpflegestation, kardiopulmonare Wiederbelebung, Beatmungsapparate;
Krankheitsmanagement (illness management)	Hämodialyse, Herzschrittmacher;
Heilung	Hüftgelenkersatz, Organtransplantationen;
Prävention	Impfschutz, Diät zur Vermeidung der Phenylketonurie;
Systemmanagement	medizinisches Informationssystem, Telemedizin.

Tests geführt. So werden z. B. nur noch selten einzelne Routinetests im Labor durchgeführt, sondern meist ganze Pakete von Tests.[91]

Die *Überlebenstechnologien* sollen das Überleben des Patienten in lebensbedrohenden Situationen garantieren, entweder bis weitere ärztliche Hilfe erhältlich ist oder bis der Patient die Lebensbedrohung überwunden hat. Auch diese Technologien sind sehr kostenintensiv, v. a. weil sie neben den technischen Einrichtungen einen sehr großen Personalaufwand bedingen.

Die *Technologien zum Krankheitsmanagement* dienen dem Ausgleich oder der Verbesserung von Krankheitsauswirkungen. Dazu gehören z. B. die Hämodialyse, aber auch die Insulinbehandlung der Diabetiker. Diese Technologien tragen v. a. zur Intensivierung der Behandlung und Pflege bei, und damit auch zur Erhöhung der Betriebskosten.[92]

Die *Technologien, die der Heilung bestimmter Krankheiten* dienen, umfassen neben den durch Medikamente weitgehend beherrschbaren Infektionskrankheiten v. a. chirurgische Eingriffe, bei denen gewisse Organe ersetzt werden. Charakteristisch für diese Art ist, daß diese Technologien von technologischen Entwicklungen außerhalb des Krankenhauses abhängen, so die Entwicklung von Ersatzorganteilen (z. B. Hüftgelenkprothese) durch die Industrie oder die Möglichkeit, menschliche Organe aufzubewahren.

Die *präventiven Verfahren* sind auf die Verhinderung von Krankheiten und damit auf die Reduktion der Morbidität und Mortalität ausgerichtet. Bis heute sind solche Maßnahmen aber im Krankenhaus noch in der Minderheit.[93] So wird z. B. seit mehreren Jahren bei allen Neugeborenen das Blut hinsichtlich der Anlagen für Phenylketonurie untersucht.

---

[91] Vgl. Gessner et al. (Entwicklung), S. 81 ff.; Rosenthal (Costs), pp. 79 ff.; Reiser (Medicine), pp. 159 ff.
[92] Rosenthal (Costs, pp. 82 ff.
[93] Mahler (Gesundheit), S. 11.

Die *Technologien des Systemmanagements* gehören nicht zu den medizinischen Technologien, stehen aber in engem Zusammenhang mit diesen. Dazu gehören die medizinischen Informationssysteme und Telemedizinsysteme.[94] In der Schweiz sind diese Systeme bis heute noch nicht weit verbreitet. Sicher werden aber v. a. die medizinischen Informationssysteme in Zukunft infolge der bei den gehäuften Untersuchungen und Behandlungen vermehrt anfallenden Informationen eine wichtige Rolle spielen.

Zusammenfassend läßt sich feststellen, daß die technischen Mittel im Krankenhaus aus der Patientenversorgung nicht mehr wegzudenken sind. Moderne Technologien sind zusätzlich dadurch charakterisiert, daß sie oft nach Folgetechnologien rufen, d. h. daß sie als „Familien von Technologien" auftreten,[95] wenn sie sinnvoll angewendet werden sollen; so zielt z. B. die Applikation eines Herzkatheters als diagnostisches Mittel zugleich auf die Möglichkeit, bei Bedarf die notwendige Herzoperation durchführen zu können. Ein weiteres Charakteristikum besteht darin, daß viele dieser neuen Technologien eher additiven denn substitutiven Charakter haben.[96]

Finanzielle Mittel

Die *finanziellen Mittel* der Krankenhäuser setzen sich zusammen aus den *Pflegesätzen* und den *Erträgen von verrechenbaren Einzelleistungen,* die durch den Patienten bzw. seine Versicherung aufgebracht werden müssen, sowie aus den *Beiträgen und Subventionen der öffentlichen und der privaten Hand.* Der in der großen Mehrzahl der Krankenhäuser entstehende Betriebsverlust wird durch Defizitbeiträge der öffentlichen und, in kleinerem Rahmen, der privaten Hand gedeckt.

Da in den westeuropäischen Ländern der Großteil der Bevölkerung gegen Krankheit versichert ist,[97] spürt der Patient von den steigenden Krankenhauskosten direkt wenig. Er wird erst viel später, wenn seine Krankenkassenabgaben ansteigen, indirekt damit konfrontiert. Hinzu kommt, daß der Patient selbst keinen oder nur wenig Einfluß auf seine Behandlung nehmen und daher die Höhe der Beiträge durch sein Verhalten nicht direkt beeinflussen kann, hingegen das Verhalten aller Versicherten als Ganzes die Höhe der Abgaben beeinflußt.

Die Folgen des Systems des „third party payment" mit der dahinterstehenden sozialen Absicht, daß jeder brauchen könne, was ihm nützlich sei, ohne Rücksicht auf die dadurch entstehenden Kosten, wurden bei der Errichtung des Systems nicht in allen ihren Konsequenzen vorausgesehen. Es wurde nicht realisiert, daß die Zahl der Dinge, die durch die Medizin getan werden können, unbegrenzt ist, wenn der Nutzen nicht gegen die Kosten abgewogen werden muß.[98] Dadurch wurden neue Ressourcen, sobald sie vorhanden waren und einen gewissen Nutzen versprachen, v. a. auch ins Krankenhaus gebracht. Der daraus entstehende Ressourcenfluß muß

---

[94] Rosenthal (Costs), p. 86.

[95] Sanders (Technology), p. 63.

[96] Schroeder u. Showstack (Dynamics), p. 191.

[97] Vgl. z. B. Bundesamt für Sozialversicherung (Statistik), S. 6. 97% der Bevölkerung sind gegen Krankheit versichert.

[98] Russel (Technology), p. 3.

als die Hauptkomponente der überproportional ansteigenden Kosten angesehen werden.[99]

Schlußfolgerungen

Die verschiedenen Mittel oder Inputs, die benötigt werden, um die Prozesse im Krankenhaus aufrechtzuerhalten, sind nicht unabhängig voneinander, sondern stehen in Wechselwirkungen zueinander. Selbstverständlich wirken aber auch die folgenden Prozesse auf die Quantität und Qualität der Inputs zurück.

Das heutige Finanzierungssystem, bei dem ein Dritter, nämlich die Krankenversicherung die Kosten übernimmt, führt zusammen mit einer Reihe von weiteren Faktoren zu einer Zunahme des technischen Mitteleinsatzes und damit zur Personalvermehrung und Kostensteigerung. Weitere Faktoren, die einen Einfluß ausüben, sind neben der Zunahme der älteren und dadurch schwerer kranken und überwachungsbedürftigen Patienten aber auch die zunehmende Zahl und Spezialisierung der Ärzte, die wiederum zu einer vermehrten Beanspruchung und Zunahme v. a. der kapitalintensiven Technologien führt. Dies fördert umgekehrt aber wieder den Ruf nach weiteren Spezialisten, wie das Beispiel des Neuroradiologen zeigt.[100] Hinzu kommt die vermehrt spürbare Konkurrenz unter den Krankenhäusern in bezug auf die in etwa gleichbleibende Zahl der Patienten und die durch die Abnahme der durchschnittlichen Aufenthaltsdauer rückläufige Tendenz der Zahl der Pflegetage pro Bevölkerung.[101]

Insgesamt muß daher festgehalten werden, daß der Einsatz personeller, technischer und finanzieller Mittel, die sich gegenseitig bedingen, immer noch im Zunehmen begriffen ist.

3.5.4 Funktionsbereiche des Krankenhauses

Auch im Krankenhaus können im operationellen System 2 große Funktionsbereiche unterschieden werden, nämlich der Versorgungs- und der Vollzugsbereich.[102] Aufgabe des *Versorgungsbereichs* ist die Bereitstellung und Verwaltung der personellen und sachlichen Mittel oder Inputs, ohne die der Vollzugsbereich seine Aufgabe nicht erfüllen kann. Der *Vollzugsbereich* umfaßt alle Prozesse, die der spezifischen Leistungserstellung des Krankenhauses dienen. Es sind dies die Leistungen im Rahmen der Diagnosestellung, Behandlung, Pflege und Betreuung der Patienten sowie die sich aus dem stationären Aufenthalt der Patienten ergebenden Aufgaben der Versorgung und Administration.

---

[99] Vgl. Russel (Technology), p. 3; Sanders (Technology), pp. 59 ff.; Gessner et al. (Entwicklung), S. 90 ff., insbesondere S. 91 f.: Die Aufwendungen in der Schweiz pro Pflegetag haben seit den 50er Jahren jährlich um ca. 13,5% zugenommen, der Landesindex der Konsumentenpreise stieg in derselben Zeit um 4% p. a.

[100] Schroeder u. Showstock (Dynamics), p. 201.

[101] Horisberger u. Gessner (Wachstum), S. 44.

[102] Vgl. 3.3.2.

Die Prozesse der Behandlung und Pflege innerhalb des Vollzugsbereichs, der ja dem System der Patientenversorgung entspricht, und die sich daraus ergebenden Probleme werden in Kap. 5 im Detail beschrieben. Hingegen soll hier kurz auf die im *Versorgungsbereich* und in der *Patientenadministration* zu erbringenden Leistungen eingegangen werden. Das Teilsystem „Versorgung"[103] beschäftigt sich einmal mit der Produktion bzw. Aufbereitung von Gütern, die der Versorgung des Teilsystems „Patientenbehandlung und -pflege" dienen. Es ist aber auch zuständig für den Unterhalt, d. h. die Reparatur, Wartung und Reinigung der Gebäude, Anlagen und Apparate. Die *güterbezogene Funktion* beinhaltet einerseits eigentliche Produktionsstätten wie die Küche und eventuell die Apotheke, aber auch die Bereitstellung von Strom, Gas, Dampf etc. Der Wiederaufbereitung von Material dienen die Wäscherei und die Sterilisation. Weitere güterbezogene Funktionen sind die Beschaffung, Lagerung und Verteilung des für die Behandlung und Pflege benötigten Materials sowie Haushalt- und Büromaterialien. Wichtig im Rahmen der Verteilfunktion ist auch das Transportsystem, das auch die Verteilung des Essens und der Wäsche beinhaltet. In bezug auf die *Anlagen und Einrichtungen* ergeben sich neben den meist umfangreichen und mit großer Präzision und Zuverlässigkeit durchzuführenden Unterhaltsarbeiten in geringerem Umfang auch eigentliche Produktionsfunktionen, indem v. a. in größeren Krankenhäusern gewisse Einrichtungen selbst hergestellt werden. Weitere Dienstleistungsfunktionen entstehen in bezug auf das *Personal und die Besucher.* Dazu gehören z. B. der Telefon- und Pförtnerdienst, die Personal- und Besucherverpflegung, die Patientenbibliothek, u. U. der Kiosk, die Post und die Bank, aber auch die Verwaltung der Personalwohnungen und die Abgabe von Dienstkleidern.

Die Aufgaben der *Patientenadministration* umfassen alle mit der administrativen Aufnahme und Entlassung des Patienten in Zusammenhang stehenden Funktionen, insbesondere aber auch die Verrechnung der für die Patienten erbrachten Leistungen und deren Einforderung.

Das Teilsystem „Administration"[104] übernimmt im Rahmen des Gesamtsystems folgende Aufgaben:

- *Beschaffung und Verwaltung* der benötigten *personellen und sachlichen Inputs* oder Mittel. Dabei besitzen die übrigen Teilsysteme ein Mitsprache- oder sogar Mitentscheidungsrecht, die konkreten Beschaffungsaufgaben werden z. T. auch durch diese Teilsysteme ausgeübt (z. B. Einkauf der Frischprodukte durch die Küche).
- *Überwachung* der in den Teilsystemen „Patientenpflege und -behandlung" und „Versorgung" anfallenden *Leistungen und Kosten;* Vergleich mit den Budgetvorgaben; Rückmeldungen von Abweichungen.
- *Zahlungsverkehr* mit Lieferanten und Mitarbeitern (Löhne).
- *Verdichtung der Daten* in Form von Entscheidungsgrundlagen für das Führungssystem.

Sämtliche dieser Teilsysteme benötigen gewisse Inputs und liefern, wie beschrieben, bestimmte Outputs an die anderen Teilsysteme oder an die Umwelt. Damit das

---

[103] Vgl. auch Wirth (Prozesse), S. 99 ff.
[104] Vgl. Wirth (Prozesse), S. 136 f.

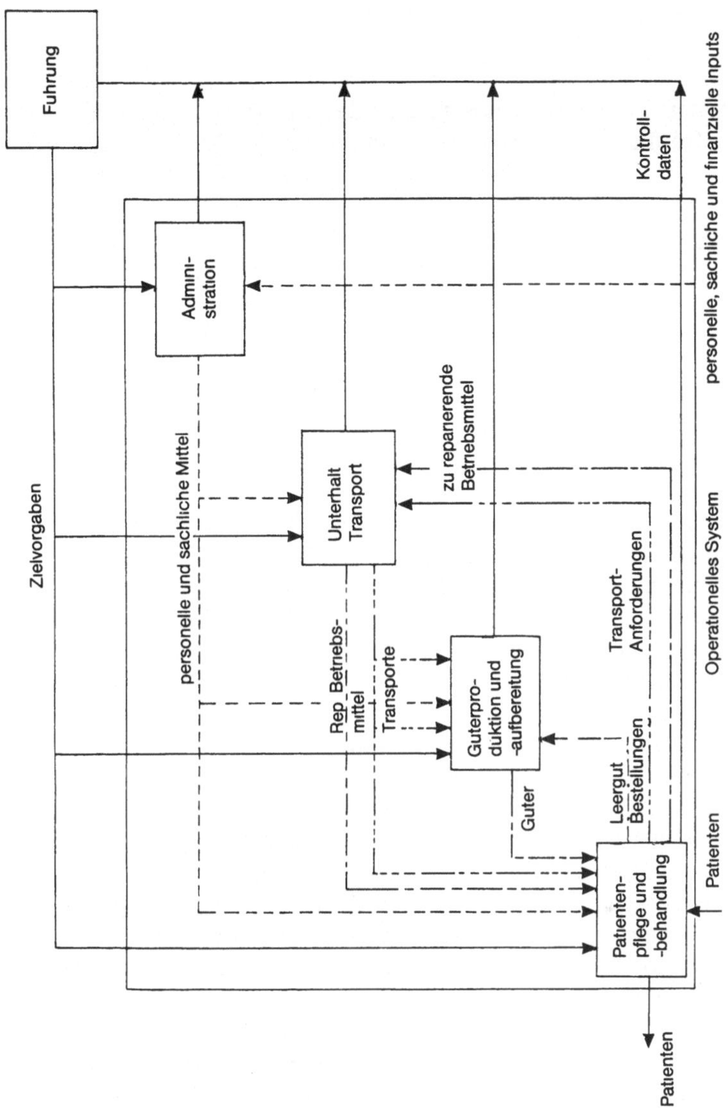

Abb. 6. Die funktionellen Teilsysteme und ihre Beziehungen untereinander. [Nach Wirth (Prozesse), S. 24, mit Ergänzungen und Änderungen]

Gesamtsystem „Krankenhaus" funktioniert, ist daher das Zusammenspiel der verschiedenen Teilsysteme unerläßlich. Die Ausrichtung der verschiedenen Funktionen auf die Zielsetzung ist Aufgabe des übergeordneten Führungssystems, auf das im folgenden separat eingegangen wird. Abbildung 6 zeigt die funktionalen Verknüpfungen der verschiedenen Teilbereiche, wobei das Teilsystem „Versorgung" der Übersichtlichkeit halber in die beiden Subsysteme „Güterproduktion und -aufbereitung" bzw. „Unterhalt und Transport" unterteilt ist.

3.6 Führungsstruktur

An den Führungsprozessen, d.h. den informationsbearbeitenden Prozessen, sind im Krankenhaus eine Vielzahl von Führungskräften auf verschiedenen Ebenen und in verschiedenen Bereichen beteiligt. Zu den Führungskräften zählen dabei alle diejenigen Mitarbeiter, die nicht nur ausführende Handlungen ausüben, sondern auch Vorgesetztenfunktionen haben.

Wie bereits dargelegt, sind gewisse Führungskräfte doppelt unterstellt, wie z.B. die leitende Schwester der Intensivstation. Diese untersteht sowohl den Chefärzten als auch der Leitung Pflegedienst. In vielen Krankenhäusern stellt sich dieses Problem insbesondere für das in den operationellen Einheiten tätige Pflegepersonal ganz allgemein.[105]

Grundsätzlich ist der Chefarzt zuständig für die Leitung seiner Klinik oder Abteilung. Dies bedeutet, daß er in jedem Fall für die *ärztliche* Untersuchung, Behandlung und Betreuung der Patienten verantwortlich ist. Zu Diskussionen Anlaß gibt die Verantwortung für die Pflege der Patienten. Während Jahrzehnten, und oft auch noch heute, fühlte und fühlt sich der Chefarzt für alle Aspekte der Patientenbetreuung zuständig. Das Krankenpflegepersonal mit einer eigenen Pflegehierarchie (und oft mit einer vom ärztlichen Bereich abweichenden Auffassung über die Pflege) reklamiert für sich die Eigenständigkeit, zumindest in der Grundpflege. Eine klare, allerdings noch lange nicht überall verwirklichte organisatorische Lösung besteht im Kanton St. Gallen.[106] Der Chefarzt ist zuständig für die „ärztliche Untersuchung, Behandlung und Betreuung der Patienten seiner Klinik oder seines Instituts". Ihm unterstehen die ärztlichen Mitarbeiter, das Sekretariat und nach Beschluß der Spitalleitung evtl. weiteres medizinisches Fachpersonal. Der Leiter Pflegedienst ist „verantwortlich für die pflegerische Behandlung und Betreuung des Patienten. Ihm sind sämtliche Angehörigen des Pflegedienstes unterstellt, ausgenommen das eventuell dem Chefarzt unterstellte medizinische Fachpersonal. Die Ärzte besitzen gegenüber dem Krankenpflegepersonal ein Weisungsrecht, „soweit es Untersuchung und Behandlung der Patienten betrifft", nicht aber für die übrigen Aspekte der Pflege.

Ähnliche Probleme stellen sich heute in den medizinisch-technischen und -therapeutischen Bereichen. Diese sind in den kleineren Krankenhäusern meist nicht als organisatorische Bereiche auf der obersten Ebene vertreten, sondern unterstehen einem der Chefärzte, so z.B. das Labor dem internistischen, das Röntgen dem chirurgischen Chefarzt. In den größeren Häusern werden diese zentralisierten Dienste oft zu einem, allerdings meist sehr heterogenen Departement zusammengefaßt[107] oder bilden mehrere eigenständige Bereiche. In diesen Fällen werden sie auf der obersten Ebene durch den ärztlichen Leiter eines oder jedes dieser zentralisierten medizinischen Dienste vertreten. Dabei fühlen sich die Angehörigen der medizinisch-technischen und -therapeutischen Berufe aber oft nicht oder nur schlecht durch die ärztlichen Leiter vertreten,[108] da diese neben ihren sich aus der ärztlichen

---

[105] Vgl. 3.4.1.
[106] Vgl. im folgenden Kanton St. Gallen (Spitalorganisationsverordnung) Art. 16 c, Art. 18, 19.
[107] Vgl. z. B. Kantonsspital Baden (Jahresbericht 1983), S. 8.
[108] Becher (Dienste), S. 25.

Tätigkeit ergebenden Führungstätigkeiten nicht immer die Zeit oder Neigung haben, sich mit den spezifischen fachlichen und führungsmäßigen Problemen zu beschäftigen. Vor allem in größeren Krankenhäusern wird deshalb die Trennung von fachlicher und administrativer Leitung diskutiert, was wiederum zu Doppelunterstellungen des Personals führt.[109]

Auf die spezifischen Führungsstrukturen auf der Station sowie in bezug auf die individuelle Patientenversorgung wird in Kap. 5 im Detail eingegangen. Diese werden daher hier nicht näher erläutert.

---

[109] Buchmann (Integration), S. 16 f.

Teil II

Das Krankenhaus aus patientenbezogener Sicht

4 Der Patient im Krankenhaus

4.1 Einleitung

Damit eine patientenorientierte Gestaltung und Lenkung der Strukturen und Prozesse des Behandlungs- und Pflegesystems überhaupt realisiert werden kann, müssen die Stellung und die Rolle des Patienten, die dieser im Krankenhaus einnimmt, bekannt sein. Diese umfassen einmal die Reaktionen des Patienten auf die während des Krankenhausaufenthaltes durchgeführten Prozeduren und Maßnahmen. Seine sich aus der Krankheit und aus der persönlichen Situation ergebenden Bedürfnisse müssen erfaßt werden, damit der Heilungsprozeß adäquat geplant und durchgeführt werden kann. Von großer Bedeutung sind aber auch die Erwartungen, die sowohl die Gesellschaft wie die Krankenhausmitarbeiter in das Verhalten des Patienten im Krankenhaus setzen. Über die Patientenrolle existiert darum auch v. a. im angloamerikanischen Kulturkreis eine breitgefächerte Literatur, die hauptsächlich von dem Soziologen Talcott Parsons initiiert wurde.[1] Neueren Datums sind die Forschungen über die Stressoren, denen der Patient im Krankenhaus ausgesetzt ist. In der letzten Zeit verstärkt diskutiert werden die Rechte und Pflichten der Patienten, die heute in der Schweiz z. T. wenigstens für die Krankenhauspatienten in kodifizierter Form vorliegen.

Dieses Kapitel behandelt daher im Detail die verschiedenen Faktoren, die die Stellung und Rolle des Patienten im Krankenhaus beeinflussen. Abschn. 4.2 gibt als Einstieg in die Materie einen Überblick über die Patientenrolle aus theoretischer Sicht. Abschn. 4.3 befaßt sich mit den Erfahrungen und Reaktionen der Patienten aus empirischer Sicht; analysiert werden die Ergebnisse einer ganzen Reihe von Untersuchungen, die sich entweder mit dem gesamten Krankenhausaufenthalt und dessen Wirkungen auf den Patienten beschäftigt oder mit einzelnen Teilaspekten. Unter 4.4 wird detailliert auf die Rechte des Krankenhauspatienten, wie sie sich heute ergeben, aber auch auf die Pflichten eingegangen. Abschnitt 4.5 gibt dann, als Zusammenfassung der vorher analysierten Themenbereiche, einen Überblick über die physiologischen, psychischen und sozialen Bedürfnisse des Patienten, die von einem am Patienten orientierten Behandlungs- und Pflegesystem möglichst abgedeckt werden sollten, um den Heilungs- und Besserungsprozeß des Patienten so effektiv und effizient wie möglich zu gestalten.

---

[1] Parsons (System); Parsons (Definitions); Parsons (Sick role).

4.2 Rolle des Patienten aus theoretischer Sicht

Der Krankenhauspatient übernimmt mit seinem Eintritt in das Krankenhaus eine bestimmte Rolle,[2] durch die ein sich aus den Charakteristiken und Erwartungen der verschiedenen Beteiligten zusammengesetztes Rollenverhalten resultiert oder zumindest impliziert wird. Die Patientenrolle kann als eine spezifische Ausprägung der Krankenrolle gelten, d. h. der Rolle, die ein kranker Mensch in der Gesellschaft übernimmt. Wann ein Mitglied in einer bestimmten Gesellschaft als krank bezeichnet wird, hängt davon ab, wie Krankheit im jeweiligen Kontext interpretiert wird. Die Definition von Krankheit bzw. Gesundheit ist dabei die Folge des gewählten Bezugssystems. Allen Ansichten gemeinsam ist, daß Krankheit als „eine Art von Abweichung von einem Gefüge von Normen, die Gesundheit oder Normalität repräsentieren"[3] bezeichnet wird. Die auftretende Abweichung oder Störung muß in irgendeiner Form beseitigt werden. Dies kann durch verschiedene Maßnahmen (z. B. Selbstmedikation, Arztbesuch), im Extremfall auch einfach durch Abwarten geschehen. Sucht der Kranke fachkundige Hilfe auf, wie er es gemäß der Krankenrolle laut Parsons tun muß,[4] um sich behandeln zu lassen, wird er damit zum Patienten.[5] Zum Krankenhauspatienten wird er

- wenn sein Gesundheitszustand so bedrohlich ist, daß Gefahr für sein Leben besteht und permanente intensive Therapie und Überwachung durch medizinisch-pflegerisch ausgebildetes Personal notwendig wird;
- wenn eine medizinische Behandlung bei Pflegeabhängigkeit durchgeführt werden muß;
- wenn diagnostische Maßnahmen und medizinische Therapie nicht in der Arztpraxis durchgeführt werden können.[6]

Laut Parsons ist die Situation des Patienten gekennzeichnet durch die sich aus den Merkmalen der allgemeinen Krankheitsrolle abgeleiteten Eigenschaften „Hilflosigkeit", „technische Inkompetenz" und „emotionale Beteiligung".[7] Während die beiden ersten Attribute auf alle Patienten zutreffen, soll die emotionale Beteiligung (involvement) oder „Abhängigkeit"[8] im Krankenhaus aus verschiedenen Gründen besonders groß sein. Sie drückt sich einerseits in der Verleugnung der Krankheit, andererseits in übertriebenem Selbstmitleid und im Bedürfnis nach emotionaler Zuwendung durch das Krankenhauspersonal aus.[9] Diese v. a. von Parsons und einigen anderen Autoren vertretene „Regressionstheorie" des Patienten im Krankenhaus entspricht der heute noch vorherrschenden traditionellen medizinischen und

---

[2] Vgl. Roth (Persönlichkeitspsychologie), S. 83: Rolle = „Gesamtheit der Erwartungen, die an eine Position gerichtet werden"; Rosenstiel (Grundlagen), S. 47: „Das Rollenverhalten des einzelnen ergibt sich aus den Erwartungen, die von den anderen Mitgliedern der sozialen Einheit an ihn gerichtet werden".
[3] Freidson (Ärztestand), S. 173.
[4] Parsons (Struktur), S. 440.
[5] Duden (Herkunftswörterbuch), S. 496: lat. patients = „(er)duldend, leidend".
[6] Reimann (Patienten), S. 198.
[7] Parsons (System), p. 440.
[8] Siegrist (Erfahrungsstruktur), S. 272.
[9] Parsons (System), p. 443.

z. T. auch pflegerischen Behandlungsphilosophie in der Akutversorgung,[10] aber auch den traditionellen gesellschaftlichen Vorstellungen. Effektiv handelt es sich um eine durch die Bedingungen der Institution verursachte Regression, nämlich „die Verkindlichung des erwachsenen Patienten durch die Krankenanstalt, ihre Maßnahmen und ihr Personal".[11] Diese institutionelle Regression muß in ihren Ursachen von der nicht durch äußere Umstände bedingten individuellen Regression unterschieden werden. Die Folgen sind aber für beide Arten dieselben, indem der Patient sich stärker egozentrisch, anpassungsfähig und kontaktbedürftig verhält.[12] Dies gilt speziell für den schwer kranken Menschen, nicht aber unbedingt für den aus voller Aktivität zu einer Abklärung oder Behandlung ins Krankenhaus kommenden Patienten oder für den chronisch Kranken, der außerhalb des Krankenhauses selbständig mit seiner Krankheit umgehen und dazu über seine Krankheit, seine Reaktionen und Bedürfnisse Bescheid wissen muß.[13]

Die Kontrollmechanismen, denen der Patient im Krankenhaus unterliegt, können in 3 Gruppen von Ereignissen unterteilt werden. Es lassen sich einmal die unmittelbaren *medizinischen und pflegerischen Kontrollen* unterscheiden, die durch die Art und den Schweregrad der Erkrankung bedingt sind. So bedarf ein Schwerkranker der dauernden Überwachung, während ein sich zur Abklärung im Krankenhaus befindender Patient höchstens punktueller Kontrollen in diesem Bereich bedarf. Darüber hinaus gibt es aber auch Kontrollprozeduren bzw. Regelungen, die sich entweder aus organisatorischen Zwängen ergeben oder auf „bestimmte, im normalen Alltagsleben unübliche soziale Verhaltensweisen von seiten des Personals"[14] zurückzuführen sind. Siegrist bezeichnet diese als Ursachen für die im Krankenhaus stattfindenden „institutionellen Vereinnahmungen"[15] des Patienten. Goffman spricht sogar von der „totalen Institution" Krankenhaus, wobei er sich allerdings v. a. auf psychiatrische Kliniken bezieht.[16] In abgeschwächter Form können diese Mechanismen aber auch im Akutkrankenhaus festgestellt werden.

Zu den *organisatorischen Maßnahmen* sind der vom Patienten geforderte abrupte Rollenwechsel, der kollektive Tagesablauf, die ständige Anwesenheit und die Kontaktbegrenzung zu zählen; zu den durch die *Verhaltensweisen des Personals* bedingten Einschränkungen, die Begrenzung der Information, die unpersönliche Beziehungsform und die großen, nur wenig geregelten Sanktionsmöglichkeiten durch das Personal.[17]

Der *plötzlich geforderte Rollenwechsel,* bedingt durch den Bruch mit der Alltagswelt, zeigt sich bereits deutlich bei der Aufnahme, indem der Patient in eine passive Rolle gedrängt wird. Nach oft längeren Wartezeiten und z. T. zermürbenden Aufnahmeprozeduren kann er meist weder sein Zimmer noch seine Zimmergenossen selbst wählen. Unter Umständen mag es sogar vorkommen, daß das Zimmer oder

---

[10] Strauss et al. (Patient's work), p. 405.
[11] Schraml (Psychologie), S. 20.
[12] Schraml (Psychologie), S. 21 ff., S. 35 f.
[13] Vgl. Strauss et al. (Patient's work).
[14] Siegrist (Arbeit), S. 7.
[15] Siegrist (Arbeit), S. 7.
[16] Goffman (Asyle), S. 17.
[17] Siegrist (Arbeit), S. 7.

Bett noch nicht für ihn bereit ist.[18] In den meisten Fällen müssen die Patienten, unbeschadet der Schwere ihres Krankheitszustands, sich sofort ausziehen (sog. „Stripping"prozedur,[19] ein Flügelhemd, d.h. hinten offenes Krankenhaushemd anziehen und sich ins Bett legen, auch wenn die ärztliche Untersuchung erst um einiges später, eventuell sogar in einem separaten Untersuchungszimmer erfolgt. Alle diese Regelungen werden begründet durch den möglichst rationell zu gestaltenden Ablauf der Arbeit des Personals. Hier spürt der Patient zum ersten Mal, wie „die Routinen der Organisation sich nahezu durchgängig an diesem ‚totalen Krankenhauspatienten' orientieren".[20]

Ein weiterer einschneidender Eingriff ist die Eingliederung des Patienten in einen *kollektiven Tagesablauf,* der ihn zwingt, seine Gewohnheiten z.T. stark zu ändern. So wird er oft sehr früh geweckt, sei es, um gewaschen zu werden oder wenigstens Temperatur und Puls gemessen zu bekommen; sei es, daß er zu ungewohnten Zeiten essen oder schlafen muß.[21]

Dem stark und starr strukturierten Tagesablauf gesellt sich die Forderung nach der ständigen Präsenz des Patienten hinzu. Diese wird am einfachsten erreicht, wenn er Bettruhe einhalten muß, also *Liegezwang* verordnet erhält. Hinzu kommen häufige *Transporte* und lange *Wartezeiten,* die er in Kauf zu nehmen hat. Diese „blockierte Mobilität"[22] erweist sich aus verschiedenen Gründen als nützlich für den Arbeitsablauf. Dieser erleidet durch die ständige Verfügbarkeit des Patienten weniger Störungen; auch können unerwünschte Kontakte der Patienten weitgehend unterbunden werden. Aus medizinischen Gründen hat die Forderung nach Liegezwang ihre Bedeutung vielfach verloren, indem heute die medizinische Therapie aktiver erfolgt als früher.

Auf die *Begrenzung der Kontakte zu den Mitpatienten* wurde bereits hingewiesen. Diese ergibt sich auch durch fehlende Aufenthaltsräume oder -nischen. Nach außen erfolgt aber ebenfalls eine Kontaktbeschränkung, indem nur zu bestimmten Zeiten Besuch empfangen werden darf, keine Möglichkeit besteht, direkt nach draußen zu telefonieren und der Aufenthalt außerhalb des Krankenhausareals einer speziellen Bewilligung bedarf.

Zu den durch die Verhaltensweisen des Personals bedingten Einschränkungen zählt die *Informationsbegrenzung* gegenüber dem Patienten über seine Diagnose, Therapie und Prognose. Diese meist geplanten[23] Restriktionen wirken sich u.U. auf den Krankheitsverlauf aus.[24]

Auch zeichnet sich die Krankenhausarbeit durch *unpersönliche Beziehungsformen* aus. Während der Patient seine Krankheit als etwas Individuelles erlebt, ist er für das Krankenhauspersonal einer von vielen, der innerhalb der sich durch die

---

[18] Die Verfasserin hat einen Extremfall erlebt, bei dem die Patienten morgens zwischen 8 und 10 Uhr eintreten mußten, um die notwendigen Laboruntersuchungen machen zu können, die Zimmer aber erst im Laufe des Nachmittags bereitgestellt werden konnten, da die zu entlassenden Patienten noch die Chefvisite abwarten mußten.

[19] Siegrist (Lehrbuch), S. 197.

[20] Rohde (Patient), S. 186.

[21] Vgl. 6.3.7.

[22] Siegrist (Lehrbuch), S. 198.

[23] Siegrist (Arbeit), S. 8 und S. 106 ff.; Raspe (Aufklärung).

[24] Vgl. 6.4.

Situation ergebenden Bedingungen (Zeitdruck, Personalmangel, Arbeitsüberlastung, hohe Fluktuation und Schichtdienst) versorgt werden muß.

Bedingt durch seine Krankheit, aber auch durch die oben erwähnten institutionellen Bedingungen ist der Patient in hohem Maße abhängig von den Tätigkeiten des Personals. Dadurch erhöhen sich deren Einfluß- und Sanktionsmöglichkeiten. „Die ‚Sanktionspalette' reicht von der Vorenthaltung kleiner selbstverständlicher Gefälligkeiten bis zur Entlassung aus der Klinik."[25]

Alle diese Zwänge führen zur bereits beschriebenen „institutionellen Regression" des Patienten im Krankenhaus. Dabei muß allerdings darauf hingewiesen werden, daß sich „auf dieser Abstraktionsebene noch allgemeingültige Aussagen über durchschnittlich zu erwartende Situationen und Verhaltensweisen vom Krankenhauspatienten"[26] treffen lassen, dies aber bei der Betrachtung einer individuellen Institution schwierig und nicht mehr so allgemein formulierbar ist. Dabei wird indirekt aus der Häufigkeit bestimmter Verhaltensweisen des Personals auf die Ausprägung der Patientenrolle im Krankenhaus geschlossen.

Explizite Kritik an den heute noch vorherrschenden, oben beschriebenen Ausprägungen der Patientenrolle wird von Strauss u. a. geübt.[27] Er stellt fest, daß sich durch das Vorherrschen von chronischen Krankheiten und der ständigen Entwicklung der Medizintechnik der Charakter der heutigen Krankenhausbehandlung und -pflege stark verändert habe, indem neue Arbeitsformen und neue Gruppen von Mitarbeitern entstanden seien. Daher treffe das Bild des passiven und gehorsamen unmündigen Patienten, wie dies von Parsons und in der Folge von der traditionellen Philosophie der medizinischen Akutversorgung vertreten worden sei, nicht mehr zu. Heute seien die meisten Patienten nicht mehr wegen lebensgefährlichen Krankheiten im Krankenhaus, noch seien ihre Krankheiten gerade erst diagnostiziert worden, sondern sie litten an chronischen Krankheiten, die in akuten Phasen einen Krankenhausaufenthalt erforderten.[28] Aus dieser sich gegenüber früher stark veränderten Situation ergeben sich daher andere Implikationen für die Patientenrolle im Krankenhaus. Der chronisch Kranke verfügt normalerweise über viel Erfahrung im Umgang mit seiner Krankheit. Diese reicht von der Einnahme spezieller Diäten (z. B. Diabetiker) bis zum Umgang mit der Heimdialyse. Wenn diese Patienten nun, was relativ oft passiert, in einer akuten Phase ihrer Krankheit ins Krankenhaus eintreten müssen, befinden sie sich in einer paradoxen Situation. Einerseits verfügen sie über sehr viel Erfahrung im Umgang mit ihrer Krankheit, andererseits wird von ihnen erwartet, daß sie die Rolle eines akut kranken Patienten, wie sie oben beschrieben wurde, übernehmen. Als Folge davon lehnt sich ein Teil der Patienten offen gegen die Bevormundung durch das Personal auf und wird dadurch aus der Sicht des Personals zum „schwierigen Patienten". Andere hingegen arbeiten im Verborgenen weiter, wobei dies vom Personal oft nicht bemerkt oder nicht als „Arbeit" des Patienten im Rahmen der Arbeitsteilung zwischen Patient und Personal angesehen wird.[29] Strauss u. a. zählen in der Folge eine ganze

---

[25] Siegrist (Arbeit), S. 8.

[26] Siegrist (Arbeit), S. 7.

[27] Strauss et al. (Patient's Work); vgl. auch Janis (Dehumanization).

[28] Strauss et al. (Patient's work), p. 405.

[29] Strauss et al. (Patient's work), p. 405.

Reihe von Arbeiten auf, die im technisierten Spital von den Patienten verrichtet werden. Dazu gehören einmal „Haushaltarbeiten" wie auf die Toilette gehen, Haarkämmen oder das Licht löschen. Während diese Arbeiten von den Patienten erwartet werden, gibt es andere Tätigkeiten, die sie nicht tun dürfen und wahrscheinlich auch nicht tun möchten, wie z. B. operieren oder andere hochspezialisierte Arbeiten verrichten. Zwischen diesen Extremen gibt es Aufgaben, die man von den Patienten erwartet, wie z. B. Auskunft und Informationen bei der Anamnese zu geben oder bei Unwohlsein oder auftretenden Symptomen dem Personal Bericht zu erstatten. Vor allem bei den Untersuchungen wird erwartet, daß der Patient aktiv mitmacht oder seinen Körper bei Schmerzen unter Kontrolle hält. Hinzu kommt die Mitarbeit der Patienten bei der Überwachung von technischen Behandlungen wie Infusionen, Inhalationsapparaten etc. Zu den kompliziertesten Aufgaben gehört sicher die Applikation der Hämodialyse, die zum großen Teil von den Patienten zu Hause selber übernommen wird oder werden muß.

Ein ungewöhnlich großer Anteil an Arbeit wird vom Patienten erwartet, wenn er an mehr als einer Krankheit leidet, aber nur wegen einer Krankheit im Spital weilt. Normalerweise kümmert sich das Personal nur um die akut auftretende Krankheit, nicht aber um die übrigen Störungen und Beschwerden. Dies ist u. a. auch eine Folge der heutigen, nach medizinischen Kriterien ausgerichteten Organisationsstruktur, die, bedingt durch die medizinische Spezialisierung, zu immer mehr und immer kleineren organisatorischen Subbereichen führt. Ein weiterer Aufgabenbereich ergibt sich durch die gegenseitige Hilfe der Patienten untereinander. Letzten Endes erfüllt der Patient auch wichtige Aufgaben bei Entscheidungen in bezug auf seine Therapie, sofern ihm dies der Arzt zugesteht und er so in den Entscheidungsprozeß einbezogen wird.

Strauss u. a. schließen mit der Feststellung, daß sich Patienten mit chronischen Krankheiten zwischen Krankenhaus und zu Hause hin und her bewegen, und daß sie, bedingt durch ihre Krankheit, hart arbeitende Spezialisten (technologists) seien. Dies zeige sich auch bei der Entstehung von Selbsthilfegruppen. Sie fordern daher, daß sich das Krankenhaus an diese veränderte Situation anpassen müsse.[30] Heute aber werden Patienten, die sich auch im Krankenhaus aktiv um ihre Krankheit kümmern, oft als schwierig und damit unbeliebt eingestuft. Als unbeliebt gilt ein Patient u. U. bereits, wenn er schon Krankenhauserfahrung hat. Als Gründe für diese Einschätzung wird von einer Gruppe von Stationsschwestern erwähnt, daß erfahrene Patienten

- sehr viel fragen,
- Kritik an der Arbeit üben,
- im Krankenhaus familiäre Kontakte suchen (Distanz nicht einhalten),
- andere Patienten um sich herumscharen,
- Mitpatienten in großen Zimmern beeinflussen (negativ),
- sich „wie zu Hause fühlen" (sich gehen lassen),
- Vorrechte haben wollen,
- ihre Stellung ausnützen (mehr Informationen haben wollen),
- Vergleiche mit anderen Stationen anstellen.[31]

---

[30] Strauss et al. (Patient's work), p. 412.
[31] Reimann (Patienten), S. 199; vgl. auch Stockwell (Patient).

Zusammenfassend läßt sich feststellen, daß die *Patientenrolle* durch *verschiedene Einflußfaktoren* bestimmt wird, wobei in der heutigen Situation v. a. die *arbeitsorganisatorischen Zwänge,* die *institutionellen Reglementierungen* sowie die *Verhaltenserwartungen des Krankenhauspersonals* im Vordergrund stehen. Unter die institutionellen Reglementierungen fallen heute auch die verschiedentlich festgehaltenen Rechte und Pflichten der Patienten.[32] Die folgende Übersicht zeigt die Rollenzwänge des Patienten im Krankenhaus:

Einflußfaktoren auf die Patientenrolle. [Aus Reimann (Patienten), S. 200]

	Arbeitsorganisatorische Zwänge (begründet und unbegründet)	
Persönlichkeit des Kranken und eigene Vorstellungen von dieser Rolle	↓ →Patientenrolle← ↓	institutionelle Reglementierungen (begründet und unbegründet)
Einflüsse durch Alter, Geschlecht, Sozialgruppenzugehörigkeit	Verhaltenserwartungen des Krankenhauspersonals (variierend je nach Interaktionspartnern und individuellen Komponenten von Vorstellungen der Patientenrolle)	

4.3 Stellung und Rolle des Patienten aus empirischer Sicht

Nachfolgend werden Ergebnisse von Untersuchungen zusammengefaßt, bei denen Patienten während oder nach ihrem Krankenhausaufenthalt über ihre Erlebnisse und Erfahrungen im Krankenhaus befragt oder bei denen mit Hilfe von psychologischen Tests Reaktionen auf bestimmte Aspekte des Krankenhausaufenthalts festgestellt wurden. Diese Resultate werden, wo möglich, ergänzt durch autobiographische Darstellungen von Patienten über ihre Erlebnisse im Krankenhaus.

Die Ergebnisse werden einmal nach den Reaktionen gegliedert, die der Patient bei den Maßnahmen während seines Krankenhausaufenthalts empfindet. Zum anderen werden die Einschätzung und das Verhalten des Personals, die Kommunikation, Information und Aufklärung sowie das Streßsyndrom beim Krankenhauspatienten untersucht. Daraus ergibt sich eine 2dimensionale Betrachtungsweise, die z. T. noch um eine 3. Dimension, diejenige der demographischen und Persönlichkeitsfaktoren des Patienten erweitert werden muß (vgl. Abb. 7). Dabei wird ersichtlich werden, daß die 3 Dimensionen eng zusammenhängen und die getrennte Behandlung der verschiedenen Aspekte gezwungenermaßen eine künstliche sein muß.

---

[32] Vgl. 4.5.

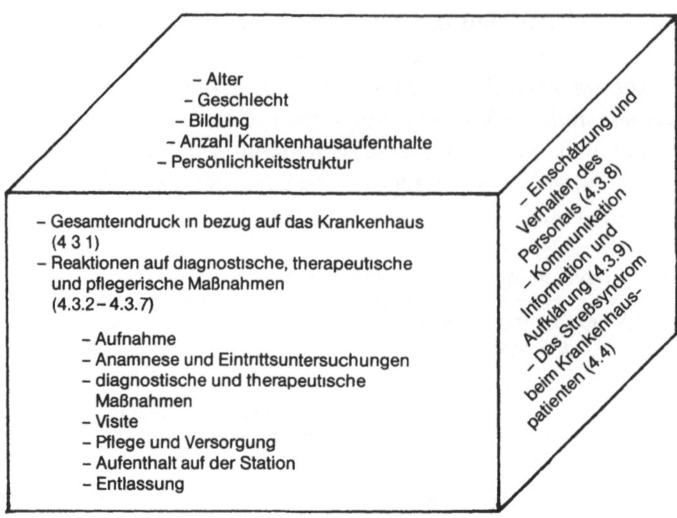

Abb. 7. Gliederung der Ergebnisse empirischer Studien

4.3.1 Gesamteindruck in bezug auf das Krankenhaus

Verschiedene Untersuchungen zeigen, daß i. allg. ehemalige Patienten das Krankenhaus besser beurteilen als dies durch die Gesamtbevölkerung erfolgt.[33] Im großen und ganzen ist die Zufriedenheit mit dem Krankenhaus groß. So zeigten sich in einer schweizerischen Umfrage 70% ganz einverstanden mit der Aussage, daß man „in den Schweizer Spitälern (. . .) in aller Regel zuverlässig und verantwortungsbewußt behandelt" werde, während 21% noch teilweise mit dieser Aussage einverstanden waren.[34] Auf einer Notenskala von 6 (beste Bewertung) bis 1 (schlechteste Bewertung) wurde das Niveau der medizinisch-technischen Ausrüstung mit 5,5, der Ausbildungsstand und das fachliche Können der Ärzte mit 5,3, die Krankenhauspflege i. allg. mit 5,2, die Versorgung der Spitäler mit Ärzten mit 5,1 und der Ausbildungsstand und das fachliche Können des Pflegepersonals mit 5,0 bewertet. Der letzte Punkt enthielt allerdings bei 20% der Befragten mit der Bewertung 4 und weniger doch eine gewisse Kritik. In bezug auf die persönliche Behandlung der Patienten vertreten 34% die Ansicht, „daß die Spitalpatienten nicht als selbständige Erwachsene behandelt werden, sondern wie unmündige Kinder", und 29% konnten voll oder im Prinzip der Aussage zustimmen, daß man, wenn man sich „als gewöhnlicher Patient für seine berechtigten Ansprüche gegenüber Ärzten und Pflegepersonal" wehre, nachher schlechter und unfreundlicher behandelt werde. Ein Viertel der befragten Personen stimmte der Aussage vorbehaltlos zu, daß die Informationen im Krankenhaus „immer ungenügend" seien und der Patient sich deshalb verloren fühle; während sich nur 30% gegen die Formulierung wehrten, daß es i. allg. besser für die Heilung sei, wenn der Kranke „nicht so genau über die Schwankun-

---

[33] Noelle-Neumann (Krankenhaus), S. 21 und S. 25; Infas (Humanität); Frey et al. (Gesundheitswesen), S. 89.

[34] Frey et al. (Gesundheitswesen), S. 61 ff.

gen seines Gesundheitszustands und über die Behandlung unterrichtet" sei. Eine Umfrage bei Genfer Haushalten[35] führte zu ähnlichen Ergebnissen, indem 67% der Befragten mit dem Krankenhausaufenthalt zufrieden waren. 26% allerdings brachten gewisse Vorbehalte an, insbesondere übten sie Kritik an der Größe,[36] der fehlenden individuellen Betreuung und im Zusammenhang mit den Informationsbedürfnissen. Positiv wurde v. a. vermerkt, daß man gute Erfahrungen mit der Behandlung und Pflege im Krankenhaus gemacht habe (28,3%), daß die Ausstattung technisch auf dem neuesten Stand sei (27,4%), daß es fähiges Personal habe (7,0%), aber auch, daß Privatkliniken individueller seien (4,0%). Die negativen Äußerungen waren eindeutig weniger zahlreich. Sie betrafen schlechte Erfahrungen mit der Behandlung und Pflege (11,0%), die Entpersönlichung (9,0%), das überlastete, manchmal die Patienten vernachlässigende Personal (3,7%) und Probleme mit der Kommunikation (2,3%).

4.3.2 Aufnahme in das Krankenhaus

Die Aufnahme in das Krankenhaus bedeutet für den Patienten einen tiefgreifenden Bruch mit seinem täglichen Leben, der Angst erzeugt.[37] Je nach Art des Krankenhausaufenthalts (zur Beobachtung, zur Therapie, zur Geburt, bei Unfall oder als Notfall) und den damit verbundenen Schmerzen ist das Ausmaß der Angst unterschiedlich. Eine englische Studie ergab, daß bei der Aufnahme 31 (19%) von 160 Patienten sagten, sie seien sehr beunruhigt, 59 (37%) waren ein klein wenig beunruhigt, während 70 (44%) sich nicht beunruhigt zeigten. Grund für die Beunruhigung war in 32% der Fälle, daß die Patienten nicht wußten, was auf sie zukam, 31% zeigten sich über die bevorstehende Operation beunruhigt, 18% hatten Angst vor der Narkose, 11% waren über ihre Familie besorgt, während 8% eine allgemeine Unlust über den Krankenhausaufenthalt zeigten.[38] Eine andere Studie demonstrierte, daß am Aufnahmetag keine Unterschiede im Angstniveau auftraten.

Eine deutsche Umfrage bei ehemaligen Patienten ergab, daß das Angstniveau bei denjenigen, die sich relativ schmerzfrei zur Beobachtung ins Krankenhaus begeben, gering ist, während Notfall- und Unfallsituationen die Angst verstärken.[39] Als positiv wird gewertet, wenn die Stationsschwester den Patienten zur Station begleitet, wenn das Aufnahmepersonal zuvorkommend ist und wenn Angehörige des Patienten bei der Aufnahme zugegen sein können. Negativ fällt v. a. ins Gewicht, wenn der Patient nach längerer Wartezeit allein die Station aufsuchen muß oder wenn die Aufnahme unpersönlich und sachlich oder hektisch und chaotisch erfolgt.[40]

---

[35] November (Gesundheit 80), S. 41 ff.

[36] Dies betrifft v. a. das größte Krankenhaus der Schweiz, das Kantonsspital Genf.

[37] Vgl. z. B. Infas (Humanität), S. 143 ff.; Wilson-Barnett (Stress), pp. 25 ff.; Wilson-Barnett u. Carrigy (Factors); Franklin (Patient anxiety); Davies u. Peters (Stresses); Elms u. Leonard (Effects); Cramer u. Holler (Erlebniswelt), S. 202 ff.

[38] Franklin (Patient anxiety).

[39] Infas (Humanität), S. 148.

[40] Cramer u. Holler (Erlebniswelt), S. 203.

Eine andere Untersuchung zeigte, daß eine durch das Pflegepersonal erfolgende, auf die individuellen Bedürfnisse des Patienten eingehende Aufnahme des Patienten zu niedrigeren Puls- und Atmungsfrequenzen führte, d. h. zu einer Reduktion der Angst. Dies konnte auch subjektiv durch die anschließende Befragung der Patienten erhärtet werden.[41] Vor der Aufnahme abgegebenes Informationsmaterial scheint vom Großteil der Patienten geschätzt zu werden. Bereits vorhandene Krankenhauserfahrung scheint die Angst nicht zu mindern.[42] Die Stärke der Angst hängt auch von demographischen Faktoren wie Alter, Geschlecht und Bildung ab. Frauen zeigen mehr Angst als Männer; je älter die Patienten sind, umso größer ist die Angst. Hingegen wird sie durch eine höhere Schulbildung vermindert.[43] Bei allen diesen Ergebnissen ist allerdings zu beachten, daß es sich meist um eigene Angaben der Betroffenen handelt. Es ist daher durchaus möglich, daß Frauen bzw. ältere Personen entsprechend unseren kulturellen Gegebenheiten eher bereit sind, ihre Angst einzugestehen als dies für junge Patienten und Männer zutrifft.

4.3.3 Anamnese und Eintrittsuntersuchung

Ein Großteil der Patienten wird, laut Infas-Studie, beim Eintritt ins Krankenhaus mehrmals (64% 3mal und öfter) untersucht. Dabei sind v. a. ältere Patienten und solche mit mehrfachem Krankenhausaufenthalt betroffen.[44] In erster Linie werden dabei körperliche Symptome berücksichtigt (71%), während familiäre, berufliche und psychische Probleme nur in 21% der Fälle in die Anamnese miteinbezogen werden. Von den 77% der Patienten, die nur körperlich untersucht wurden, beklagten 11% die Einengung auf diese Faktoren.[45]

Eine andere Untersuchung[46] zeigte, daß die persönliche Vorgeschichte einen Einfluß auf das Beschwerdebild der Patienten ausübt, indem bei 44% ein großer Zusammenhang zwischen diesen beiden Faktoren festgestellt werden konnte. Der Arzt hatte allerdings nur in 10% der Fälle „volle Kenntnis von den wichtigen psychosozialen Faktoren, die maßgebend das Beschwerdeprofil mitprägen", während bei 29% der Patienten teilweise Kenntnisse, in 54% keine Kenntnisse beim Arzt vorhanden waren. Ein ähnliches Resultat ergab sich in bezug auf die Kenntnisse der Stationsschwester über die Vorgeschichte der Patienten (keine Kenntnisse bei 53%, teilweise Kenntnisse bei 29% und volle Kenntnisse bei 9%). Engelhardt schließt aus diesen Ergebnissen, „daß Krankenschwestern wie Ärzte vorwiegend das naturwissenschaftliche Krankheitsobjekt und weniger das Subjekt Patient berücksichtigen.[47]

Vor allem ältere Patienten (rund 25%) empfanden die Untersuchungen bei der

---

[41] Elms u. Leonhard (Effects).

[42] Infas (Humanität), S. 148.

[43] Infas (Humanität), S. 150; Wilson-Barnett u. Carrigy (Factors), p. 228: v. a. Frauen unter 40 Jahren.

[44] Infas (Humanität), S. 157, Abbildung 38.

[45] Infas (Humanität), S. 156.

[46] Engelhardt et al. (Kranke), S. 42 ff.

[47] Engelhardt et al. (Kranke), S. 45; in der Krankenpflege wird seit einiger Zeit versucht, die Situation durch eine systematische Pflegeplanung, die eine Pflegeanamnese einschließt, zu verbessern; vgl. dazu Paillard (Etude); Paillard (Programme).

Aufnahme einerseits als belastend, anstrengend und erschöpfend, während es andererseits für mehr als 50% der Patienten eine Beruhigung zu sein schien, „gründlich untersucht zu werden".[48]

Zusammenfassend kann festgestellt werden, daß die Aufnahme ins Krankenhaus und die damit verbundenen Prozeduren und Untersuchungen für den Patienten eine „ambivalente Situation"[49] darstellen. Einerseits sucht er es der guten respektive besseren diagnostischen und therapeutischen Möglichkeiten wegen auf, andererseits flößen ihm diese heute vielfach auch technischen Vorgänge in einer ungewohnten fremden Umgebung Angst ein. Dabei spielen demographische und Persönlichkeitsfaktoren bei der Wahrnehmung und Reaktion zusätzlich eine große Rolle.[50]

4.3.4 Diagnostische und therapeutische Maßnahmen

Die meisten Patienten kommen letzten Endes einer bestimmten Therapie wegen ins Krankenhaus. Damit diese aber gezielt durchgeführt werden kann, muß der Patient zuerst „abgeklärt" werden, d. h. seine Krankheit muß, neben der Erhebung der Anamnese, mit Hilfe verschiedener Untersuchungen diagnostiziert werden. Die Patienten empfinden dabei neben den *Endoskopien (Spiegelungen)* vor allem auch *Röntgenuntersuchungen,* bei denen Barium in Form einer Mahlzeit oder eines Einlaufs appliziert wird, als besonders strapaziös und angsterregend.[51] In einer weiteren Studie wurde ermittelt, ob durch eine bessere Information diese Angst vermindert oder wenigstens konstant gehalten werden könnte.[52] Zusätzlich wurden mit verschiedenen Tests die Persönlichkeitsstrukturen der Patienten (hohe, mittlere, tiefe Emotionalität und Ängstlichkeit) festgestellt. Die momentane Reaktion wurde zu 4 verschiedenen Zeitpunkten durch 5 Faktoren, nämlich 1. Angst, 2. Depression, 3. Müdigkeit, 4. Energie („vigour") und 5. Feindseligkeit gemessen. Der einen Gruppe wurden sowohl mündliche wie schriftliche Informationen in einer für die Patienten verständlichen Sprache über die bevorstehende Untersuchung gegeben, während die Kontrollgruppe keine Informationen erhielt. Die Ergebnisse zeigten, daß die vorherige Erklärung zu einer Verminderung der Angst für alle 3 Persönlichkeitsgruppen führte, wobei eine positive Korrelation bestand zwischen der Persönlichkeitsstruktur („emotionality trait score") und der situationsbedingten Angst („state anxiety score").[53] Dabei riefen die Untersuchungen, bei denen Bariumeinläufe appliziert wurden (Holzknecht), mehr Angst und Streß hervor.[54] Dies erstaunt nicht, da bereits die Vorbereitungen für diese Untersuchungen unangenehm und schmerzvoll sein können.

---

[48] Infas (Humanität), S. 158, wobei die Verfasser diesen an und für sich positiven Sachverhalt unter den gegebenen Umständen als Kritik werten.

[49] Engelhardt et al. (Kranke), S. 53.

[50] Engelhardt et al. (Kranke), S. 53; Wilson-Barnett (Stress), p. 8.

[51] Wilson-Barnett (Reactions), p. 354.

[52] Wilson-Barnett (Responses).

[53] Wilson-Barnett (Stress), pp. 45 ff. und dort zitierte Literatur; Wilson-Barnett (Responses).

[54] Wilson-Barnett (Responses), p. 42.

Bei den chirurgischen Patienten steht als therapeutische Maßnahme die Operation im Vordergrund. In der Infas-Studie gaben 24% der Patienten, die operiert wurden, an, daß sie die Möglichkeit gehabt hätten, über die Durchführung der Operation mitzuentscheiden. Nur 13% wollten allerdings davon Gebrauch machen, wobei Patienten mit mehreren Krankenhausaufenthalten und/oder einem hohen Angstniveau diesen Wunsch verstärkt äußerten. Gerade die erwähnten Charakteristika (mehrere Krankenhausaufenthalte, große Angst) verhindern aber eine aktive Mitarbeit der Patienten, indem der Wunsch nicht in die Tat umgesetzt wird. Dabei spielen bei Operationen im Gegensatz zu den übrigen Maßnahmen die demographischen Unterschiede der Patienten keine oder nur eine untergeordnete Rolle.[55] Hingegen konnte in verschiedenen angloamerikanischen Studien[56] gezeigt werden, daß die Prädisposition einer ängstlichen Persönlichkeitsstruktur u. U. die Reaktion auf einen operativen Eingriff stärker beeinflußt als die Art der Information und Aufklärung des Patienten im Krankenhaus.[57] Dabei scheint ein hohes prädispositives Angstniveau die Aufnahme der Information und das Einüben von entsprechenden Bewältigungsstrategien zu vermindern. Es konnte aber auch gezeigt werden, daß Patienten, die vor der Operation informiert worden waren, wohl ein geringeres Ausmaß an Angst aufwiesen, die Information aber nicht mehr abrufen konnten.[58] Andere Studien ergaben, daß Patienten, die präoperativ informiert worden waren, nach der Operation weniger Schmerzmittel brauchten[59] (wobei ängstliche Patienten mehr Schmerzen angaben und Frauen mehr Schmerzmittel erhielten als Männer), daß postoperative Infektionen seltener waren und daß physiologische und psychologische Streßindikatoren signifikant tiefere Werte aufwiesen als bei Kontrollpatienten.[60] Eine Studie von Langer, Janis und Wolfer kam zu dem Ergebnis, daß die Anzahl der verlangten Schmerzspritzen und die Zahl der Patienten, die nach der Operation nach Beruhigungsmitteln fragten, bei derjenigen Patientengruppe am geringsten war, die vorher durch aktive Methoden auf das Bewältigen der postoperativen Phase vorbereitet worden waren, während dies für die Gruppe, die „nur" Informationen erhielt, nicht zutraf.[61] Dies wird bestätigt durch eine andere Studie, bei der gezeigt werden konnte, daß Patienten, denen beigebracht wurde, wie sie sich nach der Operation entspannen, atmen und bewegen sollten, eine angenehmere postoperative Phase erlebten, wobei die Schmerzmittel um die Hälfte reduziert werden konnten. Im weiteren ergab sich, daß solche Patienten, die unmittelbar nach der Operation durch ihre Anästhesisten ermutigt wurden, im Durchschnitt 2,7 Tage früher als die Kontrollpatienten entlassen werden konnten.[62]

Auch wenn die Studien zu teilweise abweichenden Ergebnissen kommen, kann doch festgestellt werden, daß Patienten von Informationen über und Anleitungen für das Verhalten während ihrer Behandlung profitieren. Dabei scheint eine geringere Ängstlichkeit, sei diese nun prädispositiver Art oder durch eine verbesserte

---

[55] Infas (Humanität), S. 163 ff.
[56] Vgl. Wilson-Barnett (Stress), pp. 55 ff. und die dort zitierte Literatur.
[57] Johnson et al. (Factors).
[58] Andrew (Styles), zitiert in: Wilson-Barnett (Stress), p. 59.
[59] Hayward (Information), p. 86 und p. 109.
[60] Boore (Investigation), zitiert in: Wilson-Barnett (Stress), pp. 58 f.
[61] Langer et al. (Reduction).
[62] Egbert et al. (Reduction).

Information erreicht, den Verlauf positiv zu beeinflussen. Dies wird auch durch verschiedene Berichte von Pflegepersonen und Patienten selbst bestätigt.[63] Dasselbe trifft sicher auch auf die sog. Non-Compliance zu, d.h. die Umgehung oder Verweigerung von therapeutischen Maßnahmen wie Medikamenteneinnahme, Bettruhe, Einhalten einer bestimmten Diät. Die Vermutungen über den Prozentsatz von Patienten, die Anweisungen umgehen, gehen weit auseinander. In der Infas-Studie[64] gaben zwischen 4% und 13% der befragten ehemaligen Patienten zu, ihre Therapie nicht immer nach Vorschrift durchgeführt zu haben. 17% gestanden, durch das Pflegepersonal angeordnete Maßnahmen umgangen, verweigert oder geändert zu haben. Dies trifft insbesondere auf die Einnahme von Medikamenten zu, da der Patient bei der oralen Verabreichung meist eine gewisse Autonomie besitzt. 51% der Patienten waren dabei über die Wirkung der Medikamente vom Pflegepersonal aufgeklärt worden, während 43% oft nicht wußten, wofür welches Medikament war. Dieses Informationsdefizit führt dann aber zur Non-Compliance beim Patienten. Andere Studien kommen zu weit höheren Schätzungen,[65] wie dies auch die von Raspe erstellte Übersicht über die Compliance bei Patienten mit Polyarthritis, einer chronischen Erkrankung, zeigt.[66] Dies erstaunt aber weniger, wenn man weiß, daß ein Großteil der Patienten bei der Entlassung, und damit auch während ihres Krankenhausaufenthaltes falsche oder unklare Vorstellungen über ihre Therapie haben, so z.B. 44% der von Engelhardt et al. befragten Patienten.[67] Auch hier hat sich gezeigt, daß eine bessere Information und Aufklärung durch das Personal, die das Verständnis für eine vielleicht unangenehme oder schmerzvolle Untersuchung oder Therapie fördert, von großem Nutzen ist.

4.3.5 Visite

Sie gehört für den Patienten zu den wichtigsten täglichen Vorkommnissen, da sie oft die einzige Gelegenheit ist, mit dem Arzt oder den Ärzten zu sprechen.[68] Der Patient verbindet mit der Visite v.a. folgende Absichten:[69] Er benutzt die Visite, um Informationen über seine Krankheit zu bekommen (49%); er fragt nach seinem Entlassungstermin (44%); er äußert Wünsche (41%); er nützt die Visite, um über seine Therapie zu sprechen (35%); er unterhält sich mit dem Arzt von Mensch zu Mensch (33%); er nutzt die Visite, um sich einmal richtig auszusprechen (13%), um sich einfach zu unterhalten (12%) oder um sich zu beschweren (9%). 36% der befragten Patienten gaben an, daß die Visite sie „eher beruhigt" habe, 23% empfanden sie als festes Ritual, 19% meinten, sie diene der Abstimmung der Therapie mit dem Gesundheitszustand, 12% beklagten sich, daß die Ärzte und Schwestern sich über

---

[63] Vgl. z.B. Ghenzi (Angst); Rauchfleisch (Patient); Weber (Nacht); Lauer (Seite), S.20ff.; Lesterel (Journal).

[64] Infas (Humanität), S.166f.

[65] Vgl. Wilson-Barnett (Stress), pp.69ff. und die dort zitierte Literatur.

[66] Raspe (Aufklärung), S.80.

[67] Engelhardt et al. (Kranke).

[68] Raspe (Aufklärung), S.103; Köhle et al. (Krankenstation), S.42.

[69] Infas (Humanität), S.170f.

sie, aber nicht mit ihnen unterhielten, 9% hatten Mühe, die ärztlichen Ausführungen zu verstehen, 8% meinten, die Visite diene eher der Ausbildung der Ärzte als der Behandlung der Patienten, und je 3% gaben an, daß die Visite ihnen Angst gemacht habe bzw. daß sie mit ihren Bedürfnissen vom Arzt nicht ernst genommen wurden. Auch hier zeigt sich, daß die Visite von solchen Patienten am besten genutzt werden kann, die psychisch (wenig Angst) und sprachlich, aber auch von ihrer sozialen Herkunft her in der Lage sind, Fragen zu stellen und Vorschläge zu machen. Verschiedene Untersuchungen, die mit Beobachtungen, Tonbandaufnahmen und Einzelbefragungen von hospitalisierten Patienten arbeiteten, ergaben, daß die oben beschriebenen, von ehemaligen Patienten geäußerten Absichten in der Praxis auf Schwierigkeiten stoßen. Wohl äußern die Patienten die Bitte nach Information, dieser wird aber aus verschiedenen Gründen oft nicht entsprochen. Allgemein kann festgestellt werden, daß die Patienten großes Interesse an medizinischer Information und Aufklärung zeigen. Dies erwies sich auch in der Untersuchung von Siegrist, indem 214 der befragten 235 Patienten vollständig über alles, was mit ihrer Krankheit in Zusammenhang stand aufgeklärt werden wollten. Anderer Ansicht sind in derselben Untersuchung die Ärzte. Zwei Drittel wollten dem Patienten die Diagnose nur eingeschränkt mitteilen, in bezug auf die Prognose lehnten sogar 9 von 10 Ärzten direkte und vollständige Angaben ab.[70] Die Gründe für diese Diskrepanzen sind darin zu suchen, daß die Visite eine „Mehr-Personen-Veranstaltung (ist), in welcher die fachliche Besprechung über den Patienten oft wichtiger zu sein scheint, als das Gespräch mit ihm". Im Vordergrund stehen dabei die „krankheitszentrierten Aktivitäten wie Einleitung und Überwachung diagnostischer Maßnahmen", und die „Fixierung und Kontrolle des Therapieplans".[71] Patientenzentrierte Aspekte und zwischenmenschliche Kontakte stehen aus der Sicht der Ärzte und oft auch des Pflegepersonals am Schluß der Skala und können, betrachtet man die Dauer der Arztvisite pro Patient, notgedrungen nur kurz sein.

Die Ärzte beurteilten die Visitendauer je nach Fach unterschiedlich. 15 von 17 Internisten fanden, sie hätten ausreichend Zeit, während nur 3 von 10 Chirurgen derselben Meinung waren.[72] Dies kann auch auf organisatorische Gründe zurückgeführt werden. Aus der geschilderten Situation ergibt sich, daß „der größte Teil der Gesprächsbeiträge des Patienten (. . .) reaktiver Natur"[73] ist, d. h. aus Antworten auf vom Arzt gestellte Fragen besteht, und eine aktive Gesprächsgestaltung durch den Patienten nur selten möglich ist. Für die Patienten stärker ins Gewicht fallen dabei allerdings die von Siegrist bei belastenden Situationen festgestellten „asymetrischen Verbalhandlungen" des Arztes, nämlich das „Nichtbeachten" von Fragen des Patienten, der „Adressaten- oder Themenwechsel", der „Beziehungskommentar", bei dem der Arzt scheinbar die Frage des Patienten beantwortet, diese aber dabei inhaltlich umwandelt und die „Mitteilung funktionaler Unsicherheit".[74] Bei „symmetrischen Verbalhandlungen" hingegen zeigt der Befragte, „daß er antworten wird, sofern er kann", während der Zuhörer zu verstehen gibt, „daß er die Warnung

---

[70] Siegrist (Arbeit), S. 117 und die dort zitierte Literatur.
[71] Siegrist (Arbeit), S. 118.
[72] Siegrist (Arbeit), S. 68.
[73] Siegrist (Arbeit), S. 117 und dort zitierte Literatur.
[74] Siegrist (Arbeit), S. 117 ff.

gehört und sie gegebenenfalls als solche in sein Verhalten einbezogen hat".[75] Bei den beiden von Siegrist beschriebenen empirischen Studien ergab sich in 36% der Fälle eine symmetrische, in 64% eine asymmetrische Reaktion der Ärzte. Bei den letzteren fielen 5% unter Typ 1 (Nichtbeachten), 33% unter Typ 2 (Adressaten- oder Themenwechsel), 10% unter Typ 3 (Beziehungskommentar) und 51% unter Typ 4 (Mitteilung funktionaler Unsicherheit). Bei leicht kranken Patienten fielen 64% der Reaktionen unter die symmetrischen Verbalhandlungen, während dies für schwer kranke Patienten nur in 8% der Fälle zutraf.[76] Siegrist selbst macht allerdings auf die kleine Fallzahl aufmerksam. Auch wurden nur Extremfälle untersucht (leicht- bzw. schwerkranke Patienten). Ebenso scheint der zeitliche Verlauf der Krankheit wichtig zu sein, indem sich sowohl die Reaktionen von Ärzten wie auch von Patienten während des jeweiligen Krankenhausaufenthalts ändern. Im weiteren stellt sich auch hier die Frage, ob die Persönlichkeitsstruktur des Patienten („psychophysiologische Kennwerte") eine Rolle spielt.[77]

Interessante Hinweise auf die in der Infas-Studie bei der Visite festgestellten Unterschiede aufgrund der demographischen Faktoren lassen sich auch aus der Untersuchung über die Anteile von Ärzten und Allgemein- bzw. Privatpatienten am Visitengespräch ziehen. Privatpatienten nehmen in größerem Maße am Visitengespräch teil als Allgemeinpatienten, auch sind die Asymmetrien weniger ausgeprägt, wobei allerdings auch Unterschiede zwischen verschiedenen Krankenhäusern bestehen. In allen untersuchten Fällen wurden gewisse Beschränkungen bei der traditionell durchgeführten Visite festgestellt.[78]

4.3.6 Pflege und Versorgung

Neben den diagnostischen und therapeutischen Maßnahmen ist für die Patienten die Pflege der 2. wichtige Bereich im Krankenhaus. 75% der befragten ehemaligen Patienten zeigten sich in der Infas-Studie zufrieden mit dem Pflegepersonal, wobei diese Zufriedenheit mit dem auf der Station erlebten Betriebsklima zusammenhängt.[79] Dieses wiederum ist für die Patienten eng verknüpft mit dem Wechsel des Personals außerhalb des während 24 Stunden üblichen Schichtwechsels (Freitagsablös). Personalwechsel führt sowohl für das Personal als auch für die Patienten zu Anpassungsschwierigkeiten und Reibungsverlusten, da das Pflegepersonal einmal ein wichtiger Informations- und Kommunikationsträger für den Patienten darstellt, der Patient aber auch bei den manuellen Pflegeverrichtungen Änderungen in der Durchführung direkt spürt und u. U. „neues" Personal mühsam und mit viel Aufwand mit seinen, des Patienten Vorlieben und Eigenheiten vertraut machen muß, wenn er nicht nach einer gewissen Zeit resigniert und sich anpaßt.[80] Die differenzierte Analyse relativiert daher das oben erwähnte positive Bild, wobei die Unzu-

---

[75] Siegrist (Arbeit), S. 111.
[76] Siegrist (Arbeit), S. 124.
[77] Siegrist (Arbeit), S. 125 f.; vgl. dazu auch 6.3.3.
[78] Raspe (Aufklärung), S. 118 ff.
[79] Infas (Humanität), S. 176.
[80] Vgl. dazu Lesterel (Journal); Weber (Nacht).

friedenheit nicht dem Pflegepersonal direkt, sondern den Mitpatienten und/oder Besuchern mitgeteilt wird. So zeigten sich 44% der Befragten unzufrieden mit den Tätigkeiten des Pflegepersonals beim Waschen, 23% bei Essen und Trinken, 46% beim Toilettengang, 41% bei der Bettlagerung und 36% sowohl beim Anlegen und Wechseln der Infusion als auch beim Verbandwechsel.[81]

4.3.7 Aufenthalt auf der Station und Entlassung

Obschon der Patient das Krankenhaus in erster Linie aus diagnostischen und/oder therapeutischen Gründen aufsucht, befindet er sich einen Großteil des Tages auf der Krankenstation oder Abteilung, ohne daß er durch die erwähnten Maßnahmen beschäftigt ist. Der stationäre Aufenthalt führt aber zu Einschränkungen in seinen Gewohnheiten, v.a. in den „Bereichen ‚persönliche Entfaltung', ‚soziale Entfaltung' und ‚Einschränkungen in Genußmitteln'".[82] Vor allem folgende Gewohnheiten wurden während eines Krankenhausaufenthaltes vermißt (Abb. 8).

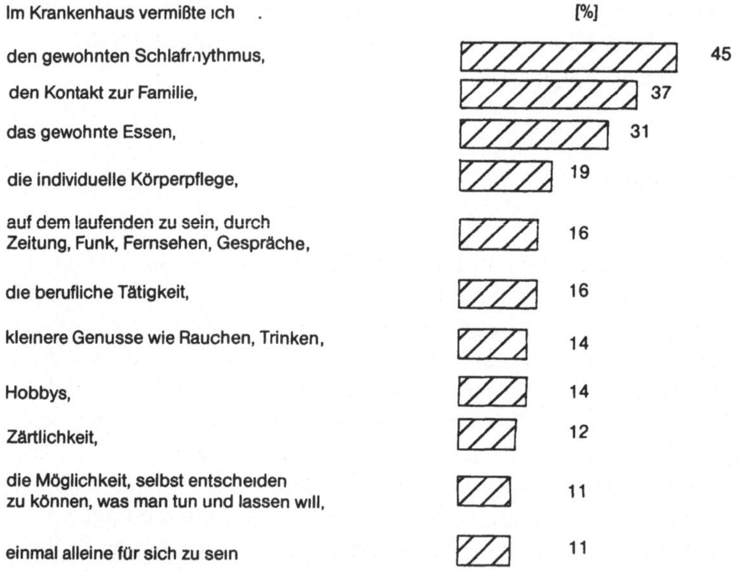

Frage Welche Ihrer alltäglichen Gewohnheiten vermißten Sie bei Ihrem Krankenhausaufenthalt? (Den Befragten wurde eine Karte vorgelegt)

Abb. 8. Im Krankenhaus vermißte alltägliche Gewohnheiten (Angaben in %). [Aus Infas (Humanität), S. 186; n = 2550]

[81] Infas (Humanität), S. 178.
[82] Infas (Humanität), S. 184.

Wie aus Abb. 8 ersichtlich ist, vermissen fast die Hälfte der Patienten ihren gewohnten Schlafrhythmus. Eine schweizerische Untersuchung[83] ergab, daß die Schlafdauer im Krankenhaus kürzer scheint als daheim, aber von den meisten Patienten als genügend beurteilt wird. Hingegen wird die Schlafqualität als schlechter empfunden, indem 34% der Patienten angaben, im Krankenhaus schlecht zu schlafen gegenüber 8%, die auch zu Hause Mühe mit dem Schlaf haben. Ein Viertel aller Befragten schläft auch im Krankenhaus gut. Dabei ist allerdings der Schlafmittelverbrauch rund 3mal so hoch wie daheim. Rund 27% der Patienten brauchen ein Schlafmittel wegen der Störungen durch das Personal, die Mitpatienten und die Einrichtungen, 41% aus krankheitsbedingten Gründen und 8%, weil es der Arzt verordnet hat. Interessant ist die Feststellung, daß viele Patienten nicht wissen, wieso sie ein Schlafmedikament benötigen. Die Ursachen für den schlechten Schlaf scheinen v. a. Störungen durch das Pflegepersonal, die Mitpatienten und den Lärm aus der Umgebung zu sein. Ungefähr 60% gaben an, beim Rundgang der Nachtschwester manchmal geweckt worden zu sein, die Hälfte davon konnte in der Folge nicht mehr einschlafen. Auch Schmerz trägt zu Schlafstörungen bei. Trotzdem gaben rund 40% der Patienten an, sie würden das Pflegepersonal nicht wegen Schlafstörungen rufen.

Die Infas-Studie ergab eine ganze Reihe von Aspekten auf der Krankenstation, die aus der Sicht der Patienten nicht friedenstellend geregelt sind. Weitaus am stärksten bemängelt wurden die frühen Weckzeiten (42%).[84] In der vergleichenden Analyse von Noelle-Neumann erhöhte sich der Prozentsatz von ehemaligen Patienten, die sagten, sie seien zu früh geweckt worden von 38% im Jahre 1958 auf 44% im Jahre 1970 und auf 50% 1977.[85] Dieses Problem besteht offensichtlich auch in schweizerischen Krankenhäusern, möchten doch die Patienten im Durchschnitt ca. eine Stunde länger schlafen. Rund 80% der 108 befragten Patienten wurden vor 6 Uhr geweckt, während nur etwa 30% vor 7 Uhr geweckt werden möchten.[86]

Neben den Weckzeiten wurde v. a. auch die Belüftung (17%), die Essensqualität (15%), die Sauberkeit der Toiletten (14%), die Ruhe tagsüber (13%), die Nachtruhe (13%), die Regulierbarkeit der Raumtemperatur, die Art und Weise des Weckens und die Zeit der Mahlzeiten (je 12%) bemängelt. Am meisten vermißt wurden Duschen (23%), die Toilette im Zimmer (18%) und, v. a. von schwerkranken Patienten, das Telefon am Bett (18%). Allgemein konnte festgestellt werden, daß Patienten mit einer höheren Bildung ein höheres Anspruchsniveau aufweisen.[87] Eine andere Untersuchung ergab die in Tabelle 1 aufgezeigten, von den Patienten beklagten organisatorischen Störungen.

In bezug auf die Entlassung[88] läßt sich feststellen, daß zumindest in deutschen Krankenhäusern die Patienten am häufigsten an einem Freitag entlassen werden (24%). Rund 66% der Patienten, v. a. solche mit mehr Schulbildung, konnten dabei Einfluß auf den Zeitpunkt der Entlassung nehmen, wobei 86% diesen als „gerade

---

[83] Leuenberger et al. (Patienten).
[84] Infas (Humanität), S. 190.
[85] Vgl. Noelle-Neumann (Krankenhaus), S. 79.
[86] Leuenberger et al. (Patienten), S. 30.
[87] Infas (Humanität), S. 190.
[88] Infas (Humanität), S. 196 f.

Tabelle 1. Von den Patienten beklagte organisatorische Störungen. [Nach Raspe (Aufklärung), S. 47]

Art der Störung	n	Bewertung		
		Störend [%]	Nicht störend [%]	Nicht zutreffend [%]
1) Frühe Weckzeiten	235	33	64	3
2) Sanitäre Einrichtungen	233	26	47	27
3) In Anwesenheit Dritter über persönliche Dinge sprechen	228	23	60	17
4) Lange Wartezeiten in Röntgen und Diagnostik	235	13	25	62

richtig" bezeichneten. Erwartungsgemäß dauert der Krankenhausaufenthalt bei älteren Patienten eher länger als dies bei jüngeren der Fall ist. So verbrachten 50% der 65jährigen und älteren Patienten mehr als 3 Wochen im Krankenhaus, während bei den unter 50jährigen fast die Hälfte das Krankenhaus spätestens nach 14 Tagen wieder verlassen konnte. Dabei ist der Anteil der völlig geheilten Patienten in dieser Altersgruppe naturgemäß größer als bei den 65jährigen und älteren Patienten (40% der ≤ 34jährigen gegenüber 24% bei den ≥ 65jährigen).

4.3.8 Einschätzung und Verhalten des Personals

Das Verhalten der Krankenhausärzte wird i. allg. von den ehemaligen Patienten positiver beurteilt als von der Gesamtbevölkerung.[89] Gewisse Differenzierungen ergeben sich, wenn die Patienten nach Alter und Bildung unterteilt werden, wobei auch hier weitgehend ein positives Bild vorherrscht. Wesentlich kritischer sind hingegen Patienten, die bereits häufige Untersuchungen hinter sich haben, denen die Untersuchungsergebnisse nicht mitgeteilt wurden oder die die Erklärungen während der Untersuchung nicht verstanden haben. Sie sind dadurch stark verunsichert und beurteilen das Arztverhalten weniger positiv. Insbesondere wird der Arzt als weniger freundlich, hilfsbereit und qualifiziert eingeschätzt, dafür wird er vermehrt als gehetzt, nervös, abgestumpft und nur den Fall, nicht aber den Menschen sehend bezeichnet.[90] Umgekehrt konnte auch festgestellt werden, daß das Verhalten des Arztes gegenüber dem Patienten verschieden ausfällt. Engelhardt unterschied in seiner Untersuchung 3 Arten von Umgang, nämlich einen persönlichkeitszentrierten, einen oberflächlichen und einen entpersönlichten.[91] Bei 9% der befragten Patienten verhielten sich die Ärzte persönlichkeitszentriert, d.h. sie versuchten, die individuelle Situation der Patienten zu verstehen, gaben Antwort auf gestellte Fragen und hörten sich Klagen an. Dabei waren die Ärzte bei diesen Patienten oft über deren private Situation und die Vorgeschichte informiert. Bei fast der Hälfte (47%)

---

[89] Infas (Humanität), S. 153; Noelle-Neumann (Krankenhaus), S. 21, S. 25.
[90] Infas (Humanität), S. 154.
[91] Engelhardt et al. (Kranke), S. 206 f.

der Patienten kam es nur zu einem oberflächlichen Kontakt zwischen Arzt und Patient, indem weder bei der Anamnese noch bei der Visite sinnvolle Gespräche stattfanden. Diese Kranken getrauten sich nicht, ihre Ängste und Sorgen zu äußern, und sie wurden auch nicht von den Ärzten gefragt. Dadurch ergaben sich „Mißverständnisse, Argwohn, Ängste und Vertrauensschwund". Gut ein Drittel der Patienten (37%) wurde „durch die Umgangs- und Behandlungsweise der Ärzte verletzt". Laut Siegrist hängen beim Arzt-Patienten-Kontakt die „Qualität und Quantität der verbalen und nonverbalen Interaktion" wesentlich von „Schweregrad und Prognose, Alter, soziale(r) Schicht, Geschlecht und physische(r) Attraktivität"[92] der Patienten ab, wobei sich dies am klarsten im Röntgen zeigte.

Für das Pflegepersonal trifft ebenfalls zu, daß es von den ehemaligen Patienten positiver bewertet wird als von der Gesamtbevölkerung[93] oder daß die positive Einschätzung beider Gruppen hoch ist.[94] Die Beurteilung des Pflegepersonals hängt eng zusammen mit dem Betriebsklima, das auf der Station herrscht. Wichtig ist dabei ein Arbeitsklima, das dem Pflegepersonal erlaubt, individuell auf den Patienten einzugehen und ihm damit emotionale Unterstützung zu geben.[95] Ein differenzierteres Bild ergibt sich, wenn man Schilderungen und Untersuchungen direkt aus dem Krankenhausbereich heranzieht. Aus dem (notgedrungen) engen Kontakt des Pflegepersonals mit den Patienten ergeben sich vielfältige Reibungsmöglichkeiten. Engelhardt stellt fest, daß viele Patienten dem Pflegepersonal mangelndes Interesse an ihren Problemen oder mangelnde Nachsicht ihrer Krankheit wegen vorwerfen.[96] Dasselbe empfinden letzten Endes Schüler und frischdiplomiertes Personal, wenn sie die Diskrepanz zwischen dem Krankenhausalltag und ihren ursprünglichen Vorstellungen einer patientenzentrierten Pflege beklagen.[97] Auch wenn Zeit vorhanden war, wurde diese nicht für mehr Kontakt mit den Patienten genutzt, sondern zur Pflege des Kontaktes untereinander.[98] Ebenso steht bei vielen Angehörigen des Pflegepersonals die technisch-medizinische Behandlung im Vordergrund, nicht zuletzt deswegen, weil die Ärzte darauf großen Wert legen.[99] Dadurch ergibt sich eine stark ambivalente Stellung des Pflegepersonals, die sich oft in starkem psychischem Streß und im Extremfall in einer hohen Fluktuationsrate ausdrückt, zumindest jedoch im Empfinden der Patienten, daß sich das Pflegepersonal „nicht genügend gekümmert" habe (1958 9%, 1970 12%, 1977 14%) und es sich „barsch, unfreundlich" verhalten habe (1958 7%, 1977 10%).[100] Umgekehrt werden durch das Pflegepersonal die Patienten oft in sog. „gute" und in „schwierige" Patienten

---

[92] Siegrist (Arbeit), S. 104.

[93] Infas (Humanität), S. 175.

[94] Noelle-Neumann (Krankenhaus), S. 21, S. 25.

[95] Infas (Humanität), S. 174.

[96] Engelhardt et al. (Kranke), S. 165.

[97] Vgl. 5.3.3 und die dort zitierte Literatur.

[98] Gleiche Erfahrungen hat die Verfasserin gemacht.

[99] Engelhardt et al. (Kranke), S. 166; Barnes (Konflikte), S. 54 f.; dies drückt sich auch dadurch aus, daß Tätigkeiten der Grundpflege an Schwesternhilfen oder Pflegerinnen delegiert werden. Allerdings muß festgehalten werden, daß in den letzten Jahren die Behandlungspflege anteilmäßig stark zugenommen hat. Diese Tätigkeiten sind aber weitgehend dem diplomierten Pflegepersonal vorbehalten, d. h. sie müssen von diesem ausgeführt werden und haben Priorität im Arbeitsablauf.

[100] Noelle-Neumann (Krankenhaus), S. 79 f.

eingeteilt.[101] Gute Patienten sind diejenigen, die sich dem routinisierten Arbeitsablauf möglichst anpassen, keine oder wenige Fragen stellen, dort wo möglich mithelfen, d. h. sich möglichst wenig bemerkbar machen. Schwierige Patienten passen sich der Routine nicht oder zu wenig an, stellen unbequeme Fragen, nörgeln und verweigern im Extremfall offen gewisse diagnostische und therapeutische Maßnahmen. Dies kann zu Repressalien des Pflegepersonals führen, was wiederum die Aggression des Patienten verstärken kann. Aber bis heute war und ist Aggression im Krankenhaus (noch) kein Thema, über das offen diskutiert wird.[102] Interessante Resultate ergab eine Umfrage bei Krankenpflegeschülern darüber, warum und wie gewisse Patienten schlechter als andere behandelt werden.[103] Dabei können 4 Gruppen von Motiven unterschieden werden. Die 1. Gruppe umfaßt alle Motive, bei denen die traditionelle Patientenrolle verletzt wird, die z. B. „nörgeln, alles besser wissen wollen und immer unzufrieden sind" oder „kränker tun als sie sind (damit dem Personal für andere Patienten Zeit wegnehmen), sich wehleidig verhalten" oder „zu viele Sonderwünsche haben, zu viel fordern, zu oft klingeln". Die 2. Gruppe beinhaltet die Motive, die eine persönliche Belästigung oder „Beleidigung" des Pflegepersonals durch die Patienten beinhalten, so z. B. „mir unsympathisch sind", „Patienten sind, zu denen man keinen Kontakt bekommt". Motive, bei denen der Patient das Personal ablehnt, bilden die 3. Gruppe, wobei unter einem anderen Gesichtspunkt viele der bereits erwähnten Motive auch hier subsumiert werden. Eine 4. Gruppe umfaßt Aussagen in Zusammenhang mit der Art der Krankheit des Patienten, so z. B., daß die Zuwendung von der Krankheit abhänge oder daß die Patienten „viel unbeliebte Arbeit machen, z. B. dauernd auf den Topf müssen".

In einer Liste, die aufgrund verschiedener Meinungsumfragen erstellt wurde, finden sich folgende Erwartungen der Patienten an das Pflegepersonal:[104]

Dieses soll nicht ständig wechseln, soll Zeit für den Patienten haben, über große technische Kenntnisse verfügen, geschickt und aufmerksam sein, gern Informationen weitergeben, den Patienten akzeptieren, ihn als menschliches Wesen behandeln, mit ihm sympathisieren, ihn ermutigen und seine Interessen vertreten.

4.3.9 Kommunikation, Information und Aufklärung

Die Vorgänge der Kommunikation, Information und Aufklärung spielen im Krankenhaus zumindest für den Patienten eine entscheidende Rolle, wie sich aus vielen der bereits erwähnten Untersuchungen ergibt. Bekanntlich weist jedes Verhalten Mitteilungscharakter auf, d. h. nicht zu kommunizieren ist nicht möglich, da ja auch die Nichtkommunikation bereits eine, wenn auch averbale Kommunikation dar-

---

[101] Engelhardt et al. (Kranke), S. 168; Schneider (Patient); Kerr (Patient); Kerr weist aber auch darauf hin, daß es auch „schwierige" Ärzte gebe; vgl. auch 6.2.

[102] Die Zeitschrift „Krankenpflege" ist im April 1984 meines Wissens zum 1. Mal auf dieses zugegebenermaßen sehr heikle, darum aber nicht weniger wichtige Thema eingegangen; vgl. Krankenpflege/Soins infirmier 4: 84.

[103] Abresch (Pflegepersonal), S. 336 ff.

[104] Kocher (Attentes), p. 89.

stellt. Der Patient kommuniziert daher notgedrungen mit allen Personen, denen er während seines Krankenhausaufenthalts begegnet, und diese mit ihm. Entscheidend für ihn ist dabei, ob er durch die jeweilige Kommunikation seine Informationsbedürfnisse, die in verschiedenen Bereichen, insbesondere aber bezüglich seiner Krankheit bestehen, befriedigen und die nötige emotionale Unterstützung erhalten kann.

Die Informationsbedürfnisse der Patienten sind gemäß verschiedener Studien sehr hoch, wie dies eine von Raspe zusammengestellte Übersicht über 17 Untersuchungen in verschiedenen Ländern zeigt.[105]

Dabei fällt der außerordentlich hohe Prozentsatz der Patienten auf, die möglichst umfassend informiert werden wollen. Diese Ergebnisse werden auch durch die von Raspe u. a. selbst durchgeführten 3 Untersuchungen bestätigt: „Uneingeschränkte Informationsbedürfnisse" wurden von 91% bzw. 96% bzw. 89% der Patienten angegeben, „eingeschränkte Informationsbedürfnisse" von 6% bzw. 3% bzw. 10%, während nur 3% bzw. 1% bzw. 1% der Befragten keine Antwort gaben oder wußten.[106] Allerdings geht aus den verschiedenen Studien auch hervor, daß „Informationsbedürfnisse und Äußerungen dieser Informationsbedürfnisse zwei Dinge sind".[107] Dabei verändert sich der Umfang der Frageaktivität signifikant mit der Schichtzugehörigkeit und dem Alter. Je älter die Patienten waren und je niedriger ihr Status, desto weniger wagten sie Fragen an den Arzt zu stellen. Andererseits stieg neben der Zahl der freiwillig gegebenen Informationen auch die der ungefragt erteilten Erklärungen des Arztes[108] bei den höheren Sozialschichten. Insgesamt scheint ungefähr die Hälfte aller Patienten, die aussagten, sie möchten möglichst viele Informationen erhalten, auch gewagt zu haben, dieses Bedürfnis den Ärzten gegenüber zu äußern.[109] Dies erklärt wenigstens zum Teil auch die immer noch weitverbreitete Meinung der Ärzte, die Patienten wollten nichts oder nur Bruchstücke über ihre Krankheit und deren Behandlung wissen, und damit auch die unterschiedliche Gewichtung der Reihenfolge der Themenbereiche, über die die Patienten durch Ärzte, Medizinstudenten und Pflegepersonal aufgeklärt werden möchten.

Grundsätzlich lassen sich 3 verschiedene Bedeutungen der Information für den Patienten unterscheiden, nämlich der *kognitive,* der *emotionale* und der *pragmatische Aspekt der Information.*[110] Der *kognitive Aspekt* umfaßt die Orientierung des Patienten über seine Krankheit und seine Fähigkeit, diese „zu verstehen, zu interpretieren und schließlich zu akzeptieren".[111] Im weiteren soll dadurch auch die Angst vermindert werden oder wenigstens der realen Furcht vor etwas Konkretem (z. B. einer Operation oder Untersuchung) weichen.[112] Der *emotionale Aspekt*

---

[105]   Raspe (Aufklärung), S. 38.
[106]   Raspe (Aufklärung), S. 31.
[107]   Raspe (Aufklärung), S. 40 ff. und dort zitierte Literatur.
[108]   Raspe (Aufklärung), S. 41.
[109]   Raspe (Aufklärung), S. 42.
[110]   Raspe u. Siegrist (Gestalt), S. 115.
[111]   Raspe u. Siegrist (Gestalt), S. 115.
[112]   Schraml (Psychologie), S. 32: „Furcht hat der Patient meist vor beschreibbaren oder benennbaren Ereignissen (...) und den damit verbundenen Schmerzen und Gefahren. Manche Furcht ist durch falsche oder falsch verstandene Informationen ausgelöst." – „Die Angst als quälendes seelisches Erleben kommt beim körperlich Kranken nicht mehr vor als beim Gesunden. Der Kranke,

umfaßt Äußerungen des Trostes, der Anteil- und Rücksichtnahme und Ermunterung durch das Krankenhauspersonal und soll damit den Heilungsprozeß unterstützen. Unter dem *pragmatischen Aspekt* werden schließlich die mehr verhaltensmäßigen Informationen wie konkrete Handlungsanweisungen subsumiert. Die 3 Blickwinkel, unter denen sich Informationen betrachten lassen, treffen aber nicht nur auf Informationen zu, die die Krankheit direkt betreffen, sondern auch auf eine Reihe von anderen Informationen, die der Patient benötigt. Dies sind neben den krankheitsbezogenen die *krankenhausbezogenen Informationen,* wie die Erklärung des Tagesablaufs, evtl. der Hausordnung, im weiteren die sich auf Untersuchungen und Therapien beziehenden Erklärungen sowie Nachrichten und Meldungen aus der Außenwelt. Tabelle 2 zeigt, wie komplex der Problemkreis Information und Aufklärung ist.

An der *Informationsvermittlung* sind im Prinzip fast alle Krankenhausmitarbeiter beteiligt, wobei Informationen über die Krankheit v. a. von den Ärzten, über das Krankenhaus vom Pflegepersonal, über bevorstehende Untersuchungen und Therapien vom Pflege- und dem Personal der betreffenden medizinisch-technischen und -therapeutischen Bereiche und über die Außenwelt v. a. von den Besuchern oder den Medien stammen.

Die *Besucher,* insbesondere die nächsten Angehörigen, spielen eine große Rolle während des Krankenhausaufenthalts des Patienten, da neben den sich auf seine Krankheit und deren Behandlung beziehenden Fragen eine Vielfalt von Gedanken und Gefühlen auf ihn einstürmen, die er gerne mit jemandem besprechen möchte.[113] Knapp die Hälfte der in der Infas-Studie befragten Patienten (48%) äußerte diesen Wunsch. Dabei stehen Fragen der Sicherheit, des „Versorgtseins", private oder wirtschaftliche „Probleme", die „Ungewißheit", ob ihnen die ganze Wahrheit gesagt wurde, aber auch „Angst", ob sie jemals wieder gesund werden oder ganz einfach eine allgemeine „seelische Verunsicherung", sowie der Wunsch nach Zärtlichkeit und Nähe im Vordergrund. Über diese Gefühle wird v. a. mit den Besuchern (64%) und den Mitpatienten (43%), aber auch mit dem Pflegepersonal

Tabelle 2. Verschiedene Arten und Aspekte der Information im Krankenhaus (*X* Hauptaspekt, *(X)* Nebenaspekt)

Aspekte der Informationen	Arten der Information Krankheits-bezogen	Krankenhaus-bezogen	Auf Untersuchungen und Therapien gerichtet	Außen-welt-bezogen
Kognitiver Aspekt	X	X	X	(X)
Emotionaler Aspekt	(X)	–	(X)	X
Pragmatischer Aspekt	X	X	X	–

---

v. a. der bettlägerige oder der sich im Krankenhaus befindliche ist ihr aber mehr ausgeliefert als der Gesunde."
[113] Infas (Humanität), S. 193 ff.

(20%), dem Pfarrer (6%), den Psychologen (3%) oder dem Sozialarbeiter (3%) gesprochen. Hieraus läßt sich klar die große Bedeutung erkennen, die die Besucher für den Krankenhauspatienten haben. Andere Untersuchungen haben gezeigt, daß insbesondere die nächsten Angehörigen wesentlich zu einer positiven Stimmung und dem Willen zur Gesundung beitragen.[114] Wichtig ist daher eine liberale Besuchszeitregelung, damit es den Angehörigen möglich ist, den Patienten oft zu besuchen. Gerade in diesem Fall wurden aber lange Zeit, und werden z.T. auch heute noch Einwände von seiten des Krankenhauses und des Personals gemacht.[115] Insbesondere wird gesagt, eine Ausdehnung der Besuchszeiten ver- oder behindere die Arbeit des Personals und führe zu einer starken Belastung des Patienten oder zumindest der Mitpatienten. Neue Erfahrungen und Studien haben aber gezeigt, daß diese v.a. krankenhaus- und personalbezogenen Einwände weitgehend entkräftet werden konnten und daß eine flexiblere Regelung im Interesse des Patienten und seiner Besucher ist.[116].

Besonders erfreulich und wichtig waren für die Patienten die in Abb. 9 dargestellten Aspekte der Krankenhausbesuche.

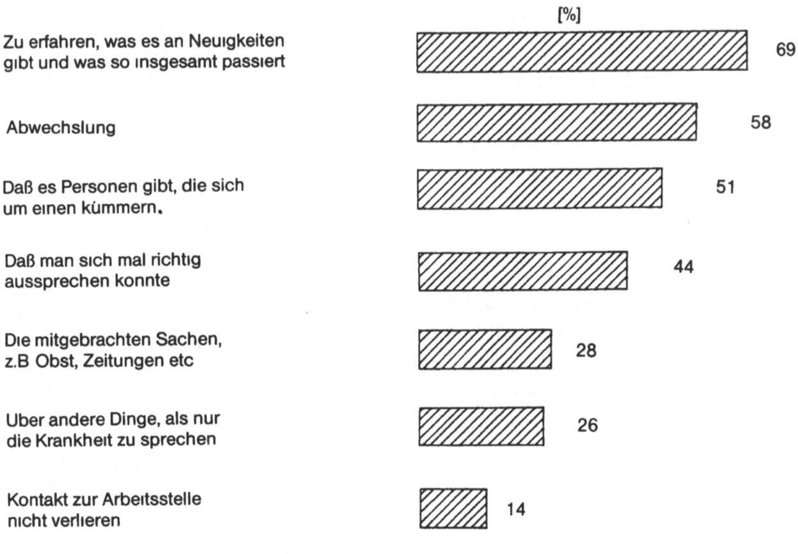

Frage Was war fur Sie besonders wichtig und erfreulich bei diesen Besuchen?

Abb. 9. Wichtige Aspekte des Krankenhausbesuchs (Angaben in %). [Aus Infas (Humanität), S. 195; n = 2550]

---

[114] Engelhardt et al. (Kranke), S. 146f.; Lynch (Herz).
[115] Vgl. z.B. die Kontroverse über die Besuchszeiten im Kantonsspital Genf, in: Krankenpflege/ Soins infirmiers 1: 1979, S. 39 und Krankenpflege/Soins infirmiers 7: 1980, S. 356ff.
[116] Vgl. Schlegel (Studie); das Beispiel der Kinderkrankenhäuser, wo heute allgemein eine großzügige Besuchszeitregelung besteht, und die Angehörigen im Interesse des Kindes geradezu zum Besuch verpflichtet werden, zeigt dies deutlich.

Aus Abb. 9 geht hervor, wie wesentlich die Aufrechterhaltung des Kontakts zur Welt außerhalb des Krankenhauses im allgemeinen ist. Aber auch das Gefühl, daß sich jemand um einen kümmert, spielt neben der Abwechslung, die Besucher in den oft langweiligen Krankenhausalltag bringen, eine bedeutende Rolle. Der negative Einfluß von Einsamkeit auf die Krankheit wird durch viele Beispiele von Lynch klar belegt.[117] Er zeigt auch, wie menschlicher Kontakt, so z.B. das Herantreten einer Schwester zum Krankenbett, zu schlagartigen Verbesserungen im Herzrhythmus führt.

4.4 Streßsyndrom beim Krankenhauspatienten

Wie in Abschnitt 4.3 gezeigt wurde, führt ein Krankenhausaufenthalt in vielen Fällen zu einer Belastung des Patienten, die die Heilung oder Besserung der Krankheit verzögern oder gar verhindern kann. Im Interesse des Patienten liegt es daher, daß der durch die Krankheit und den Verbleib im Krankenhaus erzeugte Streß[118] möglichst gering gehalten wird. Aus diesem Grunde muß im folgenden kurz auf die Streß erzeugenden Faktoren und die dadurch ausgelösten biologischen und psychologischen Prozesse eingegangen werden.

Alle Faktoren, die Streß erzeugen, werden als Stressoren bezeichnet, und „obwohl alle Stressoren ganz verschieden geartet sind, löst jeder von ihnen eine im wesentlichen gleiche biologische Streßreaktion aus."[119] Diese „Belastungen können sowohl Lust- als auch Unlustgefühle erzeugen, sowohl krank machen als auch heilen."[120] Korrekterweise muß daher das Phänomen Streß in 2 Arten, den „Eustress" und den „Distress" unterteilt werden. Streß gehört also in jedem Fall zu unserem täglichen Leben, ja ohne Streß würden wir sterben. Streß kann daher als „die unspezifische Reaktion des Körpers auf jede Anforderung, die an ihn gestellt wird"[121] definiert werden. Dabei ist es nicht von Bedeutung, ob der auf den Organismus einwirkende Stressor von angenehmer oder unangenehmer Art ist. Wichtig ist allein, daß „jedes Agens, das auf uns einwirkt, (...) zusätzlich zu seinem spezifischen Effekt auch eine unspezifische Steigerung des Bedarfs"[122] bewirkt, um eine Anpassung an den normalen Zustand wiederherzustellen. Diese „unspezifische Reaktion" läuft immer in 3 Stadien ab: auf die Alarmreaktion folgt die Phase des Widerstands und, falls der Stressor weiter einwirkt, die Phase der Erschöpfung („allgemeines Anpassungssyndrom"[123]).

Die Anpassungsfähigkeit des Körpers oder die „Anpassungsenergie"[124] des Menschen ist dabei während seines Lebens begrenzt, d.h. nicht unerschöpflich.

---

[117] Lynch (Herz).

[118] Selye (Stress), S. 13: „In der Medizin entspricht der Ausdruck ‚Streß' etwa dem deutschen Wort ‚Belastung'."

[119] Selye (Stress), S. 38.

[120] Selye (Stress), S. 13.

[121] Selye (Stress), S. 38.

[122] Selye (Stress), S. 39.

[123] Selye (Stress), S. 47.

[124] Selye (Stress), S. 47.

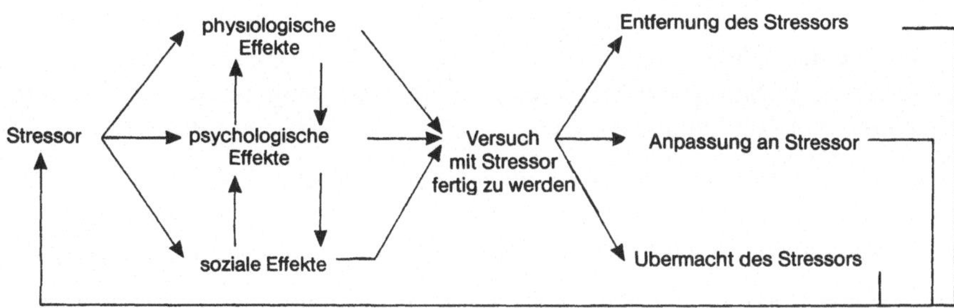

Abb. 10. Die Dynamik der Streßreaktion. [Nach Mitchell (Effects), vol. 6, p. 14]

Dies ergibt sich daraus, daß das Leben selber begrenzt ist und letzten Endes immer mit dem Tod, also dem Stadium der Erschöpfung endet. Die gesamte Dynamik der Streßreaktion ergibt sich daher als ein Prozeß, der unzählige Male wiederholt wird bis zum unwiderruflich letzten Mal (Abb. 10).

Aus Abb. 10 geht hervor, daß ein bestimmter Stressor gleichzeitig physiologische, psychologische und soziale Reaktionen auslösen kann, die sich wiederum gegenseitig beeinflussen.

Während eines Krankenhausaufenthalts kommen v. a. negative Stressoren für den Patienten zur Wirkung. Dabei können 5 verschiedene Gruppen von *Einflußfaktoren* unterschieden werden:[125]

Physische Einwirkungen: Dazu gehören Kälte und Hitze, Verlust des Hell-Dunkel-Rhythmus, fremde Sinneseinflüsse und Überladung der Sinne. Die Aufhebung des Hell-Dunkel-Stimulus ist z. B. oft auf der Intensivstation gegeben, wo die intensive Behandlung keine Unterbrechung erlaubt und daher während 24 Stunden Vollbetrieb herrscht. Dies hat dazu geführt, daß verschiedene Intensivstationen nicht mehr über Außenlichteinfall verfügen, sondern daß immer das künstliche Licht brennt. Dies hat aber Einfluß auf den biologischen Rhythmus des Patienten und damit auch auf sein Wohlbefinden,[126] sogar wenn der Patient sich im Koma befindet und angeblich „nichts spürt".[127] Hinzu kommen im Krankenhaus alle die durch die vielen technischen Apparate und Einrichtungen bewirkten Sinneseindrücke, die wiederum am stärksten auf der Intensivstation, aber auch im Operationssaal, beim Röntgen, ja heute auch auf der Station auf den Patienten (und seine Angehörigen) als Stressoren einwirken, da die Funktion solcher Apparate ihm häufig unbekannt und daher bedrohlich ist.

Chemische Einwirkungen: Dazu zählen Medikamente, Narkosemittel, Blutreaktionen und alle toxischen Stoffe im Körper des Patienten. Diese bilden einen wesentlichen, aber nicht den alleinigen Grund für Streß im Krankenhaus.

---

[125] Stephenson (Stress), p. 1806.
[126] Die Verfasserin hat erlebt, daß die Patienten schon nach einem kurzen Aufenthalt auf einer solchen Intensivstation stark verstört und desorientiert auf die Station zurückkamen.
[127] Lynch (Herz), S. 127 ff.

Biologische Einwirkungen: Hiermit sind pathologische Erreger oder Organismen gemeint, die den Körper schwächen, z. B. Erreger der Infektionskrankheiten, deren monokausaler Wirkungsmechanismus ja heute noch weitgehend allein bestimmend für die medizinische Denkweise ist.

Physiologische Stressoren: Diese umfassen chirurgische Eingriffe, Verletzungen, Verbrennungen, Immobilität und Schlafverlust. Auch hier ist es offensichtlich, daß ein Krankenhauspatient oft mehreren dieser Störungen gleichzeitig ausgesetzt ist.

Emotionale und soziale Einwirkungen: Angst und Furcht, Schmerzen, abrupter Rollenwechsel, Trennung von der normalen Umgebung, Trennung von den Angehörigen gehören zu den psychosozialen Stressoren, die in ihrem Einfluß während eines Krankenhausaufenthalts oft verkannt oder zumindest unterschätzt werden.

Die aufgezählten Stressoren erzeugen unterschiedliche Reaktionen bei den einzelnen Personen. Was für eine Person großen Streß bedeutet, berührt eine andere nur am Rande. Eine Reihe von Persönlichkeitsfaktoren, wie z. B. angelernte Reaktionsmuster und Verhaltensweisen, Persönlichkeitsstruktur, aber auch Biorhythmen[128] entscheiden darüber, mit wieviel Streß ein bestimmter Mensch reagiert. Hinzu kommen verstärkte Reaktionen zu bestimmten Tageszeiten (wenn der Hydrokortisonspiegel tief ist), bei mangelnder Konditionierung, bei allgemeiner Schwächung des Körpers oder durch eine Anhäufung von Stressoren, wie dies v. a. bei schwerkranken Krankenhauspatienten häufig der Fall ist.[129]

Volicer u. a. haben verschiedene Studien durchgeführt, bei denen mit Hilfe einer Skala, die den Streß im Krankenhaus mißt („Hospital Stress Rating Scale (HSRS)",[130] die Stärke von verschiedenen psychosozialen Stressoren im Falle der Hospitalisation festgestellt wurde. Die erwähnte Liste wurde in Anlehnung an die von Holmes und Rahe entwickelte „Social Readjustment Rating Scale (SRRS)"[131] aufgebaut.

Dabei fällt einmal auf, daß insgesamt die Informations- und Kommunikationsprobleme sehr hohe Rangplätze einnehmen, was einer starken Streßbelastung entspricht (maximaler Rangplatz 49). Die höchsten Werte werden allerdings durch die Ängste über den Verlust von Organen und die Angst, daß man Krebs oder eine andere ernsthafte Krankheit habe, erreicht. Hingegen spielen Ereignisse, die mit dem Essen und Schlafen zusammenhängen, nur eine untergeordnete Rolle. Eine weitere Studie[132] zeigte, daß der empfundene Streß positiv abhängig ist vom allgemeinen im Leben empfundenen Streß[133] und negativ mit dem zunehmenden Alter

---

[128] Stephenson (Stress), p. 1808.

[129] Vgl. dazu das in Stephenson (Stress), p. 1808 zitierte Beispiel eines Patienten mit einem Myokardinfarkt: „Er hat Schmerzen und Furcht vor mehr Schmerzen. Er ist ängstlich seiner Prognose wegen. Er bekommt verschiedene Medikamente und ist bettlägerig in der Intensivüberwachungsstation, wo während 24 Stunden künstliches Licht brennt, wo er beängstigende Geräusche von Ventilatoren, Monitoren und anderen Apparaten hört. Getrennt von seiner Familie erlebt er einen drastischen Rollenwechsel und Einsamkeit." Hinzu kommen die durch den Herzinfarkt bewirkten physiologischen Veränderungen.

[130] Volicer u. Bohannon (Hospital); Volicer u. Burns (Correlates).

[131] Holmes u. Rahe (Readjustment).

[132] Volicer u. Burns (Correlates).

[133] Holmes u. Rahe (Readjustment).

korreliert.[134] Bei internistischen Patienten kam hinzu, daß diejenigen, die bereits kurz zuvor hospitalisiert gewesen waren, mehr Streß empfanden als die übrigen. Bei den chirurgischen Patienten ergab sich, daß diejenigen mit schweren Krankheiten mehr Streß angaben als die anderen. Frauen zeigten i. allg. eine höhere Streßbelastung als Männer.

4.5 Rechte und Pflichten des Patienten

Das Unbehagen über die Stellung des Patienten hat dazu geführt, daß in jüngster Zeit Versuche unternommen wurden, die Rechte und Pflichten der Patienten, insbesondere auch der Krankenhauspatienten, schriftlich zu formulieren und zu regeln, obschon natürlich bereits seit langem bestimmte, auch für das Arzt-Patienten-Verhältnis anwendbare Rechtstatbestände in der Gesetzgebung geregelt sind.

Abgeleitet aus der Europäischen Menschenrechtskonvention[135] hat der Europarat in verschiedenen Dokumenten die folgenden Rechte, die auch für die Patienten im Krankenhaus gelten, festgehalten:[136]

Recht auf Freiheit: Jede Person kann frei über ihr Leben und ihre Gesundheit entscheiden. Jeder Kranke hat das Recht, in ein Krankenhaus aufgenommen zu werden oder dieses zu verlassen, freie Arztwahl zu üben, eine Untersuchung oder Therapie abzulehnen.

Recht auf adäquate Behandlung: Damit dieses Recht durch den Patienten wahrgenommen werden kann, bedarf es einer entsprechenden Ausgestaltung der Ausbildung des Personals im Gesundheitswesen, aber auch der Krankenhausorganisation. Experimentelle Versuche bedürfen der ausdrücklichen Bewilligung des Patienten.

Recht, nicht leiden zu müssen: Der Patient hat das Recht auf Linderung seiner Leiden, wobei „die Normen ärztlicher Tätigkeit in solchen Fällen (. . .) juristisch nicht faßbar" sind.

Recht auf Würde und Integrität der Person: Bei allen Handlungen, die mit und am Patienten ausgeführt werden müssen, muß die Würde und Integrität der Person des Patienten beachtet werden. Der Patient kann verlangen, daß sein Aufenthalt im Krankenhaus verschwiegen wird, daß keine Auskunft über seinen Gesundheitszustand erteilt wird, daß Besucher zurückgewiesen werden.

Recht auf Information: Der Patient hat das Recht, über seine Krankheit und deren Behandlung informiert zu werden, in seine Krankenunterlagen Einsicht zu nehmen, über die Krankenhausorganisation, das Personal und seine Stellung Auskunft zu erhalten.

---

[134] Dieses Ergebnis steht im Gegensatz zu den Untersuchungen der Infas (Humanität), wo mit zunehmendem Alter auch die Ängstlichkeit stieg; vgl. 6.3.2.
[135] Europarat (Konvention), zitiert in: Borter (Rechte), S. 287.
[136] Borter (Rechte), S. 287 ff.

Recht auf ärztliches Geheimnis: Ohne Einwilligung des Patienten darf Dritten keine Auskunft über seinen Gesundheitszustand gegeben werden, es sei denn, diese Personen seien in irgendeiner Form an der Behandlung beteiligt und unterstünden auch dem Berufsgeheimnis. Die Verwendung von schriftlichen Unterlagen zu Forschungszwecken bedarf der Einwilligung des Patienten.

Recht auf Euthanasie: Der Patient hat das Recht, „sich auf den Tod vorbereiten zu können".

Recht auf den Schutz vor Mißbrauch von im Computer gespeicherten Daten: Die Abspeicherung von persönlichen Daten unterliegt der Bewilligung durch den Patienten. Die Daten dürfen nur für die vorgesehenen Zwecke der Behandlung benützt werden. Das oben bereits erwähnte Recht auf Information gilt auch hier. Im Oktober 1978 hat der Europarat zum 1. Mal „Datenbankvorschriften auf dem Gebiet der Medizin" erarbeitet. Dabei sollen die „Achtung vor den Rechten und Freiheiten des einzelnen (...) mit den Anforderungen des Gesundheitswesens, der effizienten Durchführung von Krankenhaus- und anderen Dienstleistungen im Gesundheitssektor sowie mit der Forderung der medizinischen Wissenschaft in Einklang gebracht werden".

Recht der Verteidigung der Rechte der Kranken: Der Europarat schlägt die Schaffung eines amtlichen Kontrollorgans vor, das die Einhaltung der beschriebenen Rechte des Patienten überwachen soll.

Im weiteren beinhalten die Dokumente des Europarats eine Reihe von Vorschlägen zur Krankenhausorganisation. In unserem Zusammenhang interessieren besonders die Vorschläge für das Pflegesystem (Gruppenpflege), die Zimmergröße und -ausstattung (nicht mehr als 3 Betten pro Zimmer, alle Zimmer mit eigenem Lavabo und WC), die Vermeidung von Klassenunterschieden bei Pflege, Essen, Zimmerausrüstung, die Forderung, daß der Patient möglichst viel Ruhe haben sollte, daß die Besuchszeit darauf, aber auch auf die Kontaktbedürfnisse des Patienten Rücksicht nimmt, wobei die Dauer der Besuchszeit sich einzig nach dem Bedürfnis der Patienten richten soll und eine tägliche Besuchszeit gefordert wird. Damit die bettlägerigen Patienten nicht zu sehr strapaziert werden, sollten genügend Aufenthaltsräume vorhanden sein. Das Personal sollte alles tun, um die Patienten zu aktivieren und damit möglichst in ihrem Heilungsprozeß zu fördern.

Im weiteren wird gefordert, daß der Mangel an qualifiziertem Krankenhauspersonal gründliche Reformen erfordere bezüglich Arbeitseinteilung und -zeiten. Die Krankenhäuser sollten ihre Informationen über die Krankenhausadministration, Diagnose und Therapie, Planung, Organisation und Kontrolle des Betriebs im Krankenhaus verbessern, dies allerdings unter Berücksichtigung der erwähnten Rechte des Patienten.

Diese Forderungen des Europarats führten zu einer Reihe von Dokumenten über die Rechte und Pflichten der Patienten.[137] Die „Charta der Krankenhauspatienten", erarbeitet vom Ausschuß der Krankenhäuser der Europäischen Wirt-

---

[137] Zum Beispiel Ausschuß der Krankenhäuser der Europäischen Wirtschaftsgemeinschaft (Charta).

schaftsgemeinschaft, stellt fest, daß die Wahrung der individuellen Rechte des Patienten nur möglich sei, wenn in allen Institutionen „Bedingungen dafür geschaffen werden, daß diese Rechte respektiert werden und darüber hinaus dem Patienten bewußt gemacht wird, daß er seine Rechte auch geltend machen kann. Die Notwendigkeit, diese Bedingungen zu schaffen, sollte auch bei der *Organisation der Krankenversorgung* [Hervorhebung vom Verf.], der Planung der Mittel für die Krankenversorgung und der Einstellung der Mitarbeiter ihren Niederschlag finden".[138] Andererseits wird aber auch darauf hingewiesen, daß mit den Rechten des Patienten auch die *Pflichten* einhergehen. Diese umfassen „ein stets angemessenes Verhalten, Rücksichtnahme auf und Respektierung der Rechte der Mitpatienten und Zusammenarbeit mit dem Personal und der Betriebsleitung des Krankenhauses". Im einzelnen werden dann die Rechte der Patienten aufgezählt. Dazu gehören in etwa die bereits beschriebenen Rechte, insbesondere „das Selbstbestimmungsrecht, das Recht auf Information, auf Respektierung der Privatsphäre, auf Freiheit der Religion und Weltanschauung".[139]

In der Schweiz wurden in jüngster Zeit in verschiedenen Kantonen Vorschriften über die Patienten und deren Rechte und Pflichten in die kantonalen Gesetzgebungen aufgenommen.[140] Darin werden z.B. die Aufnahmepflicht, die Einführung in den Tagesablauf, die Untersuchung, Behandlung und Pflege, die persönliche Freiheit des Patienten, das Recht auf Auskunft, die Einwilligung zu medizinischen Eingriffen, die Mitwirkung des Patienten bei Unterricht und Forschung und die Entlassung geregelt. Es werden aber auch die Pflichten des Patienten, nämlich die Unterstützung des Personals bei der Ausübung seiner Behandlung und Pflege, die Anerkennung der Hausordnung und die Auskunftspflicht postuliert. Ob bis heute in der Praxis den allerdings oft mit einem weiten Ermessensspielraum versehenen Vorschriften immer nachgelebt wird, muß aufgrund von in Diskussionen und durch persönliches Erleben gemachten Erfahrungen bezweifelt werden. In diesem Zusammenhang muß aber auch darauf hingewiesen werden, daß heute viele Patienten meinen, sie hätten ein absolutes Recht auf Wiederherstellung ihrer geschädigten Gesundheit und das Krankenhaus habe die Aufgabe, ja die Pflicht, alles zu tun, damit es ihnen möglichst rasch wieder gut oder zumindest besser gehe, allerdings möglichst ohne eigenes Zutun der Patienten.

4.6 Bedürfnisse des Patienten im Krankenhaus

Aus den in diesem Kapitel rekapitulierten Untersuchungen ergeben sich eine Vielzahl von Bedürfnissen des Krankenhauspatienten. Unter Bedürfnissen verstehen wir dabei entweder das Fehlen von Einflußfaktoren, durch die das Leben oder die Gesundheit eines Individuums beendigt oder zumindest beeinträchtigt wird,[141] oder die Bedingungen, die erfüllt sein müssen, damit Leben oder Wohlbefinden auf-

---

[138] Ausschuß der Krankenhäuser der Europäischen Wirtschaftsgemeinschaft (Charta).
[139] Ausschuß der Krankenhäuser der Europäischen Wirtschaftsgemeinschaft (Charta).
[140] Vgl. z.B. Kanton St. Gallen (Spitalorganisationsverordnung); Kanton Zürich (Verordnung).
[141] Kraegel et al. (Systems), p. 12.

rechterhalten werden können.[142] Die Befriedigung von bestimmten Bedürfnissen ist daher für den Heilungs- oder den Sterbeprozeß unabdingbar. Bedürfnisse dürfen nicht einfach den subjektiven Wünschen oder Forderungen der Patienten gleichgesetzt werden. Da der Mensch als ein Ganzes funktioniert, umfassen die Bedürfnisse physiologische, psychologische und soziale Faktoren.

Aus der Erkenntnis dieser Zusammenhänge heraus wurden daher in der Krankenpflege verschiedene Theorien und Konzepte entwickelt, die sich auf die Bedürfnisse des Menschen, insbesondere des Patienten stützen.[143] Am bekanntesten dürfte die Bedürfnispyramide von Maslow[144] sein, auf die in sehr vielen Krankenpflegebüchern Bezug genommen wird. Dabei werden die von Maslow postulierten Bedürfnisse entweder als Katalog der Grundbedürfnisse verwendet, oder aber auch sein Vorschlag übernommen, daß zwischen den 5 Bedürfnisebenen eine Hierarchie bestehe, und daß die nächsthöheren Bedürfnisse erst auftreten, wenn die grundlegenderen Bedürfnisse gestillt sind. In der empirischen Überprüfung hat sich allerdings „weder die Einteilung in 5 Grundbedürfnisse noch deren Hierarchie als haltbar erwiesen".[145] Unbestritten ist aber das Bestehen von Bedürfnissen. Art und Umfang variieren dabei mit dem Alter, dem Geschlecht, der Ausbildung, der beruflichen Betätigung, evtl. dem Familienstand, der Kultur, dem Gesundheitszustand und den früheren Erfahrungen und vorhandenen Kenntnissen, wie dies aus einem Teil der Untersuchungen hervorgeht. Ebenfalls einen Einfluß hat die Persönlichkeitsstruktur des Patienten, indem z. B. allgemein sehr ängstliche Personen im Krankenhaus mehr Angst haben. Die Bedürfnisse werden ebenfalls durch das Krankenhauspersonal, die physische Umgebung und die Organisation beeinflußt.[146] Beim Personal spielen dessen Verhaltensweisen und Einstellungen eine große Rolle. In der physischen Umgebung sind es einmal das Zimmer und dessen Einrichtung wie Telefon, Lavabo, WC, aber auch Lärm, Hitze und Licht, die einen Einfluß haben. Organisatorisch haben sowohl die Struktur wie die Abläufe, insbesondere die Kriterien, nach denen diese gestaltet sind, Einfluß auf die Bedürfnisse und deren Befriedigung. Diese 3 Bereiche können entweder als Stressoren wirken[147] oder den Patienten in seinem Heilungsprozeß unterstützen.[148]

Zu den wichtigsten *physiologischen Bedürfnissen* gehören diejenigen nach Luft, Ruhe und Schlaf, Essen und Trinken, Ausscheidung, Aufrechterhaltung der Körpertemperatur, persönlicher Hygiene, Mobilität und Abwesenheit von Schmerz und Diskomfort.[149] In diesem Bereich ergaben sich verschiedene Klagen von Patienten über nicht erfüllte Bedürfnisse, insbesondere wurden z. T. die Handlungen des Pflegepersonals beanstandet, aber auch der Schlafrhythmus und die Ruhe sind oft gestört.

Die *psychologischen und sozialen Bedürfnisse* spielen im Krankenhaus eine

---

[142] Bergman (Patient), p. 186.
[143] Vgl. z. B. Henderson (Grundregeln); Roper et al. (Elements); Orem (Nursing).
[144] Maslow (Motivation).
[145] Sandner (Motivationstheorien), S. 4 b; vgl. auch Rosenstiel (Grundlagen), S. 276 f.
[146] Bergman (Patient), S. 188.
[147] Vgl. 6.4.
[148] Bergman (Patient), S. 189; vgl. auch 6.2, 6.3.5, 6.3.9.
[149] Vgl. z. B. Kraegel et al. (Systems), p. 16; Yura u. Walsh (Needs); Fiechter u. Meier (Pflegeplanung), S. 38.

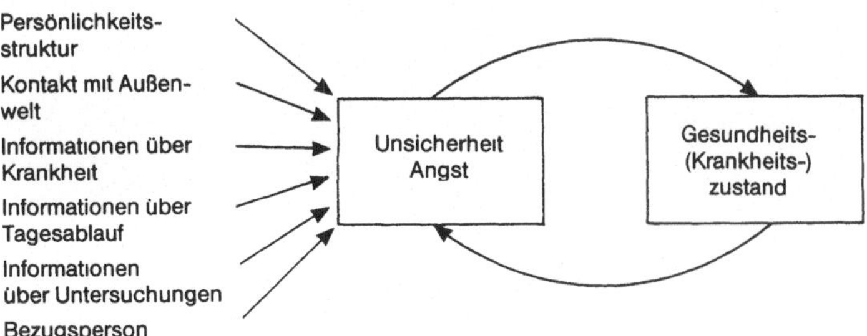

Abb. 11. Einflußfaktoren auf Unsicherheit und Angst des Patienten

äußerst wichtige Rolle. An 1. Stelle steht sicher das Bedürfnis nach Information. Dieses ergibt sich aber als Folge des Bedürfnisses nach Sicherheit oder Abbau von Angst und Furcht. Unsicherheit und Angst wirken wiederum als Stressoren auf den Patienten und behindern, wie oben gezeigt, u. U. den Heilungsprozeß. Weitere Faktoren beeinflussen ebenfalls das Angstniveau, so die Konstanz beim Personal, d. h. eine eindeutige Bezugsperson, die sich um den Patienten und seine Behandlung und Pflege kümmert und über ihn und seine Bedürfnisse Bescheid weiß. Ebenfalls wichtig ist der Kontakt zur Außenwelt, der Familie, den Kollegen und Freunden. Aber auch die Krankheit selbst beeinflußt die Angst; schwere, unheilbare Krankheiten erzeugen mehr Angst, aber u. U. auch Abklärungen, falls eine bösartige Krankheit vermutet wird (Abb. 11).

Neben diesem prädominanten Bedürfnis nach Sicherheit oder Abbau von Angst bestehen weitere psychosoziale Bedürfnisse. Das Bedürfnis nach Autonomie beinhaltet den Wunsch nach eigener Wahl und Entscheidung, zumindest nach Mitsprache und -entscheid bei allen den Patienten und seinen Körper direkt betreffenden Anordnungen. Von großer Wichtigkeit ist auch das Bedürfnis, anerkannt und akzeptiert zu werden, für „voll" genommen zu werden, mit Anstand und Würde behandelt zu werden, sowie der Wunsch nach Respektierung der Privatsphäre. Alle diese Bedürfnisse werden, wie die referierten Untersuchungen zeigen, nicht immer respektiert. Dies hängt u. a. auch mit den Prozessen und Strukturen im Krankenhaus zusammen. Deren Analyse ist das nächste Kapitel gewidmet.

5 Analyse der heutigen patientenbezogenen Strukturen und Prozesse

5.1 Einleitung

Nach dem Aufzeigen der Stellung und der Rolle des Patienten im Krankenhaus erfolgt nun die Analyse der am Patienten durchgeführten Leistungen und damit der zur Erbringung dieser Leistungen vorhandenen Strukturen und Prozesse. Naturgemäß setzt sich die auf der Gesamtkrankenhausebene bereits festgestellte Komplexität auf dieser Ebene fort, ja sie kommt hier erst richtig zum Ausdruck.

Abschnitt 5.2 gibt daher als Einstieg einen Überblick über die organisatorische Struktur aller an den patientenbezogenen Leistungsprozessen beteiligten Bereiche. Unter 5.3 wird im Detail auf die von diesen Bereichen erbrachten Leistungen und die dabei vorkommenden Prozesse und Prozeßabläufe eingegangen. Dabei wird gezeigt, daß eine Vielzahl außerhalb der Station liegender mehr oder weniger zentralisierter Bereiche die Arbeit auf der Station und damit den Tagesablauf und den gesamten Heilungsprozeß des Patienten maßgebend beeinflussen. Abschnitt 5.4 beschäftigt sich mit den zur Erbringung der Leistungen notwendigen Lenkungsprozessen, während in Abschnitt 5.5 einige der wichtigsten Ergebnisse der Analyse nochmals zusammengefaßt werden.

5.2 Organisatorische Gliederung

Die operationellen Einheiten, in denen die Patientenversorgung stattfindet, sind primär funktional, d. h. berufsständisch strukturiert. Es besteht sowohl auf der Stations- oder Bereichsebene als auch auf der Klinik- bzw. Institutsebene keine einheitliche Leitung aller an der Patientenversorgung beteiligten Dienste. Die in Abschnitt 3.4 dargestellte Matrixorganisation des Gesamtkrankenhauses setzt sich zwar in gewissen Bereichen auch auf der untersten Ebene fort (z. B. im Pflegebereich), in anderen ist das zumindest in der Realität nicht der Fall (sog. teilweise Matrixorganisation). Bisig argumentiert sogar, daß auch der Pflegebereich auf der Stationsebene außerhalb der Matrix stehe, in dem dieser nur der Klinikoberschwester als Matrixschnittstelle unterstellt sei.[1]

Wie aber in Abschn. 3.6 dargelegt wurde, sind die Ärzte zumindest in bezug auf Fragen der Diagnostik und Behandlung weisungsberechtigt gegenüber dem Pflege-

---

[1] Bisig (Spital-Leitungsorganisation), S. 209.

personal, so daß m. E. auch beim Pflegepersonal auf der Station eine teilweise Doppelunterstellung festgestellt werden muß. Dies wird auch in der Literatur, insbesondere für das Pflegepersonal, als eine der Besonderheiten des Krankenhauses dargestellt,[2] wobei Neuhauser diese Doppelunterstellung auf alle an der Patientenversorgung beteiligten Bereiche, wie Pflegebereich, Sozialarbeit, Diätberatung, Physiotherapie[3] ausdehnt.

Charakteristisch für den *ärztlichen Bereich* ist, daß, auch falls eine Doppelunterstellung besteht, beide übergeordneten Stellen demselben Berufsstand angehören. Es ist auch möglich, daß die Stelle eines ärztlichen Direktors gar nicht besteht, sondern daß alle oder ein Teil der Chefärzte Mitglieder der Krankenhausleitung sind.

Oft gilt für die *zentralen medizinischen Dienste* dasselbe wie für den ärztlichen Bereich, daß nämlich die Stelle des nichtärztlichen Leiters gar nicht besteht, sondern die betreffenden Berufsangehörigen allein dem jeweiligen fachlichen Leiter unterstellt sind. Dieser Zustand wird aber, wahrscheinlich bedingt durch die starke Zunahme dieser Personalgruppen, je länger desto mehr beanstandet und in Frage gestellt.[4]

Im *Versorgungsbereich* besteht wohl theoretisch ebenfalls eine Doppelunterstellung unter den Leiter Versorgung und den betreffenden Leiter der Klinik oder des Instituts. In der Praxis sind jedoch diese Bereiche nicht klinikbezogen strukturiert, sondern meist auf der Ebene des Gesamtkrankenhauses. Eine Ausnahme macht etwa der Haus- oder Reinigungsdienst, der klinik- oder stationsweise gegliedert sein kann. Dort ergibt sich de facto daher u. U. eine Doppelunterstellung unter den fachlichen Leiter und den Pflegedienst, oder zumindest ein Weisungsrecht des Pflegedienstes für ablaufbezogene Fragen auf der Station. Grund dafür ist die enge Verknüpfung der Reinigungsarbeiten mit den pflegerischen Tätigkeiten.

Die organisatorische Struktur der patientenbezogenen Bereiche kann daher schematisch wie in Abb. 12 dargestellt werden.

Zusammenfassend muß daher festgestellt werden, daß auf der Klinik- und Stationsebene die fach- und berufsorientierte Gliederung vorherrscht. Erst auf der höchsten Ebene, der Gesamtleitung, kommt es formal zur Verknüpfung der verschiedenen funktionalen Gruppen und Bereiche. Diese Gliederung berücksichtigt

Gegenwärtige funktionale Organisationsstruktur

Gesamtleitung			
Medizinische Fachbereiche	Medizinisch-technische Bereiche	Pflegebereich	Versorgungsbereich

---

[2] Vgl. z. B. Perrow (Hospitals), p. 957; Neuhauser (Hospital), S. 117 f.
[3] Neuhauser (Hospital), S. 118.
[4] Vgl. Buchmann (Integration); Becher (Dienste).

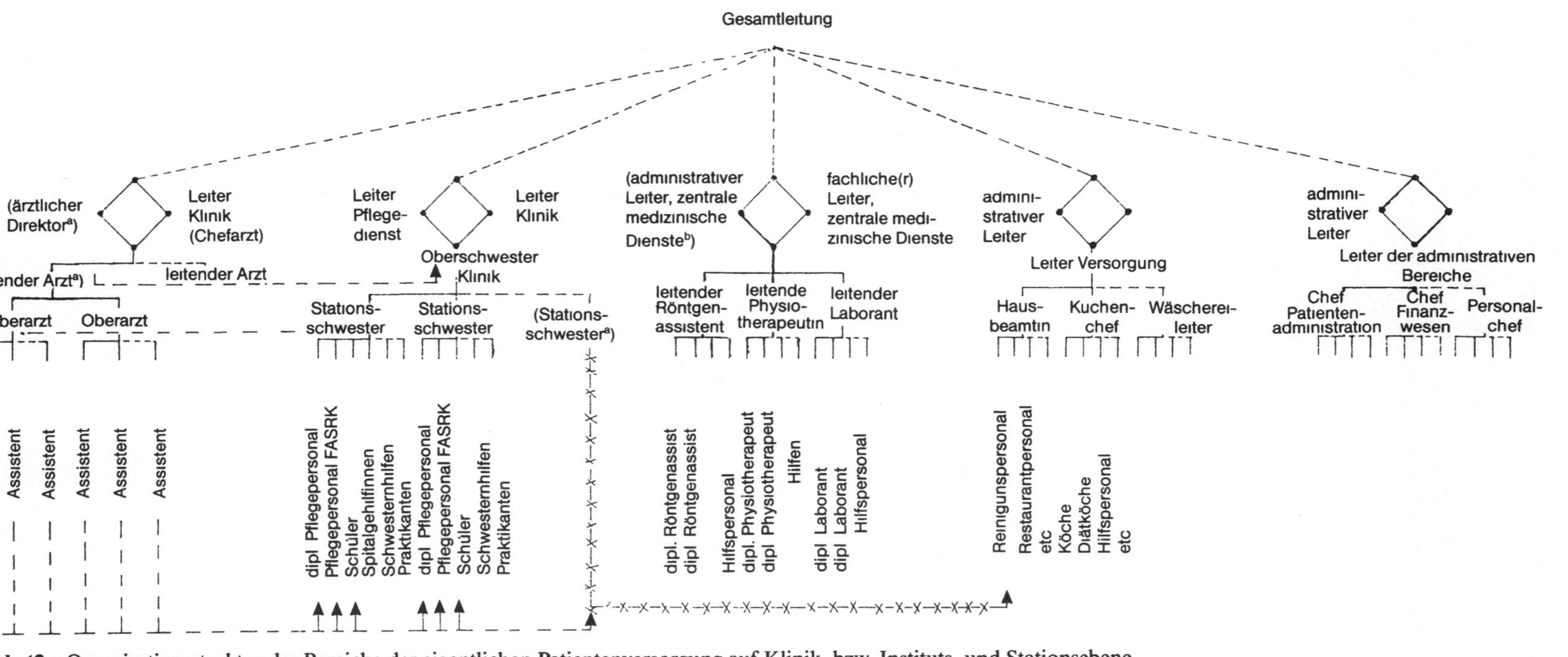

Abb. 12. Organisationsstruktur der Bereiche der eigentlichen Patientenversorgung auf Klinik- bzw. Instituts- und Stationsebene.
·–·– Weisungsrecht in Fragen der Unterordnung und Behandlung des Patienten
× – × – evtl. Weisungsrecht in Fragen des organisatorischen Ablaufs

m. E. die sich aus den patientenbezogenen Tätigkeiten ergebenden Abläufe und die dazu notwendigen Beziehungen zwischen den einzelnen Bereichen zu wenig, oder erschwert diese zumindest, da keine organisatorische Einheit besteht.

5.3 Patientenbezogene Leistungsprozesse

5.3.1 Die Prozesse im Überblick

Die im Rahmen der patientenbezogenen Leistungsprozesse benötigten Funktionen und die sich daraus ergebenden vielfältigen Einzelleistungen können nicht unabhängig voneinander betrachtet werden, da sie sich alle auf den Patienten beziehen. Dies geht aus Abb. 13 hervor, die einen ersten Überblick über den Patientenfluß als Ganzes gibt.

Charakteristisch für den patientenbezogenen Leistungsprozeß ist dabei die Ausrichtung auf die 4 Grundfunktionen Pflege, Diagnostik, Behandlung und Versorgung.[5] Von manchen Autoren werden zusätzlich die Funktionen der Isolierung sowie der Rehabilitation der Patienten und der medizinischen Forschung betont.[6]

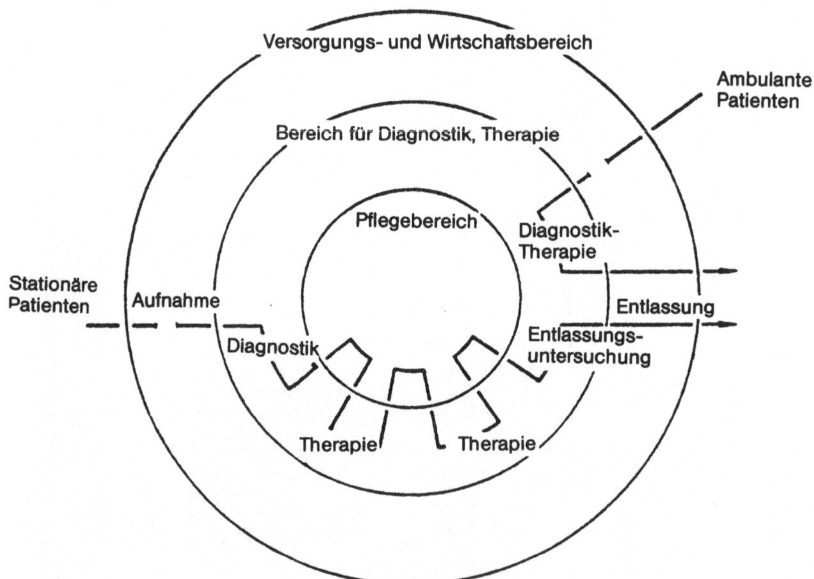

Abb. 13.   Der Patientenfluß. [Nach Frömming (Management), S. 34]

---

[5] Eichhorn (Krankenhausbetriebslehre I), S. 16.
[6] Vgl. z. B. Frömming (Management), S. 31 f.; Rohde (Soziologie), S. 177 ff.; Parsons (Definitions), p. 133.

Dabei wird die Funktion der Isolierung nicht nur auf psychisch Kranke und Patienten mit kontagiösen Krankheiten bezogen, sondern auch auf die Schonung oder den Schutz der Gesellschaft vor Krankheit als solcher. Die Funktion bezieht sich daher nicht auf den Leistungsprozeß am Patienten und wird aus diesem Grund nicht weiter berücksichtigt. Es sei aber darauf hingewiesen, daß die Haltung, wonach Krankheit eine soziale Abweichung ist,[7] zu der Forderung nach Isolierung der Patienten führen kann und damit für die z.T. sehr rigorosen Vorschriften und Regelungen im Krankenhaus mitverantwortlich ist. Die Rehabilitation wird unter die 4 genannten Grundfunktionen subsumiert, während die medizinische Forschung wiederum keine patientenbezogene Funktion in unserem Sinne ist und daher hier nicht weiter behandelt wird.

Der Heilungs- oder Versorgungsprozeß des einzelnen Patienten setzt sich aus einer ganz bestimmten, sich für jeden Patienten individuell ergebenden Abfolge von einzelnen Tätigkeiten im Rahmen der 4 Grundfunktionen zusammen. Das Krankenhaus als Ganzes kann aber seine primäre Aufgabe nur erfüllen, wenn alle 4 Grundfunktionen vorhanden und nach Bedarf abrufbar sind (s. Abb. 14).

Die pflegerische Funktion umfaßt in der allgemeinen Bedeutung alle Tätigkeiten, bei denen der Patient in solchen Handlungen unterstützt wird, die zur Gesundung, zur Linderung von Schmerzen oder zu einem friedlichen Tod notwendig sind, die er aber im Moment oder für dauernd nicht mehr selber ausführen kann. Dabei

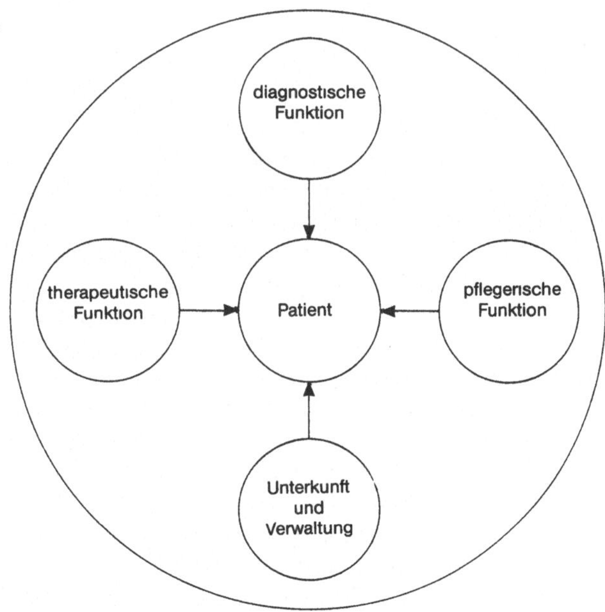

Abb. 14. Grundfunktionen des patientenbezogenen Leistungsprozesses

---

[7] Vgl. Parsons (Definitions).

geht es in erster Linie um die Erfüllung der *Grundbedürfnisse* des Kranken, die dieser nicht mehr wahrnehmen kann. Konkret handelt es sich dabei um die Unterstützung des Patients bei den folgenden Grundbedürfnissen oder Aktivitäten des täglichen Lebens:

Pflegerische Funktionen. [Nach Juchli (Krankenpflege 4), S. 85]

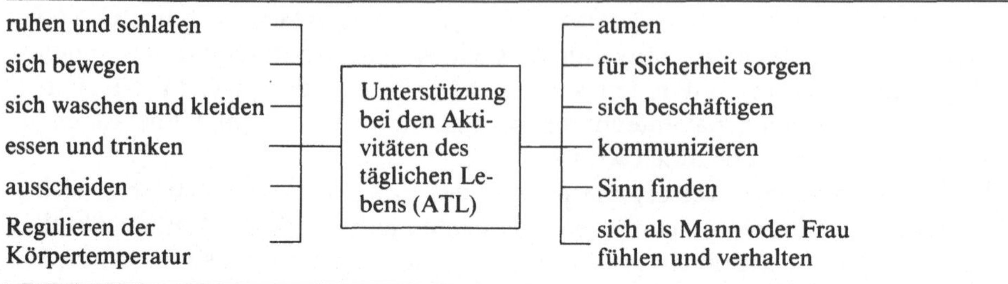

Meist wird unter der „Pflege" neben den oben genannten Funktionen der Grundpflege auch die *Behandlungspflege* verstanden. Diese umfaßt die *diagnostischen und therapeutischen Maßnahmen,* die das Krankenpflegepersonal nach Verordnung des Arztes durchführt oder bei denen es mitwirkt. Diese können Blutentnahmen, Injektionen, Infusionen oder Verbandwechsel sein, aber auch die Mithilfe bei Punktionen und Biopsien oder die Teilnahme an der Arztvisite umfassen. Im Rahmen der in diesem Abschnitt durchgeführten funktionalen und nicht berufsorientierten Analyse fallen diese Tätigkeiten aber unter die diagnostischen oder therapeutischen Funktionen.

Die *diagnostische Funktion* umfaßt alle diejenigen Tätigkeiten und Prozesse, deren Ergebnisse einen Beitrag zur Stellung der Diagnose leisten, d. h. der Frage, ob und in welchem Grade was für eine Krankheit bei einem bestimmten Patienten vorliegt. Die wichtigsten Teilfunktionen sind dabei die ärztliche Anamnese, also die Aufnahme der Vorgeschichte des Patients, der ärztliche Status oder die Untersuchung (Eintrittsuntersuchung), Labor- und Röntgenuntersuchungen sowie weitere Spezialuntersuchungen, wie Elektrokardiogramm (EKG), Elektronenzephalogramm (EEG) oder Endoskopien.

Unter die *therapeutischen Funktionen* fallen alle diejenigen Funktionen, die der Behandlung der Krankheit des Patients im engeren Sinn dienen, d. h. die darauf abzielen „krankheitsbedingte Zustände zu lindern bzw. zu heilen".[8] Dazu gehören z. B. die medikamentöse und operative Behandlung, physiotherapeutische und ergotherapeutische Maßnahmen, Bestrahlungen und Diäten.

Die *Funktion der Unterkunft und Verpflegung* (Versorgung) umfaßt einmal das Bereitstellen eines Bettes bzw. eines Zimmers für den Aufenthalt des Patients, schließt aber auch alle übrigen Hotelleistungen wie Essenszubereitung, Reinigungsarbeiten, Wäscheaufbereitung etc. ein.

Bereits diese kurze Beschreibung der Grundfunktionen, die im Krankenhaus vorhanden sein müssen, zeigt, daß die verschiedenen Funktionen nicht unabhängig voneinander betrachtet werden können und dürfen, sondern sich gegenseitig durch-

---

[8] Buser (Einflußstrukturen), S. 18, Fußnote 11.

dringen und vielfältig miteinander verknüpft sind, da sich ja alle Funktionen auf den Patienten als unteilbares Ganzes beziehen.

Betrachtet man den patientenbezogenen Leistungsprozeß im zeitlichen Ablauf, so ergeben sich die in folgender Übersicht dargestellten Teilfunktionen, wobei der Katalog im Einzelfall sicher noch zu erweitern wäre:

Katalog der Teilfunktionen des patientenbezogenen Leistungsprozesses. [Nach Wirth (Prozesse), S. 46]

Patientenaufnahme:	- Voranmeldung entgegennehmen
	- Patientenanmeldung einplanen und terminieren (Prioritäten, Vordiagnose)
	- Voruntersuchung (ambulante) vornehmen
Patienteneintritt:	- administrativ
	- medizinisch
Diagnose, Behandlung, Pflege:	- Festlegung Verfahren: Diagnose, Therapie, Pflege
	- Terminierung Ablauf: Diagnose, Behandlung, Pflege
	- - Anmeldung bei Behandlungseinrichtungen
	- - Transportanforderung
	- - Versorgungsanforderung (patientenspezifisch)
	- - Anforderung Seel-, Fürsorge
	- Vornahme der Diagnose, Therapie, Pflege
	- Protokollierung der Resultate und Leistungen
	- - Krankenblatt / Kardex
	- - Leistungserfassung
	- Information
	- - Patient
	- - Angehörige
Patientenübertritt:	- medizinisch, pflegerisch
	- administrativ
Patientenaustritt:	- medizinisch
	- - Orientierung der Patienten über Nachbehandlung, Nachkontrolle
	- - Kontakte und Absprachen mit
	- - - Hausärzten
	- - - spitalexterne Krankenpflege
	- - - Fürsorge und Sozialberatung
	- - Abschluß der Patientenunterlagen
	- administrativ
	- - Patientenakten abschließen, archivieren
	- - ärztlicher Schriftverkehr
	- - Leistungserfassung abschließen
	- - Bestattungswesen

Erst die dynamische Betrachtung zeigt aber die ganze Komplexität der Heilungsprozesse von Patienten, indem verschiedene der aufgezählten Funktionen ja mehrmals und durch verschiedene Spezialisten in verschiedenen Teilbereichen erbracht werden müssen. So wird bereits die Darstellung des Ablaufs der Behandlung und Pflege eines Patienten mit einer einfachen Operation (z. B. bei einer Leistenhernie) recht umfangreich.[9]

In der Folge werden zuerst die nicht auf der Bettenstation selbst durchgeführten Tätigkeiten und die Beziehungen zwischen diesen und der Station als Ganzes dar-

---

[9] Wilson u. Neuhauser (Services), pp. 26 ff.

gestellt (vgl. Abb. 15). Dabei muß zwischen den physischen Transporten und den Informationsflüssen unterschieden werden. Der Übersichtlichkeit halber sind nur solche Informationsflüsse separat eingezeichnet, die nicht zusammen mit den physischen Patientenflüssen verlaufen. Selbstverständlich muß bei jeder Patientenbewegung, die ja zum Zweck einer bestimmten, am Patient vorzunehmenden Handlung erfolgt, zuerst inhaltlich und zeitlich mit der entsprechenden Leistungsstelle festgelegt werden, was diese konkret am Patienten ausführen muß. Desgleichen müssen die Resultate der Untersuchung oder Behandlung wieder an die Station zurückgemeldet werden. Die schematische Darstellung kann daher nur einen kleinen Teil der vorhandenen Komplexität der Beziehungen wiedergeben. Sie zeigt die neben der Station an der Leistungserstellung beteiligten weiteren Funktionsbereiche.

Die Art der Leistungserbringung kann dabei in folgende Gruppen unterteilt werden:

1) Leistungserbringer kommt zum Patienten:
   - Arzt ⎫ engerer
   - Pflegepersonal ⎭ Stationsbereich
   - Seelsorge
   - Fürsorge
   - Hausdienst
   - z.T. Physiotherapie
   - z.T. Anästhesie
2) Patient geht zum Leistungserbringer:
   - Röntgen
   - Physiotherapie
   - Operationssaal inkl. Anästhesie
3) Probenmaterial des Patienten geht zum Leistungserbringer:
   - Labor
4) Lieferung von Material an den Patienten bzw. die Station:
   - Medikamente
   - Essen
   - Wäsche
   - Pflegematerial
   - Büromaterial

Die Aufzählung zeigt, daß die Leistungserbringung oft mit Transportleistungen, seien es Transporte von Patienten oder von Material, verbunden ist.

5.3.2 Patientenaufnahme

Die Aufnahme in das Krankenhaus kann auf verschiedene Weise erfolgen. Während die *Notfälle* nicht vorhersehbar sind und sich über 24 Stunden verteilen, sind die *regulären Patienteneintritte* im Prinzip planbar. Bei sehr hoher Bettenbelegung kann es allerdings vorkommen, daß regulär eintretenden Patienten kurzfristig wieder abgesagt werden muß, weil in der Zwischenzeit zu viele Notfälle aufgenommen werden mußten. In größeren Krankenhäusern besteht heute eine räumlich getrennte Notfallstation, wo die Patienten erst einmal untersucht und versorgt werden, um dann je nach Diagnose der entsprechenden Behandlung und Pflege zuge-

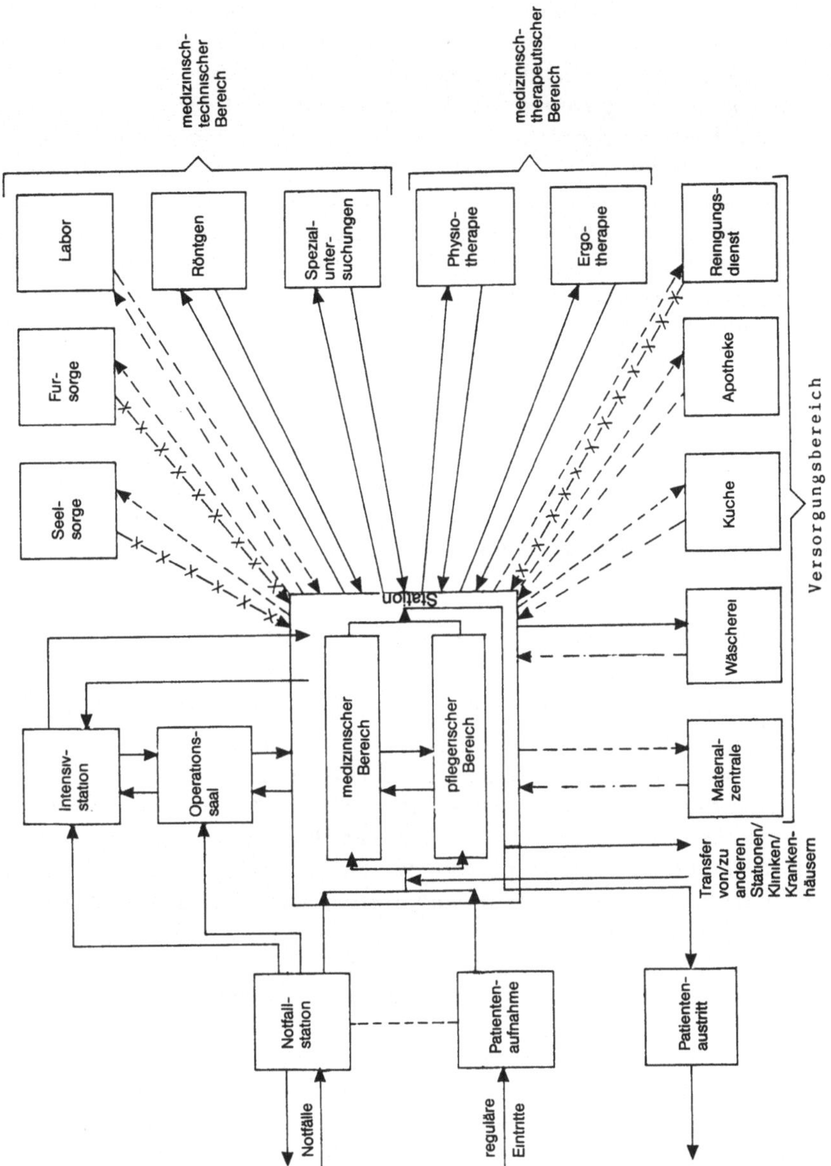

Abb. 15.   Am patientenbezogenen Leistungsprozeß beteiligte Funktionsbereiche.
———— Patientenfluß inklusive Information
- - - - - Informationsfluß
- · - · - · - Materialfluß
- × - × - Personal

führt zu werden. Dies kann die Intensivüberwachungs- oder -pflegestation, der Operationssaal oder direkt die normale Bettenstation sein. Unter Umständen ist auch eine ambulante Behandlung möglich.

Nicht notfallmäßig eintretende Patienten werden auf der Warteliste vorgemerkt und dann abgerufen. Sie werden beim Eintritt nach einer mehr oder weniger langen Aufnahmeprozedur direkt auf die Station gebracht, der sie aufgrund der Einweisungsdiagnose zugeteilt wurden. In vielen Krankenhäusern wird heute den Patienten das Aufnahmeformular zusammen mit der Patienteninformation bereits vor dem Eintritt nach Hause geschickt, damit diese alle nötigen Angaben in Ruhe im voraus machen können. Den ausgefüllten Bogen schicken sie dann an das Aufnahmebüro zurück oder bringen ihn beim Eintritt mit. Dies hat zu spürbaren Erleichterungen sowohl für die Patienten als auch für das Krankenhaus geführt. Die Patienten müssen nicht mehr an einem offenen Schalter ihre persönlichen Angaben machen und das Aufnahmebüro verfügt bereits beim Eintritt über alle benötigten Daten, insbesondere auch bezüglich des Kostenträgers und der Telefonnummer und Adresse der nächsten Angehörigen. Die vorzeitige Information erlaubt es auch, den Patienten und die Station bereits bei der Ankunft mit allen benötigten beschrifteten Formularen und Etiketten zu versehen.

5.3.3 Prozesse im Operationsbereich

Der Operationsbereich umfaßt die *operative Behandlung von Krankheiten,* d.h. der Operationssaal ist Teil des chirurgischen Fachbereichs (z.B. Allgemeinchirurgie, Orthopädie, Urologie, Gynäkologie und Geburtshilfe, Neurochirurgie, Augenheilkunde, Otorhinolaryngologie, Handchirurgie), gehört aber funktional zum medizinisch-technischen Bereich. Aus Gründen der Hygiene wird oft eine Trennung von aseptischen und septischen Operationen vorgenommen, so daß in gewissen Krankenhäusern räumlich und evtl. organisatorisch getrennte aseptische und septische Operationseinheiten bestehen.

Der Arbeitsablauf im Operationssaal ist komplex und vielschichtig, da verschiedene Personen und Dienste daran beteiligt sind. Dies geht auch bereits aus der Operationsvorbereitung des Patienten am Vortag hervor, die bereits eine Zusammenarbeit verschiedener Stellen bedingt.

Diese Komplexität führt u.U. dazu, daß der Operationssaal relativ häufig zum Kapazitätsengpaß wird, sei dies aus räumlichen (zu wenig Operationssäle) oder aus personellen Gründen (zu wenig Operateure oder anderes OP-Personal). Dabei muß auch beachtet werden, daß der Arbeitsablauf im Operationssaal nicht nur die eigentliche Operationszeit, sondern eine Reihe von Vorbereitungs- und Aufräumarbeiten umfaßt.[10] So macht im zitierten Beispiel die eigentliche Operationszeit nur gut 25% des Gesamtaufwands aus. Während gewisse Arbeitsabläufe parallel verlaufen, müssen andere zwingend abgeschlossen sein, damit der nächstfolgende Arbeitsschritt in Angriff genommen werden kann. Kleinere Verzögerungen bei Teilabläufen (z.B. beim Händewaschen) sind oft die Ursache für Störungen im Gesamtablauf.

---

[10] Borzutzki (Anwendung), S. 101.

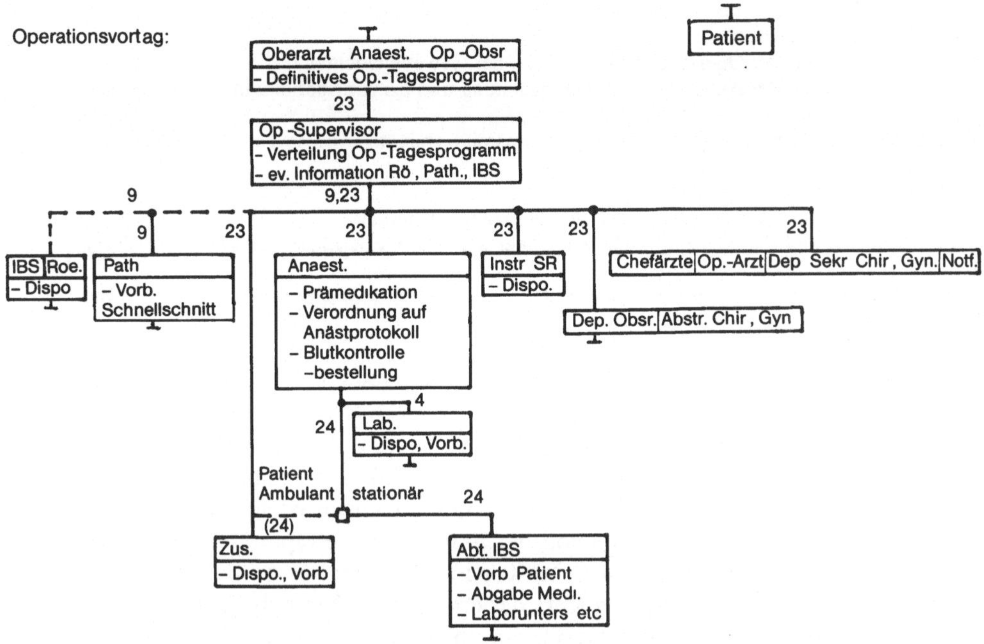

Abb. 16. Ablauf der Operationsvorbereitung. [Kantonsspital Baden (Arbeitsablaufplanung), S. 6]

Die erwähnte Komplexität des Ablaufs als Ganzes führt dazu, daß die Störanfälligkeit relativ groß ist und daß mehr oder weniger große Friktionen zwischen den chirurgischen Stationen und dem Operationssaal häufig sind. Dabei kann unterschieden werden zwischen Störfaktoren in der Zusammenarbeit von seiten der Operationsabteilung und von seiten der Station. Mögliche Störungen, die vom Operationsbereich ausgehen, sind:

1) fehlende oder ungenügende Information und Kommunikation,
2) mangelnde Organisation und Steuerung des OP-Programms,
3) Absetzen und Verschieben von Operationen,
4) fehlendes OP-Personal in der Schleuse für die Übergabe des Patienten von der Station,
5) nicht sachgerechte pflegerische Behandlung des Patienten von seiten der Operationsabteilung.[11]

Unter Punkt 1 fallen zu spätes oder unvollständiges Bekanntgeben des Operationsprogramms auf den Stationen und nicht rechtzeitige Bekanntgabe von Operationsverschiebungen. Die mangelnde Kooperation bei der Patientensteuerung (Punkt 2) kann zu Doppelbestellungen oder unterlassenen Aufbietungen führen. Eine wichtige Rolle in der Ablaufdisposition spielen Notfälle, die sofort versorgt werden müssen und das reguläre Operationsprogramm u. U. empfindlich stören können. Die Abhängigkeit der Operationsabteilung von den verschiedenen Berufsgruppen kann ebenfalls zu Störungen führen, wie einige der Fragen in der nachfolgenden Aufzählung zeigen:

---

[11] Loemke (Wege), S. 42.

- Kommt der Operateur pünktlich zum vorgesehenen Termin, oder muß die gesamte Operations-
mannschaft auf ihn warten?
- Wieviel Zeit benötigt der Operateur zum Zunähen der Gewebsschichten?
- Wieviel Zeit benötigt der Anästhesist zur Überwachung und bis zur Spontanatmung des Patien-
ten?
- Wieviel Zeit wird für die Entsorgung des Operationsraums benötigt? Entsorgung von Instrumen-
ten, Präparaten, Wäsche und Abfall?
- Wieviel Zeit wird für die Umlagerung des Patienten vom Operationstisch in sein Bett benötigt?
- Wieviel Zeit wird für die Reinigung des Operationsraums benötigt?
- Wieviel Zeit benötigt die Anästhesieschwester oder der Anästhesiepfleger für die Vorbereitung
der nächsten Narkose?
- Wieviel Zeit benötigen die Operationsschwester und der Operationspfleger für die sterile und
unsterile Vorbereitung der nächsten Operation?[12]

Da das unter Punkt 3 angeführte Absetzen und Verschieben von Operationen (v. a.
erst um die Mittagszeit) den Patienten sehr stark physisch (Hunger, Durst) wie auch
psychisch (Angst, Streß) belastet, sollte alles getan werden, um dies zu verhindern.
Die Häufung von externen, aber auch von internen Notfällen macht dies jedoch
manchmal unmöglich. Aus der Sicht des Patienten weiterhin wichtig ist die unter
Punkt 4 erwähnte Patientenübergabe von der Station an die Operationsabteilung.
Oft kommt es vor, daß der Patient allein im Korridor oder im Vorraum stehen gelassen wird oder werden muß, wobei er trotz der erhaltenen Prämedikation die meist
hektische Atmosphäre wahrnimmt, wodurch sich seine Angst vergrößert. Ein letzter, oft aber einschneidender Störfaktor besteht in der unsachgerechten Behandlung
des Patienten (Punkt 5). Darunter fallen ungenügende Verbände, fehlerhafte oder
gar nicht angeschlossene Drainagesysteme, aber auch, und dies wiegt schwerer, falsche Lagerungen während der Operation und ungenügende Informationen bei der
Übergabe des Patienten an die Station.

Die meisten Probleme in der Zusammenarbeit zwischen der Station und dem
Operationssaal ergeben sich aus Fehlern oder Unterlassungen bei der Operationsvorbereitung durch die Station. Dazu gehören z. B.

- Operationsgebiet ist nicht ausreichend rasiert,
- der Patient ist nicht gebadet oder gewaschen,
- der Bauchnabel ist unsauber,
- die Blase ist nicht entleert; kein Katheter bei großen Eingriffen,
- ungenügende Darmentleerung,
- die Zahnprothese ist nicht entfernt,
- sämtliche Nägel sind lackiert (mindestens einen Nagel freimachen),
- der Patient trägt kein offenes Hemd,
- die Haare sind nicht abgedeckt,
- der Patient trägt Schmuck und Uhr,
- der Patient ist nicht nüchtern (auch Kaugummi und Mineralwasser sind nicht erlaubt),
- die zu amputierenden Gliedmaßen sind nicht eingewickelt,
- das Blutprotokoll fehlt oder auch andere Formulare oder Röntgenbilder,
- die Fieberkurve oder das Krankenblatt fehlen, oder die Eintragungen sind unvollständig,
- Histologie-, Röntgen- und Bakteriologiezettel fehlen,
- der Patient ist ohne Prämedikation,
- der Patient hat noch nicht mit dem Narkosearzt gesprochen,
- es wurde keine Anästhesieanamnese erhoben,

---

[12] Loemke (Wege), S. 43.

- die Einwilligung zur Narkose fehlt,
- die Einwilligung zur Operation fehlt,
- am Bett ist keine Stationsbezeichnung.[13]

Die lange Liste zeigt einmal mehr die große Komplexität des Operationsablaufs, wobei Störungen in diesem Bereich den Patienten oft ganz direkt treffen und dadurch seinen Heilungsprozeß empfindlich beeinträchtigen können.

5.3.4 Prozesse im medizinisch-technischen Bereich

Prozeßablauf im Laborbereich

Unter *Laborbereich* werden hier diejenigen Bereiche verstanden, „in denen Blut und andere Körperflüssigkeiten oder Gewebeproben mit chemischen, morphologischen und mikrobiologischen Verfahren untersucht werden".[14] Im einzelnen fallen die klinische Chemie, die Hämatologie, die Serologie, die medizinische Mikrobiologie, aber auch die Pathologie, die Histologie und die Zytologie in diesen Bereich. Je nach Größe des Krankenhauses werden diese Fachbereiche zu größeren Laboreinheiten zusammengefaßt oder bilden – in Universitätskliniken – jeder einzelne einen eigenständigen Bereich (Abb. 17).

Aufgabe des Labors ist allgemein die Unterstützung der klinischen Tätigkeiten, d.h. es liefert Grundlagen für die Diagnose, aber auch für die Verlaufs- und Fortschrittskontrolle der Therapie.

Der Prozeßablauf im Labor ist im Prinzip für alle erwähnten Fachgebiete derselbe. Das entsprechende Probenmaterial wird dem Patienten abgenommen und

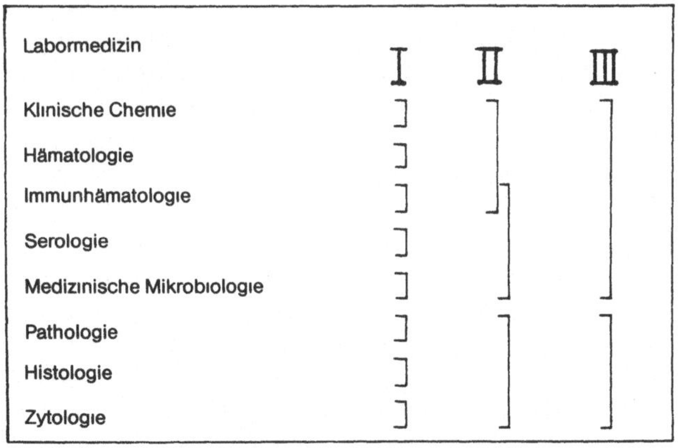

Abb. 17. Gliederung der Labormedizin. *I* Universitätskliniken, *II* größere nichtuniversitäre Krankenhäuser, *III* kleinere nichtuniversitäre Krankenhäuser. [Nach Keller (Organisation), S. 20]

---

[13] Loemke (Wege), S. 44f.
[14] Keller (Organisation), S. 20.

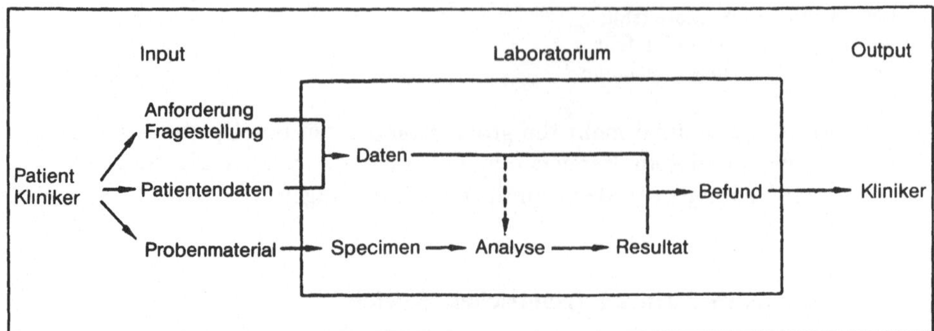

Abb. 18. Prozeßablauf im Labor. [Aus Büttner (Kommunikation), S. 387]

mit der jeweiligen Fragestellung in Form eines Leistungsauftrags und den persönlichen Patientendaten dem Labor zugestellt. Dort wird das Material mit den entsprechenden technischen Apparaten durch entsprechend ausgebildetes Fachpersonal analysiert und das Resultat in Form eines Befundes, d. h. als „interpretiertes Analysenresultat",[15] dem Arzt auf der Station wieder zugestellt.

Die Prozeßabläufe im Inneren des Labors sind in Abb. 18 stark vereinfacht dargestellt. Sie beinhalten einen mehrstufigen Prozeß, der sich von der Probenvorbereitung (Ansetzen der Proben mit den entsprechenden Reagenzien) über die Vornahme der eigentlichen Analysen in Serien (automatisierte Routineanalysen) oder von Einzelanalysen (Notfälle, Neueintritte) bis zur Auswertung in Form eines klinischen Befundes erstreckt, der interpretiert werden und verschiedene Eigenschaften und Bestandteile umfassen muß.[16] In verschiedenen Krankenhäusern war es bis vor einigen Jahren noch üblich, daß die Laborantinnen die Blutentnahmen auf den Stationen bei den Patienten vornahmen. Dies geschieht z. T. heute noch für die Kapillarblutentnahmen.[17] Die zunehmende Zentralisierung des Labors hat aber dazu geführt, daß die Vorbereitung und Durchführung der Proben durch das Pflegepersonal bzw. den Arzt, bei Biopsien oder Punktionen durch den Arzt erfolgt. Das Labor erbringt daher eine indirekte Dienstleistung für die Ärzte bzw. die Patienten, wobei der Output des Laborprozesses eine der Grundlagen für die Diagnosestellung oder Behandlung bildet. Dabei ergeben sich gewisse Probleme bezüglich der Anforderungen an den Prozeßablauf im Labor.

Aus der Sicht des Heilungsprozesses des Patienten ist es erwünscht, daß die Resultate der Laboranalysen möglichst rasch und zuverlässig erfolgen, damit die notwendige Therapie möglichst rasch begonnen oder den veränderten Umständen angepaßt werden kann. Damit der Patient am Morgen nicht allzu früh geweckt werden muß, sollten die Probenentnahmen nicht vor 7.00 Uhr vorgenommen werden

---

[15] Büttner (Kommunikation), S. 387.
[16] Büttner (Kommunikation), S. 887 f.
[17] Vgl. z. B. Kantonsspital Baden (Arbeitsablaufplanung), S. 25.

müssen.[18] Aus der Sicht der Optimierung des Prozeßablaufs im Labor hingegen wird eine möglichst gute Auslastung der technischen, aber auch der personellen Kapazitäten gefordert. Diese hängt von verschiedenen Faktoren ab. An 1. Stelle stehen sicher die Aufträge der Stationen, die je nach Wochentag stark variieren können. Daher ist es etwa üblich, gewisse nicht so häufige Analysen nicht täglich, sondern nur an bestimmten Wochentagen durchzuführen. Untersuchungen zeigen nämlich, daß eine erhebliche Senkung der Analyse- und Prozeßzeiten durch Erhöhung der Analysenzahl möglich ist. So wurde für 6 Blutzuckeruntersuchungen eine Arbeitszeit von 57 min gemessen, wobei fast 53% dieser Zeit auf technische und chemische Prozeßzeiten entfielen, während für *eine* Blutzuckeruntersuchung eine Analysenzeit von 42 min bei einem höheren relativen Prozeßanteil von 72% nötig war.[19] Aus Sicht des Labors ist daher eine Erhöhung der Analysenzahl, d. h. ein Zusammenfassen von möglichst vielen gleichartigen Analysen erwünscht. Dies bedingt aber u. U. größere Wartezeiten für die Station, bis das Resultat der Untersuchung vorliegt oder eben eine Einschränkung von bestimmten Analysen auf bestimmte Tage.

Diese sich durch die Automation ergebenden Bedingungen haben auch Auswirkungen auf den Arbeitsablauf, der aber, zumindest in seiner zeitlichen Fixierung, den neuen Bedingungen nicht oder nicht genügend angepaßt wurde. So ergaben Arbeitsablaufanalysen, daß v. a. morgens Leerlaufzeiten entstehen können, weil mit der Arbeit immer noch sehr früh begonnen wird[20] (vermutlich ein Relikt aus früheren Zeiten, als die Arbeit auf den Stationen bereits um 6.00 Uhr oder noch früher begann), was aber vom Laborpersonal auch erwünscht ist, da sich dadurch ein früherer Arbeitsschluß für das Personal ergibt. Andererseits muß jedoch gewartet werden, bis genügend Proben gleicher Art vorhanden sind, um die automatisierte Analyse wirtschaftlich vornehmen zu können. So wurde im untersuchten Beispiel mit der eigentlichen Routineanalytik erst sehr spät (um 10.00 Uhr) begonnen, was bedeutete, daß die Pausenzeiten überzogen wurden und ungünstig aufgeteilt waren. Dies war bedingt durch das Warten auf das Eintreffen der letzten Routineproben, obschon die Blutentnahmen auf den Stationen zwischen 6.00 Uhr und 8.00 Uhr mit der Spitze gegen 7.00 Uhr vorgenommen wurden. Oft betrug aber die Zeitspanne zwischen Blutentnahme und Probentransport bis zu einer Stunde. Auch wußte das Pflegepersonal nichts (oder wollte nichts wissen) von dem durch das Labor vorgegebenen Annahmeschluß.[21] Noch weniger dürften ihm – wie die persönliche Erfahrung in der Schweiz zeigt – die Gründe für diese Vorschrift bekannt sein. Als Folge dieser verspäteten Aufnahme der Routinetätigkeiten kam es auch zu einer sich verzögernden Bekanntgabe der Resultate, wobei die Stationen wiederum möglichst lange mit dem Holen der Befunde warteten, um möglichst alle Befunde auf einmal zu erhalten. Dies hatte zur Folge, daß die Resultate dem Stationsarzt vor Dienstschluß nicht mehr vorlagen.[22] Aufgrund dieses Beispiels ist es erklärlich, daß oft

---

[18] Vgl. Kap. 4.

[19] Wobbe u. Kaminsky (Anwendung), S. 884.

[20] Vgl. z. B. Heihn u. Nothvogel (Laororganisation); Wobbe u. Kaminsky (Anwendung).

[21] Heihn u. Nothvogel (Laororganisation), S. 63.

[22] In der Schweiz dauert die Arbeitszeit der Assistenzärzte länger. Trotzdem sind die Laborresultate aber oft erst so spät bekannt, daß eventuelle Maßnahmen erst am nächsten Tag ergriffen werden können, oder durch Verordnungen nach 18.00 Uhr noch in die Wege geleitet werden müssen.

Klagen bezüglich der optimalen Funktion der Laboratorien laut werden, wobei Büttner diese Probleme in erster Linie auf die sich aus der Zentralisierung der Laborleistungen ergebenden Kommunikationsstörungen zwischen Station bzw. Klinik und Labor zurückführt.[23] Er unterscheidet gemäß dem seiner Analyse zugrunde gelegten Modell der Kommunikation von Weaver[24] Störungen auf 3 Ebenen. Auf der *technischen Ebene* erfolgt die eigentliche Übermittlung der Proben und der Befunde durch Boten, Rohrpost oder Telefon. Störungen auf dieser Ebene sind bedingt durch zu seltene Botengänge, aber auch durch Fehler bei der telefonischen Übermittlung von Resultaten.[25] Auf der *semantischen Ebene* wird der Informationsgehalt des Befunds übertragen. Hier können, wie folgende Übersicht zeigt, eine ganze Reihe von Störungen auftreten.

Ursachen für Störungen auf der semantischen Ebene. [Nach Büttner (Kommunikation), S. 888]

- Teilweise unkorrekte oder unvollständige Patientenidentifikation,
- unvollständige Resultate,
  Gebrauch von Abkürzungen,
- Abweichungen von der standardisierten Prozedur für die Probennahme,
- Über- oder Unterschätzung der analytischen Zuverlässigkeit,
- nichtzutreffende Referenzwerte,
- ungeeignete Entscheidungsgrenze bei der Transversalevaluation,
- Nichtbeachtung intraindividueller Variation,
- inkorrekte Information über den diagnostischen Anwendungsbereich des Tests,
- zu viele Daten,
- Mehrfachanalysenergebnisse (Profil) ohne angemessene Evaluation (multivariate statistische Methoden).

Auf Störungen auf der semantischen Ebene weist auch Keller[26] hin, der fordert, daß dem Labor diagnostische Fragestellungen oder bereits bestehende Befunde mitgeteilt werden, damit die Resultate der Analysen richtig interpretiert werden können. Auch auf der 3. Ebene, derjenigen des *Informationseffekts* können schwerwiegende Mängel in der Kommunikation auftreten, die die notwendige Therapie verhindern oder verzögern können.

Störende Einflüsse auf den Effekt eines Befundes. [Nach Büttner (Kommunikation), S. 888]

- Verzögerter Befund
- Zu viele Daten, unzureichende Datenpräsentation
- Schlechte analytische Zuverlässigkeit des Laboratoriums in der Vergangenheit
- Schwierigkeiten bei der Interpretation von Mehrfachtestbefunden
- Fehlendes „statistisches Denken"
- Fehlender Dialog zwischen klinischem Chemiker und Kliniker

Die hier beschriebene Problematik ist in ihren Grundzügen nicht nur für die Beziehungen zwischen dem Labor und der Station charakteristisch, sondern gilt auch für weitere Bereiche, die zentrale Dienstleistungen erbringen. Dem Einsatz von neuen technischen Verfahren und die damit verbundene Zentralisierung der entsprechen-

---

[23] Büttner (Kommunikation), S. 887.
[24] Shannon u. Weaver (Communication).
[25] Vgl. auch Kernaghan (Clinical Lab), p. 78.
[26] Keller (Organisation), S. 27.

den Funktionen folgte nicht die entsprechende interne Anpassung an die Arbeitsabläufe, aber auch an veränderte Bedingungen auf den Stationen wie z. B. späterer Arbeitsbeginn des Pflegepersonals und damit spätere Bereitstellung der Proben etc.

Prozeßablauf im Röntgen

Der Röntgenbereich umfaßt grundsätzlich die Funktionen *Röntgendiagnostik* und *Röntgentherapie,* wobei neben den traditionellen Methoden auch die *Nuklearmedizin* an Bedeutung gewonnen hat. In den letzten Jahren haben sowohl der Ultraschall wie der Computertomograph zum Teil die traditionellen Röntgenverfahren ersetzt, zum Teil werden sie als zusätzliche Diagnostikhilfsmittel eingesetzt. Die Röntgendiagnostik hat die Aufgabe, die klinischen Tätigkeiten, insbesondere die Diagnosestellung, aber auch die Fortschrittskontrolle im Heilungsprozeß zu unterstützen. Die Röntgentherapie (Bestrahlungen etc.) leistet einen Beitrag zur Behandlung bestimmter Krankheiten.

Aufgrund des Aufgabenkatalogs[27] kann der Prozeßablauf im Röntgen allgemein wie in Abb. 19 dargestellt werden.

Aus der in Abb. 19 wiederum stark vereinfachten Darstellung ist ersichtlich, daß der Patient im Gegensatz zum Labor im Röntgen anwesend sein muß, damit die Untersuchung oder Behandlung durchgeführt werden kann. Gerade daraus ergeben sich Probleme, die ähnlich für alle zentralisierenden Untersuchungs- und Behandlungsbereiche mit Patientenanwesenheit gelten.

Arbeitsablaufuntersuchungen haben gezeigt, daß die Zeitdauer für die eigentliche Untersuchung oder Behandlung sehr kurz ist im Vergleich zu den sich ergebenden Transport-, Warte- und Vorbereitungszeiten für die Patienten.[28]

Die Transport- und Wartezeiten betragen normalerweise ein Vielfaches der Zeiten für die eigentliche Untersuchung, wobei insbesondere die oft langen Wartezeiten Gegenstand von Klagen von Seiten der Patienten wie auch des Pflegepersonals, und, aus anderer Sicht, auch des Röntgenpersonals sind.[29] Dies hat verschiedene Gründe. Vor allem bei kurzen Untersuchungen, die keine spezielle Vorbereitung

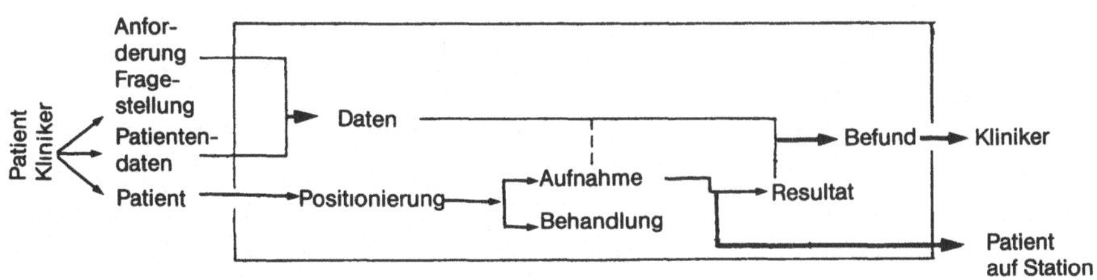

Abb. 19. Prozeßablauf im Röntgen

---

[27] Vgl. z. B. Wobbe u. Kaminsky (Datenerfassung); Dickinson (Patient).
[28] Wobbe u. Kaminsky (Datenerfassung).
[29] Vgl. z. B. Ferron et al. (Radiology); Dickinson (Patient); Wobbe u. Kaminsky (Datenerfassung), S. 445.

benötigen (z. B. Thoraxaufnahmen) werden die Patienten auf Abruf durch das Röntgen bestellt. Dies führt oft dazu, daß der Abruf erst erfolgt, wenn freie Kapazitäten im Röntgen bestehen, wobei nicht bedacht wird, daß der Patient u. U. noch aus dem Bett aufgenommen, angekleidet, in den Rollstuhl gesetzt und von einer Person in die Röntgenabteilung gefahren werden muß, was oft 10–15 min in Anspruch nimmt. In der Zwischenzeit entstehen Wartezeiten für das Röntgenpersonal. Wenn der Patient endlich eingetroffen ist, muß er wieder warten, weil in der Zwischenzeit ein anderer Patient, der mobiler ist, aufgeboten wurde. Der beschriebene Ablauf stört auch den Arbeitsablauf auf der Station und evtl. den Transportdienst, indem diese Tätigkeiten nicht vorausgesehen und geplant werden können.

Ein weiteres Problem ergibt sich daraus, daß die Patienten für eine Reihe von Untersuchungen nüchtern sein müssen. Daher werden diese meist größeren Untersuchungen (z. B. Magen-Darm-Röntgen) auf den Arbeitsbeginn am Morgen angesetzt und führen dort zu einer Spitzenbelastung,[30] die bei Störungen oder nicht ganz problemlosem Untersuchungsablauf ebenfalls wieder zu Wartezeiten führen kann. Interne Wartezeiten können auch entstehen, wenn der zuständige Facharzt nicht abkömmlich ist, um seine Arbeiten durchzuführen, was wiederum Folgen für den ganzen Ablauf hat.

Die dargestellte Problematik gilt in ihren Grundzügen für alle aus der Station ausgegliederten Untersuchungs- und Behandlungsbereiche, die ihre Tätigkeit direkt am Patienten ausüben. Hinzu kommen die bereits auf S. 100 beschriebenen Probleme bezüglich der Kommunikationsstörungen zwischen Klinik bzw. Station und den zentralisierten Funktionsbereichen, die auch in diesen Bereichen eine Rolle spielen können.

5.3.5 Prozesse in den medizinisch-therapeutischen Bereichen

Der Bereich der Medizintherapie umfaßt im Krankenhaus in erster Linie die Physiotherapie oder physikalische Therapie sowie evtl. weitere Therapien wie Ergotherapie und Aktivierungstherapie.

Die *physikalische Therapie* wendet vorwiegend „Wärme, Kälte, Druck des Wassers und andere mechanische Kräfte (z. B. bei Massage und Krankentherapie) sowie elektrische und strahlende Energie"[31] an. Die gebräuchlichsten Therapieverfahren sind verschiedene Bäder (medizinische Zusatzbäder, hydroelektrische Bäder, Darmbäder, hydrotherapeutische Anwendungen, Saunabäder, Dampf- und Heißluftraumbäder), Wärmebehandlungen, Eisbehandlungen, Heilpackungen, Inhalationen, Unterwasserstrahlmassagen, Massagen, Extensionsbehandlungen und Bewegungstherapie.[32] Zweck der verschiedenen Therapieverfahren ist es, die gestörten Funktionen des Bewegungsapparats zu verbessern bzw. wiederherzustellen, aber auch zur Schmerzlinderung beizutragen.[33]

---

[30] Conine u. Aders (Costs), p. 30.
[31] Deutsche Gesellschaft für das Badewesen (Leistungsbeschreibung), S. 331.
[32] Deutsche Gesellschaft für das Badewesen (Leistungsbeschreibung), S. 331.
[33] Graber (Aufgabenbereich), S. 45.

Der Prozeßablauf sowohl in der Physiotherapie wie auf der Station wird durch die Tatsache beeinflußt, daß es sich oft um immobile oder teilweise immobile Patienten handelt. So können Vorbereitungs- und Transportzeit wiederum ein Mehrfaches der effektiven Behandlungsdauer ausmachen. Dies insbesondere, wenn die Bewegungstherapie im Vordergrund steht. Hinzu kommt, daß die Zeitdauer, während der stationäre Patienten durch die Physiotherapeutin behandelt werden können, durch verschiedene Rahmenbedingungen eingeschränkt ist. So sollte die Behandlung womöglich nicht während der Essens- bzw. Besuchszeiten stattfinden. Da die Vorbereitungszeit (Waschen, Anziehen) am Morgen bei diesen Patienten oft auch ins Gewicht fällt, kann die Behandlung meist nur von ca. 8.30 Uhr bis 11.00 Uhr und von ca. 14.30 Uhr bis 17.00 Uhr erfolgen. Die übrige Arbeitszeit muß durch ambulante Patienten abgedeckt werden oder es entstehen schlechte personelle Kapazitätsauslastungen in der Physiotherapie.

Zu diesen Problemen hinzu kommen die bereits dargelegten Problemkreise der Behandlung auf Abruf sowie der allgemeinen Kommunikationsstörungen, die sich aus der Ausgliederung und Zentralisierung ergeben. Allerdings ist es bei einem Teil der physikalischen Behandlung möglich, diese auf der Station durchzuführen, so daß der Kontakt zwischen Physiotherapeutin und Pflegepersonal eher möglich ist, sofern wenigstens immer die gleiche Physiotherapeutin den Patienten behandelt und auch das Pflegepersonal relativ stabil ist.

Die *Ergotherapie* ist ein relativ neuer selbständiger Therapiebereich, der v.a. in der Rehabilitation eine Rolle spielt. Dabei stehen die folgenden Funktionen im Vordergrund: Selbsthilfetraining (Essen, Waschen, Anziehen, Toilettentraining, Aufstehen, evtl. Gehen), Verbesserung von Bewegungsfunktionen durch gezielte ergotherapeutische Maßnahmen, Aktivierung, Einsatz von Hilfsmitteln, Schienen etc., Training für die Rückkehr nach Hause.[34] Diese Aufzählung zeigt bereits, daß die Ergotherapeutin sowohl auf der Station als auch zentral in der Ergotherapie arbeitet, wobei die Behandlungsdauer meist ½–1 h, bei Gruppentherapie eventuell auch länger ist.

Die bereits beschriebenen Probleme treten daher in diesem Bereich meist weniger ausgeprägt auf. Dafür ergeben sich durch die sehr starke Verknüpfung der Arbeit mit der Pflege u. U. Probleme bei der Abgrenzung der Arbeit. Die Ergotherapie ist m. E. ein gutes Beispiel für die starke Auffächerung der Behandlungtätigkeiten in den letzten 2–3 Jahrzehnten, indem sie weitgehend Arbeiten übernommen hat, die früher das Pflegepersonal, allerdings nicht in dieser Breite und Tiefe ausführte.

5.3.6 Prozesse im Versorgungsbereich

Charakteristisch für die Bereiche der Versorgung – ausgenommen den Haus- oder Reinigungsdienst, der bezüglich der Station einen besonderen Stellenwert einnimmt – ist, daß sie Güter an die Station abgeben, die dem Patienten direkt (z. B. Medikamente oder Essen) oder indirekt (z. B. Pflege- oder Büromaterial) zugute kommen.

---

[34] Hoppe (Ergotherapie), S. 496.

Haus- oder Reinigungsdienst

Er ist derjenige Bereich, der am engsten mit den auf der Station selbst ablaufenden Prozessen verknüpft ist, wobei aber die Tätigkeit des Hausdienstes als Ganzes weit über die Station hinausgeht, da heute eine Vielzahl von weiteren Räumen und Gebäuden zu reinigen ist.[35] Im Gegensatz zur Reinigung außerhalb des Krankenhauses stehen im Krankenhaus neben der Schmutzentfernung Fragen der Hygiene und Desinfektion im Vordergrund.

Heute bildet der Hausdienst auf den Stationen einen eigenständigen Bereich, der einer eigenen Leistung, meist einer Hausbeamtin, unterstellt ist.[36] Dies im Gegensatz zu früher, wo das sog. „Officemädchen" dem Pflegedienst unterstellt war und auch weitgehend in diesen integriert war.[37] Heute sind entweder einzelne Angehörige des Hausdienstes fest einer Station zugeteilt oder es bestehen sog. „Reinigungskolonnen", die nach einem genauen Plan von Station zu Station ihre Arbeit funktional verrichten.

Der Hausdienst ist in jedem Fall der am engsten mit dem Ablauf auf der Station verknüpfte Bereich, da sowohl die Reinigungsarbeiten in den Patientenzimmern wie in den Nebenräumen zur gleichen Zeit wie die Arbeit der Ärzte und v. a. des Pflegepersonals geschieht, was oft zu Kollosionen führt. Dabei muß der Hausdienst meist hintanstehen, d. h. warten, bis die betreffenden Räume frei sind. Dies bedeutet für diese Mitarbeiter, die heute auch bestimmte Leistungsvorgaben zu erfüllen haben, eine z. T. starke Belastung. Reibereien zwischen dem Pflege- und dem Hausdienst sind daher oft die Folge. In manchen Krankenhäusern hat darum das Pflegepersonal ein Weisungsrecht in bezug auf den Ablauf, damit die Arbeiten der beiden Berufsgruppen geordnet und koordiniert nebeneinander ablaufen können.[38] Weitere Probleme können entstehen, falls der Hausdienst seine Arbeit am Wochenende einschränkt oder ganz einstellt. Dies bedeutet, daß das Pflegepersonal die notwendigen Reinigungsarbeiten übernehmen muß.

Apotheke

Die Apotheke liefert der Station die benötigten Medikamente. Größere Spitäler verfügen dabei über eine eigene Apotheke, die z. T. auch Produkte selbst herstellt. Meist kann einmal täglich eine reguläre Bestellung durch die Station erfolgen, die noch gleichentags durch die Apotheke erledigt wird. Im Gegensatz zu anderen Ländern[39] ist in der Schweiz bis heute die gezielte patientenbezogene Medikamentenabgabe direkt durch die Apotheke nicht üblich, sondern die Station verfügt über

---

[35] Vgl. zur Aufgabe und Organisation des Hausdienstes z. B. Rytz (Aufgabe), S. 17 ff.

[36] Heute gibt es auch die Form der spitalexternen Reinigung, vgl. dazu Müller (Reinigung), S. 36 ff.

[37] Bis in die ersten Jahrzehnte dieses Jahrhunderts gehörten die Putz- und Abwascharbeiten zum Aufgabenbereich des Pflegepersonals.

[38] Die Verfasserin hat erlebt, wie mit einfachen Mitteln diese Koordination gefördert werden kann. Sobald das Pflegepersonal seine Arbeit in einem Patientenzimmer beendigt hatte, stellte es den Papierkorb vor die Türe, so daß das Hausdienstpersonal wußte, daß das Zimmer gereinigt werden konnte.

[39] Vgl. z. B. Kraegel et al. (Systems), p. 126 ff.

einen Bestand von normalerweise benötigten Medikamenten. Falls nicht vorhandene Medikamente notfallmäßig benötigt werden, erfolgt eine Einzelbestellung und -abgabe. Das Pflegepersonal nimmt dann die Medikamentenbereitstellung und -verabreichung an die Patienten vor. Dies mag auch mit der, bis auf wenige Ausnahmen, pauschalen Verrechnung der Medikamente zusammenhängen. Folge dieser Organisationsform kann sein, daß Medikamente zu lange oder unsachgemäß auf der Station aufbewahrt werden.

Mahlzeitenversorgung

Die Küche ist meist für die gesamte Essensversorgung der Patienten verantwortlich, d.h. sowohl für die Normal- wie die Diätkost und die Haupt- und eventuellen Zwischenmahlzeiten.[40] Meist wird die Diätkost separat durch speziell ausgebildete Diätköche hergestellt, wobei heute die Anzahl und Art der verschiedenen Diäten eher kleiner ist als früher, da allgemein mehr Wert auf eine neuzeitliche Ernährung gelegt wird. In gewissen Krankenhäusern kann zwischen 2 (oder mehr) Menüs gewählt werden. Da die Aufgabe des Eruierens der Wünsche des Patienten meist dem Pflegepersonal zufällt und dort Mehrarbeit verursacht, wird die Befragung aber oft vergessen oder es wird gar nicht auf diese Möglichkeit hingewiesen. Meines Erachtens wird heute, trotz der vorhandenen Möglichkeiten, eher weniger auf die individuellen Wünsche und Bedürfnisse des Patienten eingegangen, da das Tablettsystem eine Vorausbefragung der Patienten bedingt. Das alte System hingegen – das auch seine großen Nachteile hatte – ermöglichte es, in einem gewissen Rahmen während des Essenverteilens die Wünsche des Patienten zu berücksichtigen. Oft fehlt auch das Feedback über das Essen an die Küche, ja sogar an das Pflegepersonal.[41] Dabei gehört das Essen für die Patienten im Krankenhaus, wie die Verfasserin aus eigener Erfahrung weiß, zu den Hauptereignissen. Problematisch sind oft die Essenszeiten, die von den verschiedensten Bedingungen abhängen.[42] Ein weiteres Problem entsteht manchmal dadurch, daß durch das heute übliche Tablettsystem auf der Station selbst praktisch keine Eßwaren außer evtl. Zwieback vorhanden sind. Falls außerhalb der normalen Essenszeiten ein Essen benötigt wird (z.B. bei Eintritten, geänderten ärztlichen Verordnungen), ist dies praktisch ein Ding der Unmöglichkeit und der Patient hat die nächste reguläre Essenszeit abzuwarten.[43]

Wäscheaufbereitung

Die *Wäscherei* gehört zu denjenigen Versorgungsbereichen, die an gewissen Orten aus dem Krankenhaus ausgegliedert sind. Die Wäscheaufbereitung wird in diesen

---

[40] In gewissen Krankenhäusern wird der „berühmte" Spitaltee auf den Stationen selbst zubereitet.

[41] Vgl. als gutes Beispiel: Erb et al. (Pflegegruppe), S.19, wo das Pflegepersonal zusammen mit einigen Patienten einen lobenden Brief an die Küche schrieb, und als Folge der Küchenchef persönlich noch am selben Nachmittag sich auf der Station bedankte, notabene in einem Krankenhaus mit fast 1000 Betten.

[42] Vgl. dazu die Detailausführungen auf S.111.

[43] Die Verfasserin hat erlebt, daß ein Patient jeden Abend nach dem regulären, aber für ihn sehr früh angesetzten Abendessen, sich nochmals in der Kantine des betreffenden Krankenhauses verpflegte.

Fällen durch spezialisierte Großbetriebe vorgenommen. In vielen Krankenhäusern wird aber die Schmutzwäsche vorsortiert, um versehentlich in die Wäsche geratene Fremdteile entfernen zu können. Die Verteilung der Wäsche auf die Stationen geschieht heute aufgrund von Vergangenheitsdaten sowie auf Bestellung durch die Station. Die Wäsche wird in der Wäscheverteilung direkt in spezielle Wäschewagen eingeordnet. Auf der Station wird die Wäsche direkt in diesen Wagen aufbewahrt, wobei die Wagen periodisch ausgewechselt werden. Dadurch kann das früher übliche Umladen der Wäsche auf der Station durch das Pflegepersonal eliminiert werden.

Materialversorgung

Die Materialzentrale ist meist für sämtliches Pflege- und Büromaterial, das auf der Station benötigt wird, zuständig. Vielfach erfolgt die Bestellung einmal wöchentlich, wobei Spezialmaterial für bestimmte Patienten auch zwischendurch angefordert werden kann. Auch das Pflegematerial wird, wie die Medikamente, pro Station und nicht pro Patient angeliefert, da nur in Ausnahmefällen die Verrechnung separat pro Patient erfolgt.

5.3.7 Prozesse auf der Station

Der Stationsbereich eines Krankenhauses umfaßt Gruppierungen von Patientenzimmern sowie Neben- und Diensträume, die den stationären Aufenthalt einer bestimmten Zahl von Patienten, meist mit Krankheiten desselben medizinischen Fachbereiches, erlauben.[44] Die Größe der Station kann sehr unterschiedlich sein, umfaßt aber meist zwischen 20 und 50 Betten. In größeren Krankenhäusern sind mehrere Stationen desselben medizinischen Fachgebiets zu einer Klinik zusammengefaßt. Spezialstationen, wie die Intensivstation oder Notfallstation mit Betten, unterliegen grundsätzlich denselben Gesetzmäßigkeiten und werden nicht separat behandelt. Normalerweise wird der Patient aufgrund seiner Eintrittsdiagnose auf die seiner Krankheit entsprechende Station eingewiesen, um dort bis zu seiner Entlassung aus dem Krankenhaus zu bleiben. In Ausnahmefällen sind aber Verlegungen auf eine andere Station bzw. Klinik oder ein Heim inner- und außerhalb des Krankenhauses möglich. Eine Gruppe von Pflegepersonen sowie ein oder mehrere Ärzte sind der Station fest zugeteilt. Sie übernehmen die ärztliche und pflegerische Versorgung der auf der Station liegenden Patienten. Zu den Patienten auf die Station kommen meist auch der Seelsorger und die Sozialarbeiterin, ebenso z.T. die Physiotherapeutin.

Prozeßablauf als Ganzes

Bei Patienten, die regulär ins Krankenhaus eintreten, erfolgen die ersten diagnostischen Abklärungen, die Abklärung der Pflegebedürfnisse, die sich daraus ergebenden Pflegehandlungen und ein Teil der therapeutischen Maßnahmen auf der Sta-

---

[44] Vgl. Studie über das Pflegewesen in der Schweiz (Wegleitung), S. 51.

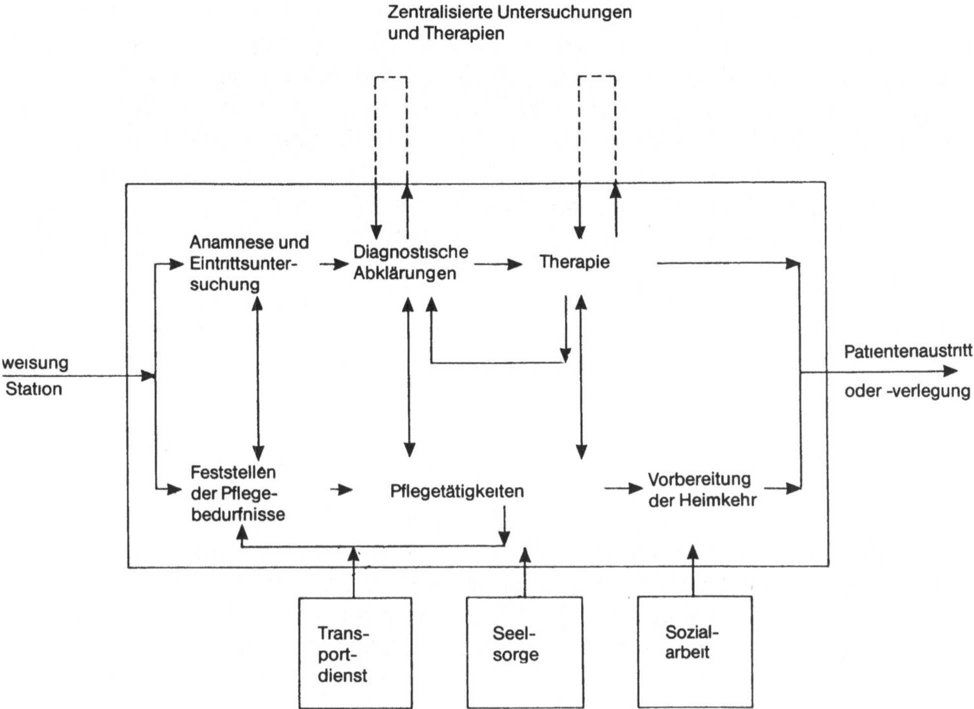

Abb. 20. Prozeßablauf auf der Station

tion. Die schematische Darstellung des Prozeßablaufs kann in verschiedene Teilabläufe untergliedert werden, die einerseits vom Arzt, andererseits vom Pflegepersonal ausgeführt werden (s. Abb. 20).

Beim Eintritt des Patienten wird durch den Assistenzarzt die *ärztliche Anamnese* (Vorgeschichte) erhoben, d. h. es werden die für die Diagnosestellung relevanten Daten und Informationen durch Befragung des Patienten und/oder seiner Angehörigen gesammelt. Die Untersuchung soll Aufschluß über Krankheitszeichen oder -symptome gegen, die durch Beobachten, Tasten oder Auskultieren feststellbar sind. Je nach den Resultaten der ärztlichen Anamnese und der Untersuchung verordnet der Arzt weitere Untersuchungen, die der *Abklärung der Krankheit* des Patienten dienen (Labor-, Röntgen-, Spezialuntersuchungen). Aufgrund der Ergebnisse sämtlicher Abklärungen ergibt sich die (vorläufige) Diagnosestellung und die zur Behandlung der Krankheit notwendige *Therapie.* Diese kann u. U. auf der Station selbst durchgeführt werden (z. B. medikamentöse Therapie) oder muß unter Einbeziehung von spezialisierten Therapieeinheiten (z. B. Operationssaal, Physiotherapie, Röntgentherapie) außerhalb der Station erfolgen. Dabei dient die ärztliche Visite der Fortschrittskontrolle der Therapie und des Zustands des Patienten sowie der notwendigen Anpassung der Therapie an den geänderten Zustand.

In der *Pflege* geht es ebenfalls darum, zuerst Informationen über den Patienten, seine Möglichkeiten und seine Einschränkungen zu sammeln, um den Grad der Hilfsbedürftigkeit zu ermitteln und die notwendige pflegerische Hilfe festzulegen.

Wie das Beispiel der Checkliste zur Informationssammlung im Rahmen der Pflegeplanung zeigt, geht es dabei nicht nur um die Befriedigung der physiologischen Bedürfnisse des Patienten wie Nahrungsaufnahme, Körperpflege, Atmung, Ausscheidung, Ruhe und Schlaf, Mobilität und Bekleidung, sondern auch um die psychosozialen Bedürfnisse wie Information und Kommunikation, Beziehungen zu den Mitmenschen, Religion, Kultur, finanzielle Sicherheit etc.[45] Entsprechend dem Resultat der Informationssammlung sollten dann die Pflegehandlungen, die am einzelnen Patienten auszuführen sind, festgelegt und in den Heilungsprozeß eingeplant werden. Eine systematische Pflegeplanung erfolgt aber in der Praxis erst an ganz wenigen Orten. Insbesondere das Abstimmen der Pflegehandlungen auf die individuellen Bedürfnisse der Patienten – was je nach Situation und Krankheit des Patienten auch Verzicht auf bestimmte heute übliche Maßnahmen heißen könnte – geschieht öfters noch nicht entsprechend.

Die verschiedenen, für den Heilungsprozeß des Patienten notwendigen, sich z. T. täglich wiederholenden Tätigkeiten müssen in den *Tagesablauf der Station* eingepaßt werden. Dieser wiederum ist von einer Reihe von Einflußfaktoren abhängig. Grundsätzlich gilt, daß die Bedürfnisse des Patienten, die sich aus seinem Krankheitszustand ergeben, im Vordergrund stehen sollten und bei Bedarf rund um die Uhr befriedigt werden müssen. Daraus ergibt sich die dauernde Präsenz von Pflegepersonal und, falls nötig, die kurzfristig mögliche Präsenz eines Arztes auf der Station. Abgesehen davon konzentriert sich die Stationsarbeit auf den Tag, wobei es darum geht, die sich aus den natürlichen Bedürfnissen der Patienten ergebenden Präferenzen mit denjenigen der Institution und ihrer Mitarbeiter in Übereinstimmung zu bringen. Dies führt bei den heutigen Bedingungen dazu, daß sich die Grobablaufstruktur auf den meisten Stationen ähnlich darstellt, wobei in den letzten Jahren v. a. der Arbeitsbeginn am Morgen etwas später angesetzt wurde.

Ein typischer Tagesablauf auf der Station sieht etwa wie folgt aus:

zwischen 6.30 und 7.20 Uhr	– Arbeitsbeginn der Tagschicht, – Übergaberapport der Nachtwache an Pflegeteam inklusive Arbeitsplanung, – Waschen, Betten von Patienten, – Blutentnahmen, – Medikamente verteilen, – Operationsvorbereitungen (Prämedikation), – Spritzen von Insulin;
ca. 7.30–8.00 Uhr	– Frühstück verteilen, evtl. Essen eingeben;
ab 8.00–10.00 Uhr	– Waschen, Betten, Aufnehmen von Patienten, – Vorbereitung für spezielle Therapien außerhalb der Station, – Behandlungspflege (Infusionen, Injektionen, Inhalieren etc.), – Arztvisite (v. a. in der medizinischen Abteilung), – Blumenpflege;
ca. 9.30–11.00 Uhr	– Kaffeepause, – Behandlungspflege, – administrative Arbeiten (Verarbeitung der Arztvisite, Anmeldungen von Untersuchungen, Kardex nachführen, Eintritte vorbereiten etc.);

---

[45] Fiechter u. Meier (Pflegeplanung), S. 38.

ca. 11.00–11.45 Uhr	– Mittagessen verteilen, evtl. Essen eingeben;
ca. 11.45–12.30 Uhr	– Patienten ins Bett legen, umlagern, – Übergaberapport;
zwischen 12.00 und 12.30 Uhr	– Dienstschluß für geteilte Arbeitsschicht, – Temperaturmessung, – Reinigungsarbeiten;
13.00–15.00 Uhr	– Besuchszeit, – administrative Arbeiten (Bestellungen etc.), – Reinigungsarbeiten, – Medikamente richten;
ca. 14.30–15.00 Uhr	– Arbeitsbeginn bei geteilter Schicht, – Gruppengespräch;
ab 15.15–15.45 Uhr	– Patienten aufnehmen, Betten, Patienten umlagern, – Behandlungspflege, – Arztvisite (v. a. in der Chirurgie), – administrative Arbeiten (Resultate eintragen), – Operationsvorbereitungen;
ca. 17.00–17.45 Uhr	– Nachtessen verteilen, evtl. Essen eingeben;
ab 17.45–18.30 Uhr	– Patienten ins Bett legen, umlagern, – Verordnungen ausführen, – Übergaberapport;
ca. 18.30–19.00 Uhr	– Arbeitsschluß für geteilte Arbeitsschicht;
zwischen 19.00 und 20.00 Uhr	– evtl. Besuchszeit;
ab 20.00 Uhr	– Schlafmedikamente verteilen, – Infusionen etc. richten, – Blutentnahmen richten;
zwischen 20.30 und 22.00 Uhr	– Übergaberapport an die Nachtwache
ab 22.00 Uhr	– Überwachung der Patienten („Runden"), – Patienten umlagern, – Richten von Pflegeutensilien und Material für den nächsten Tag, – auf Läuten antworten;
ca. 5.30–6.30 Uhr	– Temperaturmessung, – Clinitests, – evtl. Blutentnahmen, – evtl. Waschen von Patienten;
zwischen 6.30 und 7.00 Uhr	– Übergaberapport an die Tagschicht.

Die Analyse des beschriebenen Tagesablaufs zeigt die enge Verknüpfung bestimmter Tätigkeiten mit Bereichen außerhalb der Station, aber auch den Zusammenhang zwischen der Befriedigung der Bedürfnisse des Patienten und der Verteilung der Arbeit über den Tag.

Wie arbeitsanalytische Untersuchungen zeigen,[46] ergeben sich charakteristische

---

[46] Vgl. Studie über das Pflegewesen in der Schweiz (Testerhebung), S. 33 f., S. 98 ff.; Studie über das Pflegewesen in der Schweiz (Einsatz), S. 27, S. 61; Borzutzki (Anwendung), S. 425 f.; Akademie für höhere Fortbildung in der Krankenpflege (Krankenpflegepersonal), S. 58 ff.

Arbeitsverteilungen insbesondere in bezug auf die Grundpflege, aber auch auf die Behandlungspflege. So ergab die Untersuchung von Borzutzki,[47] daß sich die persönlichen Dienstleistungen des Pflegepersonals am Patienten (Grund- und Behandlungspflege) v. a. auf den Vormittag konzentrieren, wobei insbesondere der frühe Vormittag durch die *Grundpflege* (Waschen, Betten, Frühstück) belastet ist, während die *Behandlungspflege* eher in der 2. Vormittagshälfte stattfindet.[48]

Zu ähnlichen Ergebnissen kam eine breitangelegte Studie in der Schweiz, bei der in 24 Krankenhäusern 113 Pflegeeinheiten untersucht wurden. Zwischen 6.45 Uhr und 9.00 Uhr wurden bereits 25% der gesamten Tätigkeit eines Zwölfstundentages erledigt, wobei in dieser Zeitspanne 36,1% der Grundpflege, 27,8% der technischen Pflegeverrichtungen (Behandlungspflege), 28% der Medikamentenbereitstellung und 52,5% des Bettens (leere Betten) ausgeführt wurden.[49] Die genannten Tätigkeiten fallen, außer der Medikamentenbereitstellung, alle unter die patientenzentrierten persönlichen Dienstleistungen. Auch eine deutsche Untersuchung zeigt, daß bis 9.30 Uhr rund 30% aller Tätigkeiten ausgeführt werden, ohne daß Unterschiede zwischen den verschiedenen medizinischen Fachbereichen bestehen.[50] Eine neue österreichische Studie von 1983 bekräftigt diese Resultate, indem die Hypothese „die patientenzentrierte Arbeit konzentriert sich vor allem auf den frühen Vormittag, was einerseits zu einer Überlastung des Personals zu dieser Zeit und andererseits zu mangelnden Kontakten mit den Patienten führt"[51] bestätigt wurde. Die schweizerische Studie vermutet, daß diese Konzentrierung der Arbeit auf bestimmte Stunden in erster Linie erfolge, „um den Pflegedienst den Forderungen anderer Spitaldienste anzupassen",[52] während die deutsche Untersuchung feststellt, „daß die Pflegetätigkeiten auf den Stationen laufend durch die Bedürfnisse des Patienten unterbrochen werden".[53] Der Autor folgert aus den detaillierten Arbeitserhebungen, daß es kaum möglich sein werde, eine „in die Zukunft gerichtete Stationsführung und eine vorausschauende Arbeitsablaufplanung, die auch gleichzeitig den Wünschen des Patienten entspricht"[54] zu verwirklichen. Allerdings muß hinzugefügt werden, daß gerade auch die Bedürfnisse des Patienten, seine Therapien und Untersuchungen gewaschen und frisiert zu absolvieren, zu den starken Arbeitsbelastungen am frühen Vormittag führen. Andererseits dürften aber auch andere Faktoren wie traditionelle, nie hinterfragte Organisationsschemata zur Überlastung führen. Darunter fallen geschriebene und ungeschriebene Gesetze wie „die Grundpflege (muß) vor der Arztvisite beendigt sein; medizinische Anordnungen werden erst spät am Nachmittag oder abends geändert; Termine für Tests und Proben richten sich nach den Arbeitszeiten des Laboratoriums und der anderen Departemente; das Pflegepersonal hat die Tendenz, seine Freistunde während den Besuchszeiten oder direkt nach dem Mittagessen zu nehmen".[55] Beigefügt werden könnte „die Grundpflege muß vor der Kaffeepause beendigt sein".[56]

---

[47] Zu den Begriffen Grundpflege und Behandlungspflege vgl. Abschn. 5.3.1.
[48] Borzutzki (Anwendung), S. 415.
[49] Studie über das Pflegewesen in der Schweiz (Erhebung), S. 26 f., S. 59 f.
[50] Borzutzki (Anwendung), S. 416.
[51] Akademie für höhere Fortbildung in der Krankenpflege (Krankenpflegepersonal), S. 63.
[52] Studie über das Pflegewesen in der Schweiz (Erhebung), S. 27.
[53] Borzutzki (Anwendung), S. 415.
[54] Borzutzki (Anwendung), S. 416.

Wie bereits festgestellt wurde, bestehen enge Verknüpfungen zu den anderen Bereichen, die allerdings den Beteiligten oft zu wenig bewußt sind. Diese bestimmen den Tagesablauf auf der Station inhaltlich und zeitlich stark. Dies sei am Beispiel der *Essensversorgung* aufgezeigt. Für die Station sind die Essenszeiten Fixzeiten im täglichen Ablauf, die möglichst eingehalten werden müssen, da sowohl auf der Station als auch im Transportdienst und in der Küche mit den Essenszeiten eine Reihe von Folgearbeiten verknüpft sind. Auf der Station wird mittags wie abends eine bestimmte Zeitdauer nach dem Essen benötigt, um die Patienten für die Mittagsruhe und Besuchszeit (die meist auch fixiert ist) bzw. die Nachtruhe vorzubereiten. Diese Tätigkeiten müssen oft von 2 Pflegepersonen gemeinsam ausgeführt werden, wie z. B. Patienten ins Bett legen oder Patienten umlagern und betten. Dies bedingt, daß das Essen für eine bestimmte Zeit vor Dienstschluß angesetzt sein muß, damit die für die beschriebenen Tätigkeiten benötigte Zeit vorhanden ist. Der Transportdienst benötigt ebenfalls eine gewisse Zeit, um die Eßwagen einzusammeln und wieder in die Küche zu transportieren, wo das Geschirr in der Abwaschküche zentral abgewaschen wird.

Aus der Sicht der Mitarbeiter aller Bereiche ist der Arbeitsschluß aber möglichst zu den auch sonst üblichen Zeiten (12.00–12.30 Uhr und 18.30–19.00 Uhr) erwünscht. Dies bedingt eine Vorverschiebung der Essenszeiten für die Patienten auf ca. 11.00–11.45 Uhr und 17.00–17.45 Uhr. Diese entsprechen damit nicht mehr den physiologischen Bedürfnissen der Patienten, sondern sind eine Folge der beschriebenen „Zwänge". Dies führt bei den Patienten einerseits über Nacht zu einer sehr langen Nahrungskarenz von ca. 14 Stunden, andererseits zu einem sehr kurzen Zeitabstand zwischen dem Frühstück und dem Mittagessen.[57]

Ähnliche Verknüpfungen und Abhängigkeiten ergeben sich für eine Reihe von Tätigkeiten, die den Freiheitsgrad des Arbeitsablaufs auf der Station und damit den natürlichen Tagesablauf des Patienten stark einschränken. So bestehen im Gesamtspital sehr viele Fixzeiten, die den Arbeitsablauf auf der Station beeinflussen.[58] Dazu gehören insbesondere auch ein Teil der Visiten (z. B. Intensivstationvisite, Gipskontrolle) und die verschiedenen Sprechstunden. Dies bedeutet, daß während dieser Zeiten ein Teil der Ärzte für die Belange der Station unabkömmlich ist. Dasselbe trifft auf der Chirurgie auch für den Operationssaal zu. Dies heißt für die Patienten, daß sie den Arzt oft erst am späteren Nachmittag oder abends sehen, da es morgens vor Operationsbeginn selten zur ordentlichen Visite bei allen Patienten reicht.

Im folgenden seien daher einige der wichtigsten Faktoren aufgezählt, die einen bestimmenden Einfluß auf den Arbeitsablauf auf der Station und damit den Tagesablauf des Patienten haben:

---

[55] Studie über das Pflegewesen in der Schweiz (Testerhebung), S. 33 f.

[56] Vgl. dazu z. B. Erb et al. (Pflegegruppe), S. 2.

[57] Die Verfasserin hat ein Extrembeispiel erlebt, wo den Diabetikern wegen des kurzen Zeitabstands zwischen Frühstück und Mittagessen (knapp 3½ Stunden) Insulin nachgespritzt werden mußte, um einen zu hohen Blutzuckerspiegel nach dem Mittagessen zu vermeiden. Den Patienten mußte eingeschärft werden, daß sie dies zu Hause nicht tun dürften, da bei Diabetikern die Nahrungsaufnahme möglichst in gleichmäßigen Zeitabständen zu erfolgen habe.

[58] Graber (Dienst), S. 17.

Einflußfaktoren auf den Tagesablauf der Station und des Patienten

– gewisse Bedürfnisse des Patienten (insbesondere Waschen, z. T. Ruhen),	↔ Verteilung der Arbeit über den Tag, Zeitpunkt der Besuchszeit,
– Arbeitszeiten und Arbeitsorganisation der Mitarbeiter im Pflegebereich, Transportdienst, Küche,	↔ Zeitpunkt der Essensverteilung,
– Arbeitszeiten und Arbeitsorganisation im Labor, Zeitpunkt der Bekanntgabe der Resultate,	↔ Zeitpunkt für Blutentnahmen und Resultatbekanntgabe,
– Arbeitszeiten und Arbeitsorganisation in den medizinisch-technischen und -therapeutischen Bereichen,	↔ Zeitpunkt und Dauer der diagnostischen und therapeutischen Maßnahmen, Wartezeiten der Patienten,
– Beginn und Dauer des Operationsprogramms, Zeitpunkt und Dauer der ärztlichen Rapporte (Klinik, Röntgen, Intensivstation etc.), Sprechstunden.	↔ Zeitpunkt der Arztvisite, Zeitpunkt der ärztlichen Eintrittsuntersuchung.

Ärztliche Tätigkeiten und ihre Gliederung

Die Tätigkeit der Ärzte spielt sich, im Gegensatz zum Pflegepersonal, meist nicht nur auf der Station ab, sondern auch außerhalb, wie z. B. im Operationssaal, im Ambulatorium, beim Röntgen oder im Arztzimmer, das nicht unbedingt auf der Station zu liegen braucht.

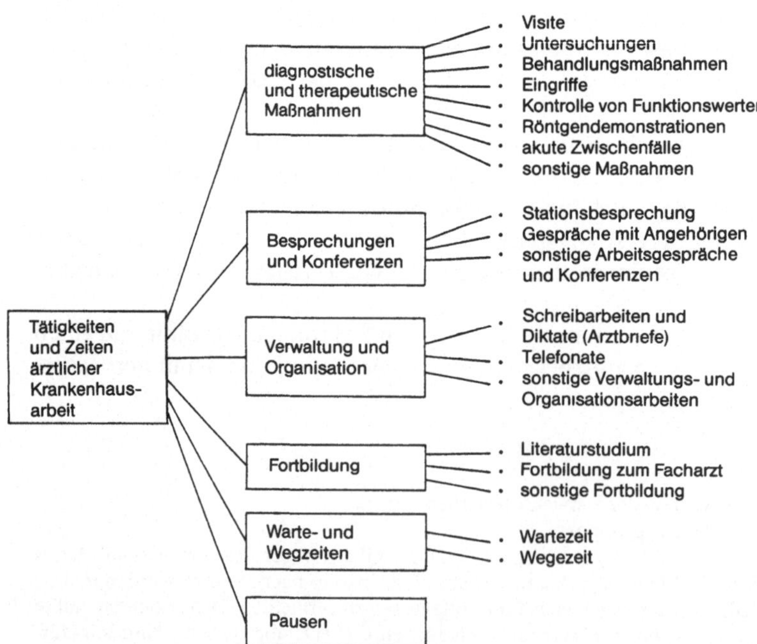

Abb. 21. Gliederung der Tätigkeit der Ärzte. [Nach Borzutzki (Untersuchungsmethoden), S. 163]

Die ärztlichen Aufgaben können in verschiedene Tätigkeitsgruppen unterteilt werden (s. Abb. 21).

Bezogen auf den gesamten Krankenhausbetrieb ergaben sich in derselben Untersuchung für die Ärzte folgende Tätigkeitsanteile:[59]

Die *diagnostischen und therapeutischen Maßnahmen* erfordern nicht ganz 70% der gesamten Arbeitszeit. Für die Chirurgie betrug dieser Anteil rund 70%, für die Gynäkologie gut 73%, während in der internistischen Abteilung knapp 57% der Tätigkeiten in diese Kategorie fielen. In den operativen Disziplinen fällt dabei naturgemäß der größte Teil der Arbeit auf die Eingriffe, während in der internistischen Medizin am meisten Zeit für die Visite verwendet wird.

Für *Besprechungen und Konferenzen* sowie für die *Verwaltung und Organisation* werden insgesamt je etwa 10% aufgewendet. Diese Anteile betragen für die operativen Disziplinen zwischen 7% und 9%, während die Internisten je etwa 15% ihrer Arbeitszeit für die beiden Tätigkeitsgruppen aufwenden, wobei die Arztbriefe am meisten Zeit beanspruchen.

Für die formale *Fortbildung* werden insgesamt nicht ganz 2% aufgewendet, während die Warte- und Wegzeiten zusammen gut 3% beanspruchen. Die persönlich bedingten Verteilzeiten (Pausen) werden auf gut 6% geschätzt.

Betrachtet man die einzelnen Funktionsstufen,[60] so fällt auf, daß der leitende Arzt am meisten Zeit für die diagnostischen und therapeutischen Maßnahmen aufwendet, gefolgt vom Chefarzt, Oberarzt und Assistenten. Besprechungen und Konferenzen sowie Verwaltungs- und Organisationsarbeiten sind prozentual am stärksten ausgeprägt bei Oberarzt und Assistenten. Dies erstaunt nicht, da diese beiden Gruppen den Großteil der schriftlichen Arbeiten, insbesondere die Arztbriefe, erledigen.

Insgesamt ergibt sich bei allen Hierarchiestufen, auch den Führungskräften, *ein sehr großer Anteil an fachbezogenen Tätigkeiten, während für führungsbezogene Aufgaben wie Stationsbesprechungen, sonstige Arbeitsgespräche und Konferenzen bei allen Stufen wenig Zeit aufgewendet wird.*

Pflegerische Tätigkeiten und ihre Gliederung

In bezug auf die Arbeit des Pflegepersonals und deren Aufteilung sind verschiedene Untersuchungen durchgeführt worden. Die umfassendste schweizerische Studie über die Arbeit des Pflegepersonals datiert aus den 60er Jahren,[61] als das Gruppenpflegesystem[62] noch nicht eingeführt war. Sie mag daher heute nicht mehr in allen Details zutreffend sein, gibt aber doch wichtige und auch immer noch richtige Anhaltspunkte, wie eigene und fremde Erhebungen zeigen.[63]

Die *pflegende Krankenschwester* verwendete folgende Zeitanteile für die jeweiligen Tätigkeitsbereiche:

---

[59] Borzutzki (Untersuchungsmethoden), S. 182 ff.
[60] Borzutzki (Untersuchungsmethoden), S. 189.
[61] Studie über das Pflegewesen in der Schweiz (Erhebung).
[62] Vgl. S. 116 f.
[63] Hofer (Überprüfung); Schweizerisches Krankenhausinstitut.

- Krankenpflege (direkte und indirekte)   ca. 50%,
- auf das Personal gerichtete Tätigkeiten   2%,
- auf die Abteilung gerichtete Tätigkeiten   35%,
- nicht klassierte Tätigkeiten   10%.[64]

Die *leitende Krankenschwester* (Stationsschwester) widmete
- der direkten und indirekten Krankenpflege   ca. 37%,
- den auf das Personal gerichteten Tätigkeiten   ca. 8%,
- den auf die Abteilung gerichteten Tätigkeiten   ca. 41%,
- den „nichtklassierten" Tätigkeiten   ca. 14%.[65]

Insgesamt wandte das *Pflegepersonal* rund 44% der gesamten Arbeitszeit für patientenbezogene Arbeiten auf (direkte und indirekte Pflege), während 2% der Tätigkeiten für die Information und Ausbildung des Personals gebraucht wurden, 43% auf die Station bezogen und 11% sog. „nichtklassierte" Arbeiten waren.[66] Zwischen den unterschiedlichen Krankenhaustypen bestanden keine großen Unterschiede.

Eine Untersuchung der Verfasserin aus dem Jahre 1975 ergab in einem großen Kantonsspital folgende Aufteilung,[67] wobei medizinische und chirurgische Abteilungen untersucht wurden: 32,2% direkte Pflege, 55,3% indirekte Pflege und 12,5% sonstige Tätigkeiten.

Die Unterschiede zwischen den einzelnen Stationen waren gering. Der Unterschied gegenüber der oben erwähnten Studie ergab sich z.T. durch eine andere Zusammenfassung der Tätigkeitsgruppen.[68]

Eine neue österreichische Untersuchung ergab Anteile von 41%–52% an direkter Pflege, von 22%–27% an indirekter Pflege, zwischen 16% und 25% an abteilungsbezogenen Tätigkeiten, zwischen 1% und 2,5% an personalbezogenen Tätigkeiten und zwischen 2,5% und 11% an anderen Tätigkeiten.[69]

In der bereits erwähnten deutschen Studie wurden rund 72% für patientenbezogene Tätigkeiten aufgewendet, während 17% für Verwaltung und Organisation (Schreibarbeiten, Transporte und Botendienste sowie sonstige Verwaltungstätigkeiten) gebraucht wurden und rund 10% für Hausarbeiten.[70] Dabei fällt auf – und dies ist auch in der Schweiz so –, daß das diplomierte Pflegepersonal weniger Grundpflegetätigkeiten verrichtet als die Pflegehelferin (Pflegerin FASRK), die Schülerin und die Hilfskräfte. Dies ist einerseits bedingt durch eine Konzentrierung der Behandlungspflege vorwiegend auf das diplomierte Personal, vor allem aber auch durch einen größeren Anteil an Information und Kommunikation sowie an Verwaltungs- und Organisationsarbeiten.[71] Paradox erscheint die Tatsache, daß solche

---

[64] Studie über das Pflegewesen in der Schweiz (Erhebung), S. 25.
[65] Studie über das Pflegewesen in der Schweiz (Erhebung), S. 26.
[66] Studie über das Pflegewesen in der Schweiz (Erhebung), S. 28.
[67] Hofer (Überprüfung), S. 45.
[68] Hofer (Überprüfung), S. 40.
[69] Akademie für höhere Fortbildung in der Krankenpflege (Krankenpflegepersonal), S. 61.
[70] Borzutzki (Untersuchungsmethoden).
[71] Das diplomierte Pflegepersonal betont die Zunahme der Behandlungspflege stark. Nicht klar ist dabei allerdings, ob die Behandlungspflege total zugenommen hat oder nur im Tätigkeitsbereich des diplomierten Personals, da früher die Berufe der Pflegerin FASRK und der Spitalgehilfin nicht existierten. Laut Herrn Wetter vom Schweizerischen Krankenhausinstitut ist das zweite der Fall.

Bereiche der Pflege, in denen der Pflegedienst Eigenständigkeit für sich beansprucht, d. h. die Grundpflege einschließlich der Betreuung und Begleitung des Patienten)[72] v. a. vom Pflegepersonal FASRK und vom Hilfspflegepersonal ausgeführt wird, nicht aber von dem für die Ausübung von Krankenpflege ausgebildeten diplomierten Personal. Die Erfahrung zeigt denn auch immer wieder, daß die Schülerin oder Schwesternhelferin über die Bedürfnisse des Patienten am besten Bescheid weiß, und nicht die diplomierte Schwester, die aber die Pflegeplanung für die ihr anvertrauten Patienten durchführen sollte.

Auffallend ist auch der geringe Anteil an personalbezogenen Tätigkeiten, der in verschiedenen neueren, nicht publizierten schweizerischen Studien ermittelt wurde.[73] Dies erstaunt um so mehr, als auch die Anleitung und Überwachung der Schüler in diese Kategorie fällt. Ebenfalls wenig Zeit nimmt offensichtlich das Gespräch mit dem Patienten ein.[74] In der österreichischen Studie wurde weiterhin festgestellt,[75] daß die Stationsschwester überdurchschnittlich viele Schreibarbeiten, und zwar v. a. Routinearbeiten durchführt, die nicht unbedingt durch eine qualifizierte Pflegeperson gemacht werden müßten. Hingegen werden Planungs- und Führungsaufgaben vernachlässigt. Eine genaue Analyse der abteilungsbezogenen Arbeiten ergab, daß sie knapp 6% ihrer Arbeitszeit für die Beschaffung und Aufbewahrung von Gebrauchsgegenständen aufwendete, und gut 7% für Gespräche und Kontakte mit anderen Personen sowie für Arbeits-, Freizeit- und Dienstpläne.[76]

Insgesamt drängt sich die Frage auf, ob z. T. bei der Arbeit des diplomierten und des Kaderpflegepersonals nicht falsche Prioritäten gesetzt werden. So scheinen weder die Patienten noch die Mitarbeiter im Mittelpunkt der Aufmerksamkeit zu stehen, sondern v. a. administrative Probleme und Fragen der Versorgung der Station. Dies dürfte mit der Überlastung der Funktion des diplomierten Krankenpflegepersonals zusammenhängen,[77] die m. E. sowohl in fachlicher wie in führungsmäßiger Hinsicht besteht. Nicht zuletzt darauf scheint auch das Phänomen des „Ausgebranntseins", das v. a. beim Pflegepersonal festzustellen ist, zurückzuführen zu sein.[78] Als Folge davon zieht sich das Pflegepersonal auf patienten- und personalferne Aufgaben zurück.

Eindeutig zugenommen hat der Bereich der Information und Kommunikation, nicht aber vorwiegend mit dem Patienten, sondern – wahrscheinlich bedingt durch mehr Mitarbeiter, das Gruppenpflegesystem und mehr Absprachen mit extrastationären Bereichen – unter den Mitarbeitern selbst.

[72] Vgl. dazu z. B. Juchli (Krankenpflege 4), S. 62; Fiechter u. Meier (Pflegeplanung), S. 22 f.

[73] Hofer (Überprüfung), Bl. 1, Bl. 4, Bl. 7; Schweizerisches Krankenhausinstitut.

[74] Akademie für höhere Fortbildung in der Krankenpflege (Krankenpflegepersonal), S. 42; die Verfasserin ist allerdings der Meinung, daß dieses Ergebnis auch auf die Erhebungsmethode zurückzuführen ist, die keine Mehrfachnennungen der Tätigkeiten erlaubt.

[75] Akademie für höhere Fortbildung in der Krankenpflege (Krankenpflegepersonal), S. 36.

[76] Aufgrund der persönlichen Erfahrung dürfte die Situation in der Schweiz ähnlich sein.

[77] Vgl. auch S. 119.

[78] Vgl. z. B. Aronson et al. (Ausgebrannt), S. 25: „das Ausbrennen ist das Resultat andauernder oder wiederholter *emotionaler Belastung* im Zusammenhang mit langfristigem, intensivem Einsatz für andere *Menschen*"; Explora (Kündigungsmotive).

System der Pflege

Im Pflegebereich der Station gibt es verschiedene organisatorische Strukturen, sog. Pflegesysteme. Dabei werden v.a. 3 Arten von Systemen unterschieden, die *Funktionspflege*, die *Zimmerpflege* und die *Gruppenpflege*.[79]

Bei der *Funktionspflege* werden die Teilaufgaben funktional auf die einzelnen Pflegepersonen verteilt. Eine Schwester macht z.B. sämtliche Spritzen, eine andere wäscht und bettet die Patienten, während eine dritte für eine weitere Arbeit zuständig ist. Einzig die Stationsschwester, die die Ärzte auf der Visite begleitet, hat den Überblick über die Pflege aller Patienten oder sollte ihn wenigstens haben. Dieses System ist v.a. (noch) in Deutschland zu finden. Bei guter Führung kann der Arbeitsablauf sehr rationell gestaltet werden, allerdings wird der Patient als unteilbares Ganzes vernachlässigt.

Bei der reinen *Zimmerpflege* übernimmt eine Schwester die volle Verantwortung und Ausübung aller Tätigkeiten für die Patienten eines oder mehrerer Zimmer. Sie kann dabei in ihrer Arbeit von einer Schülerin oder Schwesternhilfe unterstützt werden. Dieses in der Schweiz bis vor 10–15 Jahren übliche Pflegesystem hat den Vorteil, daß die betreffende Schwester mit ihren Patienten und deren Bedürfnissen vertraut ist. Durch die Einführung der 3. und der durchgehenden Schicht wurde dieses Prinzip allerdings durchlöchert. Aber die verantwortliche Schwester und Bezugsperson des Patienten war trotzdem im Prinzip verantwortlich für die ganze Pflege und deren Ablauf, auch wenn sie nicht anwesend war. Nachteilig wirkte sich aus, daß die Schülerin bereits „eigene" Zimmer übernehmen mußte und dabei oft überfordert war. Auch wurde das System durch die Einführung von neuen Pflegeberufen wie z.B. den der Pflegerin FASRK in Frage gestellt, da diesen – zumindest im Krankenhaus – nicht die volle Verantwortung und die Ausführung aller pflegerischen Arbeiten übertragen werden konnte.

Bei der *Gruppenpflege* existieren in der Praxis heute mehrere, sich z.T. unterscheidende Formen. Grundsätzlich sorgt eine Gruppe von Angehörigen verschiedener Pflegeberufe (z.B. diplomierte Schwester, Pflegerin FASRK, Schülerin, Schwesternhilfe) für eine Gruppe von Patienten. Sie übernehmen gemeinsam die Planung und Ausführung der Pflege. Nach Juchli steht zudem v.a. „die Dispositionsfreiheit bezüglich der Aufgabenverteilung und die Flexibilität einzelner Gruppenmitglieder gemäß der Pflegebedürftigkeit der Patienten" im Vordergrund. Die Gruppenleiterin übernimmt „die Doppelfunktion der Organisation (Übersicht, Verantwortung) sowie der Mitarbeit (Modellverhalten), wozu ein bestimmtes Maß an Erfahrung und Organisationstalent notwendig ist".[80] Nach einer früheren Beschreibung trägt die Gruppenleiterin

die Verantwortung für die ganze Gruppe. (. . .) Die Patientenzuteilung innerhalb der Gruppe erfolgt je nach dem Ausbildungsgrad und den Kompetenzen der Mitarbeiter und nach dem Zustand der Patienten und ihrem Bedarf an Pflege. Es sollte möglichst darauf geachtet werden, daß die Gruppenmitglieder „ganze Patienten" pflegen können. (. . .) Da die Gruppenleiterin für alle Patienten und für die Arbeit aller Mitarbeiter verantwortlich ist, darf die Gruppe höchstens so groß sein, daß sie noch den Überblick bewahren kann".[81]

---

[79] Juchli (Krankenpflege 4), S.61.
[80] Juchli (Krankenpflege 4), S.61.
[81] Meier (Gruppenpflege), S.21.

Der Vorteil der Gruppenpflege besteht darin, daß verschiedene Berufsgruppen innerhalb des Pflegebereichs nebeneinander eingesetzt werden können, so daß man auch sagen könnte, die Gruppenpflege mußte unter dem Druck der Realität eingeführt werden. Leider haben sich aber m.E. die mit dem Konzept verbundenen Erwartungen in der Praxis nur zum Teil oder gar nicht erfüllt, so daß nach meiner Meinung die Nachteile die Vorteile überwiegen.[82] Dabei mag es im einzelnen durchaus Gruppen geben, die zur vollen Zufriedenheit nicht nur der Mitglieder, sondern auch der Patienten und auch im Interesse der Patienten funktionieren. Die *Nachteile* können m.E. auf 2 grundsätzliche Fehlüberlegungen zurückgeführt werden. Einmal ist im Krankenhaus die Bildung einer Gruppe gemäß der Definition „in direkter Interaktion über eine längere Zeitspanne"[83] nur in den wenigsten Fällen möglich, da dem sowohl die Schicht- als auch die Freitagsverteilung entgegenstehen. Hinzu kommt der z.T. kurze Aufenthalt der Schüler in einer bestimmten Gruppe.[84] Zum anderen führt die Zuteilung der Patienten je nach ihren Bedürfnissen an das Pflegepersonal zu zusätzlichen Wechseln der Bezugsperson während des Krankenhausaufenthalts des Patienten. Nicht umsonst beklagen sich diese etwa über die Vielzahl von Personen, mit denen sie konfrontiert werden. Die ursprünglich der Gruppenpflege zugrundeliegende Konzeption der „umfassenden individuellen Pflege"[85] der Patienten wurde m.E. daher nicht erreicht. Im Gegenteil, oft weiß niemand mehr recht Bescheid über einen speziellen Patienten, was auch von den Ärzten beklagt wird. Ein weiterer Nachteil ergibt sich daraus, daß die Gruppenleiterinnen, welche die Verantwortung für die Gruppe tragen sollten, die anderen Gruppenmitglieder manchmal dazu verleiten, überhaupt keine Verantwortung mehr zu übernehmen, was dem Mitdenken in der Gruppe nicht gerade förderlich ist. Ebenso sind die Gruppenleiterinnen, entgegen dem von Juchli geäußerten Wunsch, meist frischdiplomierte Schwestern, die weder in der Ausübung der Krankenpflege noch in der Führungsverantwortung bereits genügend Erfahrung mitbringen, um eine Gruppe leiten zu können. Diese Situation kann aber kaum der Gruppenpflege als Pflegeform angelastet werden, sondern ist eine Folge des Mangels an erfahrenem Pflegepersonal auf der Station. Hingegen bedingt die Gruppenpflege einen vermehrten Bedarf an Führungskräften im Pflegebereich. Daraus ergab sich die Forderung nach dem Einbezug des „Führungspraktikums" oder „Praktikums mit vermehrter Verantwortung" in die Grundausbildung. Dies hatte eine Verkürzung der Ausbildung in der eigentlichen Krankenpflege auf 2½ Jahre zur Folge, da das letzte Halbjahr der Einführung in die Führung gewidmet ist. Daraus ergab sich in der Praxis einerseits eine physische und psychische Überforderung des frischdiplomierten Personals,[86] andererseits eine Demotivation des Pflegepersonals.[87] Die meisten der jungen Leute, die Krankenpflege als Beruf wählen, tun dies, weil sie Patienten pflegen und nicht primär Führungsaufgaben übernehmen wollen. Damit dürfte auch das bereits diskutierte Problem des „Wirklichkeitsschocks" zusammenhängen.[88]

---

[82] Vgl. dazu auch Bühlmann (Arbeitszeiten), S.8.

[83] Rosenstiel (Grundlagen), S.143.

[84] Dies zeigt sich jeweils bei der Qualifikation der Schülerin, wenn manchmal nur sehr wenige Schwestern Auskunft über die erbrachten Leistungen geben können.

[85] Locher (Pflegedienst), S.100.

[86] Vgl. auch S.113ff.

[87] Vgl. z.B. Erb et al. (Pflegegruppe), S.1.

[88] Vgl. auch Abschn.3.3.

Seelsorge

Die Krankenhausseelsorge ist in den letzten Jahren zu einem eigenen Beruf geworden, indem immer mehr Pfarrer vollamtlich dafür eingesetzt werden. Für diese existiert heute eine spezielle zusätzliche Ausbildung. Die Hauptaufgabe der Krankenhausseelsorge besteht in den Besuchen am Krankenbett und der Kontaktaufnahme mit den Patienten.[89] Dies ist nötig geworden, weil die Ärzte und Schwestern oft nicht über genügend Zeit, aber auch nicht über die Fähigkeit verfügen, mit Patienten über z.T. existenzielle Probleme zu reden. Gerade die Zunahme von chronisch Kranken mit nichtheilbaren Krankheiten bedeutet, daß viele Patienten Trost und Zuspruch brauchen. Oft kann der Krankenhausseelsorger auch den Ärzten und Schwestern eine Hilfe sein und sie in der Arbeit unterstützen. Leider wird er aber an vielen Orten noch viel zu wenig ins engere Team rund um den Patienten einbezogen. Manchmal wird er auch nicht zur rechten Zeit gerufen oder der Patient wagt nicht, nach ihm zu fragen.

Sozialarbeit

Sozialarbeit „will dazu beitragen, daß Menschen sich in ihrer Umwelt, besonders in ihren Beziehungen zum Mitmenschen, wohler fühlen".[90] Bei Krankheit ist dieser Kontakt zur Umwelt oft gefährdet, ganz abgebrochen oder muß nach der Entlassung aus dem Krankenhaus anders und/oder neu aufgebaut werden. Dazu nimmt der Sozialarbeiter zuerst Kontakt mit dem Patienten und evtl. seinen Angehörigen auf und versucht, gemeinsam mit ihnen die anstehenden Probleme zu analysieren, Lösungsmöglichkeiten zu erarbeiten und diese, meist zusammen mit Ärzten und Pflegepersonal sowie evtl. weiteren Personen, für die Zeit nach der Entlassung aus dem Krankenhaus zu planen. Meist ist der Sozialdienst der Verwaltung unterstellt. In der Regel ist er aber in der Arbeit relativ unabhängig. An vielen Orten ist der Sozialarbeiter bereits gut in das Klinikteam eingegliedert.[91] An anderen Orten, insbesondere dort, wo nur sehr wenige Sozialarbeiter zur Verfügung stehen, ist dies nicht der Fall. Er wird dann oft erst gerufen, wenn der Patient bereits kurz vor der Entlassung steht. An manchen Orten beschränkt sich auch die Arbeit des Sozialarbeiters weitgehend auf das Suchen von Pflegeheimplätzen, was oft ein sehr schwieriges Unterfangen ist. Manchmal schämt sich der Patient, von seinen Problemen irgendjemandem Mitteilung zu machen. Um so mehr muß es Aufgabe der Ärzte und des Pflegepersonals sein, beim Patienten auch soziale oder finanzielle Probleme zu erspüren und dem Sozialarbeiter davon Mitteilung zu machen.

Transportwesen

Wie bereits verschiedentlich erwähnt, ergibt sich aus der Zentralisierung bestimmter Bereiche ein Transportproblem und, z.T. damit verknüpft, das Problem der Wartezeiten. Größere Kliniken verfügen daher über eigene Transporteure, die von den

---

[89] Ludin (Krankenseelsorge), S.2334, S. A. (Arbeit), S.697.
[90] Danioth (Berufsbild), S.245.
[91] Vgl. z.B. das Universitätsspital Zürich. In: Danioth (Berufsbild), S.247.

Stationen für die Transporte der Patienten zu den zentralen Bereichen angefordert werden können. Andere, regelmäßig anfallende Transporte, werden nach Plan direkt durch die Transporteure durchgeführt (z. B. Blutentnahmentransport ins Labor, Medikamententransport etc.). Der Transport der Wäsche und des Essens erfolgt meistens durch den zentralen Transportdienst und ist ebenfalls nach einem genauen Fahrplan geregelt.

Probleme ergeben sich v. a. bei den Patiententransporten. Falls die Behandlungstermine in den zentralen Bereichen im voraus bekannt sind, kann der Transporteur voravisiert werden. In Spitzenzeiten (v. a. morgens) ergibt sich für ihn das Problem, daß er mehrere Transporte zur selben Zeit ausführen sollte. Dies bedingt, daß er manche Patienten zu früh, andere zu spät in die jeweiligen zentralen Bereiche bringt,[92] so daß die Patienten, aber auch die zentralen medizinischen Dienste, Wartezeiten in Kauf nehmen müssen oder daß sich die Behandlungszeit verkürzt. Um das zu vermeiden, führt das Pflegepersonal dann oft die Transporte selbst durch. Dies kann einerseits zu Doppelspurigkeiten führen, andererseits wird dadurch der Arbeitsablauf auf den Stationen gestört.

5.4 Lenkungsprozesse

Die in Abschn. 5.2 beschriebenen, für die stationäre Patientenversorgung charakteristischen und notwendigen Prozesse bedürfen der Lenkung, damit die angestrebten Ziele erreicht werden können, wobei es um die „unmittelbare Lenkung des ausführenden Handelns"[93] geht. Dabei handelt es sich auf dieser Ebene um ein mehrstufiges dispositives System, indem es einerseits um die Grobdisposition über mehrere Wochen, andererseits um die kurzfristige Feindisposition von ein oder zwei Tagen geht. Die *Grobdisposition* umfaßt auf der Grundlage der Patientenanmeldungen die Bettenbelegungspläne sowie die Auslastungspläne für einzelne Bereiche (insbesondere den Operationssaal). Hinzu kommt die Personaleinsatzplanung, die an vielen Orten etwa für einen Monat im voraus erstellt wird. Die *Feindisposition* basiert theoretisch auf den individuellen Behandlungs- und Pflegeplänen für die einzelnen Patienten bzw. der Aggregierung der sich daraus ergebenden Tätigkeiten für die verschiedenen Leistungsbereiche. Im Stationsbereich kommt als weitere wichtige Aufgabe die Lenkung des Ablaufs der individuellen Heilungsprozesse hinzu. Auf der Ebene der eigentlichen Patientenversorgung lassen sich daher folgende dispositive Teilsysteme unterscheiden (siehe S. 120).
Idealerweise sollten sich die verschiedenen Systeme ergänzen, da diese eng miteinander verknüpft sind. Ziel muß es sein,

- bezüglich dem Einzelpatienten einen möglichst raschen Durchlauf durch die Einrichtungen und
- bezüglich der Einrichtungen eine optimale Nutzung der Anlagen, des Personals und des Materials

zu erreichen.[94]

---

[92] Das Problem ergibt sich in größeren Kliniken auch bei mehreren Transporteuren.
[93] Ulrich (Unternehmungspolitik), S. 16.
[94] Wirth (Prozesse), S. 47.

Dispositive Teilsysteme auf der Ebene der Patientenversorgung

	Ebene der individuellen Patientenversorgung	Ebene der Stationen/ Bereiche	Ebene der Kliniken/ Institute
Grobdisposition (1–4 Wochen)	Behandlungs- und Pflegeplanung für den einzelnen Patienten		Bettenbelegungsvorplanung
		Personaleinsatzplanung (Freitagsplanung)	
			Auslastungsplanung Operationssaal
Feindisposition (1–2 Tage)	Tagesablaufplanung für den einzelnen Patienten	Berichtsystem Arbeitsplanung Station Dienstplanung (Schicht) Station	Bettenbelegungsplanung Tagesprogrammplanung Operationssaal
		Auslastungsplanung für zentrale medizinische Dienste	

Hinzuzufügen ist, daß der Durchlauf durch die Einrichtungen nicht nur möglichst rasch, sondern auch den Bedürfnissen und dem Zustand des Patienten und seiner Krankheit entsprechend, d. h. effektiv zu erfolgen hat. Von Bedeutung für die optimale Kapazitätsauslastung der Einrichtungen ist der jeweilige *Engpaßfaktor,* der bei den Räumen oder den Betten, aber auch bei bestimmten Mitarbeiterkategorien liegen kann. Dieser beschränkt die Auslastung der übrigen Kapazitäten. Die Abstimmung dieser Kapazitäten ist Aufgabe der übergeordneten Planungsstufe. Die Problematik liegt m. E. darin, daß die häufigsten Behandlungs- und Pflegeketten von Patienten mit bestimmten Krankheiten viel zu wenig bekannt sind, so daß die Kapazitäten nicht richtig aufeinander abgestimmt werden können. Bis heute fehlen sogar weitgehend Studien über die Art und Häufigkeiten von gewissen Untersuchungen und Behandlungen im Zusammenhang mit bestimmten Krankheitsbildern. Auch kann festgestellt werden, daß es äußerst schwer ist, die Bettenbelegung für einzelne Monate oder Wochen aufgrund der Vergangenheitszahlen vorauszusagen. Diese unterliegen im Jahresablauf immer wieder anderen Schwankungen (ausgenommen Ferien- und Festzeiten). Ein weiterer Faktor, der bereits bei der Grobplanung, v. a. aber auch bei der Feinplanung berücksichtigt werden muß, sind die Notfälle, die u. U. zu starken zusätzlichen Arbeitsbelastungen führen.

5.4.1 Lenkungssystem für die Behandlung und Pflege

Lenkungsprozeß als Ganzes

Die Entscheidungen in bezug auf die Behandlung und Pflege der Patienten stehen auf der Station im Vordergrund. Charakteristisch für diese Entscheidungen ist, daß sie nicht von einer Person allein gefällt werden können, sondern bei der heutigen Spezialisierung immer mehrere Personen daran beteiligt sind. Grundsätzlich läßt sich feststellen, daß die behandelnden Ärzte (Assistent, Oberarzt, evtl. Chefarzt) in bezug auf die Diagnose und Therapie der Patienten die medizinischen Entscheide fassen. Diese drücken sich meist in Verordnungen für bestimmte Untersuchungen und Behandlungen aus. Das Pflegepersonal entscheidet weitgehend in eigener Kompetenz über die eigentliche Pflege des Patients. Dies wird von vielen Ärzten nur mit Mühe akzeptiert, ist aber in der Praxis eine Tatsache. Das ergibt sich schon aus Praktikabilitätsgründen, da das Pflegepersonal ständig auf der Station anwesend ist, während dies für die Ärzte meist nicht zutrifft. Noch weniger Zeit verbringen sie direkt am Patientenbett, da die Dauer für die ärztliche Visite pro Patient nur wenige Minuten pro Tag beträgt.[95]

Zu den Entscheidungen, die durch das Krankenpflegepersonal gefällt werden, gehören die Art und Reihenfolge der Grundpflege, die die Patienten benötigen, aber auch die Gestaltung des Ablaufs der Behandlungspflege, indem die Planung des Ablaufs der einzelnen Untersuchungen und der Behandlung durch das Pflegepersonal in Absprache mit allen beteiligten Bereichen erfolgt.

Der *Problemlösungsprozeß* ist grundsätzlich für die ärztliche wie für die pflegerische Entscheidungsfindung derselbe. Bei beiden müssen zuerst Informationen über den Patienten bzw. seine Krankheit gesammelt werden, um die Probleme zu erfassen. Die angestrebten therapeutischen und pflegerischen Zielsetzungen müssen festgelegt und die entsprechenden Maßnahmen geplant und durchgeführt werden. Da der Krankheitsverlauf des Patienten verschiedene Phasen beinhaltet, kann es notwendig sein, den Problemlösungsprozeß mehrmals zu durchlaufen (vgl. Abb. 22).

Charakteristisch für das heutige Vorgehen in der Praxis ist, daß der Problemlösungsprozeß wohl implizit angewendet wird, explizit aber nicht oder nur unvollständig dokumentiert ist, so daß er von den bei der Entscheidungsfindung nicht direkt beteiligten Personen nur mit Mühe nachvollzogen werden kann. Dies kann beim heutigen starken Personalwechsel über 24 h und während 7 Tagen zu unliebsamen Verzögerungen und Umwegen, aber auch zu zusätzlichen Untersuchungen

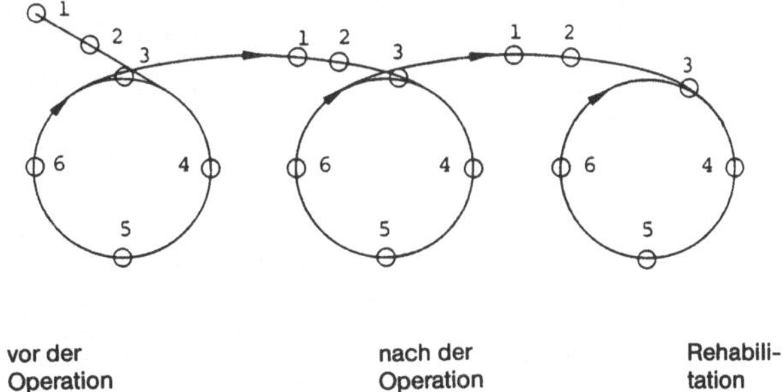

Abb. 22. Problemlösungsprozeß in der Krankenversorgung. *1* Informationssammlung, Anamnese, Eintrittsuntersuchung, *2* Problemerfassung, *3* Zielsetzung Pflegeziel, therapeutisches Ziel, *4* Planung der Maßnahmen, *5* Durchführung der Pflege bzw. der Therapie, *6* Beurteilung der Pflegewirkung bzw. der Therapiewirkung. [Nach Fiechter und Meier (Pflegeplanung), S. 31]

---

[95] Vgl. Abschn. 4.3.5.

führen. Dieselben Folgen können auch dadurch entstehen, daß der Assistenzarzt, der ja noch in der praktischen Aus- und Weiterbildung steht und oft über wenig Erfahrung verfügt, zuerst Rücksprache mit dem zuständigen Oberarzt nehmen muß, oder daß dieser bereits getroffene Verordnungen abändert. Dieses Vorgehen widerspricht aber einer effektiven und effizienten Patientenversorgung und liegt daher nicht im Interesse des Patienten. Auch führen Ärzte und Pflegepersonal eine *getrennte Dokumentation* über den Verlauf der Behandlung und Pflege, wobei das heute im Pflegebereich gebräuchliche Kardexsystem erst nach Abschluß der Behandlung der ärztlichen Krankengeschichte beigefügt wird. Ein Überblick über alle Aspekte der Behandlung und Pflege des Patienten ist daher meist nur bei Durchsicht verschiedener, unterschiedlich aufgebauter Dokumente möglich. Vielfach empfinden Ärzte aus ihrer Einstellung heraus die durch die Pflege angestrebten Ziele als irrelevant für die Heilung oder Besserung der Krankheit. Gerade die Zunahme von Patienten mit chronischen Krankheiten bedingt aber auch eine Zunahme von nicht rein medizinischen Problemen, wie z. B. die psychische Adaptation und soziale Rehabilitation des chronisch kranken Patienten. Dies heißt, daß die Zusammenarbeit zwischen den stationären und den extramuralen Diensten enger sein muß, damit der Patient nach seiner Entlassung wieder möglichst selbständig leben kann. Für eine Entlassung dürfen daher nicht mehr nur rein medizinische Überlegungen maßgebend sein. Dies setzt aber voraus, daß die Entlassung mit ihren Konsequenzen frühzeitig geplant wird, sonst ergeben sich unerwünschte und unnötige Rehospitalisierungen.

Bei der *Planung des Ablaufs der individuellen Behandlung und Pflege eines Patienten* müssen eine Reihe von Faktoren berücksichtigt werden. So können z. B. gewisse Untersuchungen nicht mehr oder nur nach einer gewissen Zeit nach bestimmten anderen Untersuchungen durchgeführt werden (z. B. bei Bariumverabreichung, Kontrastmittelverwendung). Weitere Probleme ergeben sich aus der Auslastung der benötigten zentralen medizinischen Einrichtungen, die Patienten aus allen Kliniken oder mehreren Stationen untersuchen und behandeln müssen und

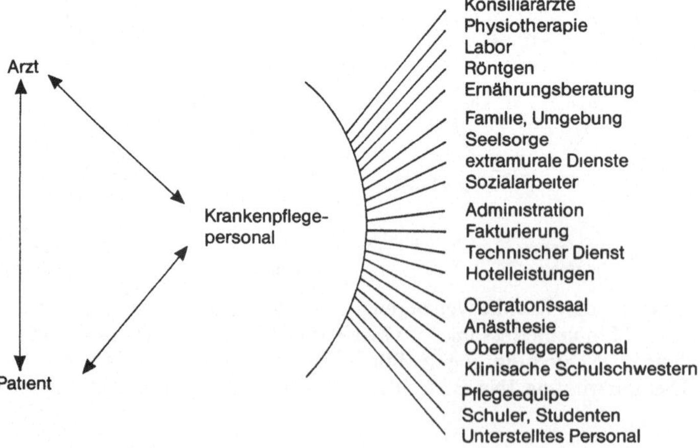

Abb. 23. Informations- und Koordinationsbeziehungen des Krankenpflegepersonals. [Nach Bernoulli (Activité), p. 2369]

meist am Wochenende nur reduziert oder gar nicht arbeiten. Außerdem wirken sich die verschiedenen bereits erwähnten Fixzeiten auf der Station selbst erschwerend aus.

Weitgehend Aufgabe der diplomierten Krankenschwester, je nach Pflegeform kann dies die pflegende Schwester, die Gruppenleiterin oder die Stationsschwester sein, ist es, neben der Planung des Behandlungs- und Pflegeprozesses für den einzelnen Patient auch für die Koordination der sich daraus ergebenden Arbeiten auf der Station und mit den übrigen Bereichen zu sorgen. Im heutigen System übernimmt daher das Krankenpflegepersonal die Aufgabe eines eigentlichen Informations- und Koordinationsorgans, wie dies in Abb. 23 schematisch dargestellt ist.

Koordinationsinstrumente

Um die vielfältige Koordination sicherzustellen, wird ein bestimmtes Instrumentarium benötigt.

Innerhalb des *Pflegedienstes auf der Station* besteht ein umfassendes *Berichtsystem*. So werden, wie aus dem in der Übersicht auf S. 108 f. dargestellten Tagesablauf ersichtlich ist, verschiedene Arten von Berichten und Gesprächen durchgeführt:

Übergabeberichte:	bei Schichtwechsel, insbesondere mit der Nachtwache;
Zwischenberichte:	Standortbestimmung und Planung des weiteren Arbeitsablaufes;
Gruppengespräche:	einmal täglich ca. 30–45 min, Besprechung der Probleme der Patienten, evtl. Planung der Pflege einzelner Patienten, evtl. Arbeitsplanung für den nächsten Tag.

Während an den Rapporten nur das Pflegepersonal teilnimmt, können beim Gruppengespräch evtl. auch Mitarbeiter anderer Bereiche dabei sein. So nimmt z.B. der Arzt, die Physiotherapeutin oder die Sozialarbeiterin gelegentlich oder in regelmäßigen Zeitabständen (z.B. wöchentlich) am Gruppengespräch teil.

Beim heutigen Berichtsystem auf der Station ergeben sich m.E. gewisse Probleme. So stellt Bühlmann fest, daß „richtig rapportieren (...) eine Kunst"[96] ist. Die Berichte fallen m.E. oft zu lang und zu unsystematisch aus, es wird über alle Patienten berichtet, auch wenn gar keine Änderungen in deren Zustand, Therapie oder Pflege eingetreten sind. Dies fördert die Unaufmerksamkeit der nicht direkt beteiligten, sondern nur zuhörenden Mitarbeiter. Bühlmann weist auf mögliche Gründe für diese Situation hin, wenn sie meint, daß die Berichte für das Pflegepersonal die Möglichkeit bieten:

- sich mitzuteilen,
- sich eine versteckte Pause zu verschaffen,
- Bewunderung zu wecken und Anerkennung zu erhalten für Geleistetes.[97]

Die Koordination mit den übrigen an der Behandlung und Pflege beteiligten Mitarbeitern ist oft zu wenig systematisch und gezielt. Oft wissen Arzt und übrige Thera-

---

[96] Bühlmann (Arbeitszeiten), S. 17.
[97] Bühlmann (Arbeitszeiten), S. 17.

peuten nichts über die vom Pflegepersonal für die Patienten angestrebten Pflegeziele, das Pflegepersonal nichts oder zu wenig über die Ziele und Maßnahmen der übrigen Beteiligten.

Bedingt durch die vielen Schicht- und Personalwechsel im heutigen System wird viel Zeit für Berichte und Gespräche gebraucht. Bühlmann schätzt den Zeitaufwand für Berichte in der Gruppenpflege mit 3 Schichten auf 100 und mehr min pro 24 h.[98] Oft wird denn auch von den Ärzten und den Mitarbeitern der anderen Bereiche bemängelt, daß das Pflegepersonal zu viel diskutiere und zu wenig arbeite.[99]

Auf Klinik- oder Departementsstufe finden an vielen Orten sog. *Stationsschwesternkonferenzen* statt, in großen Krankenhäusern auf der Stufe des Gesamtkrankenhauses *Oberschwesternkonferenzen*. Diese dienen v.a. der Information, es kommen dabei aber auch organisatorische und pflegerische Probleme zur Sprache. An vielen Orten werden je nach Bedarf auch *Vertreter* der *übrigen Bereiche* eingeladen (z.B. Verantwortliche für den Hausdienst, leitendes Personal der medizinisch-technischen und -therapeutischen Bereiche), um anfallende gemeinsame Probleme zu diskutieren. Immer mehr ergreifen jetzt diese Mitarbeiter auch die Gelegenheit, von sich aus mit ihren Problemen an die genannten Gremien zu gelangen.

Innerhalb der übrigen Bereiche trifft man sich analog zum Pflegedienst auch zu verschiedenen Berichten und Besprechungen. Im *ärztlichen Bereich* wird *täglich* mindestens einmal, wenn nicht 2mal pro Klinik Bericht erstattet (morgens und nachmittags). Hinzu kommen weitere Berichte an das Röntgen, die Intensivstation, die Pathologie etc. Alle diese Berichte sind primär patienten- und krankheitsbezogen. Die *Ärztekonferenz* oder *Chefärztekonferenz* beschäftigt sich vorwiegend mit krankenhaus- und standespolitischen, aber auch mit organisatorischen Fragen.

In gewissen Krankenhäusern ist es üblich, *Klinik-* oder *Abteilungskonferenzen* abzuhalten, an denen neben den Chef- und leitenden Ärzten auch das Oberpflegepersonal und evtl. weitere Personen teilnehmen. Dabei stehen Fragen der Klinik- oder Abteilungsorganisation etc. im Vordergrund.

Interdepartementale oder interklinische Berichterstattung ist, außer bei den Ärzten und dem Oberpflegepersonal, auf oberster Ebene selten und meistens nicht in institutionalisierter und regelmäßiger Form vorhanden. Solche Zusammenkünfte finden viel eher bei Bedarf zwischen den direkt Betroffenen statt.

Neben den Berichten und Besprechungen gehören *Telefon* und *schriftliche Übermittlungszettel* zu den wichtigsten, v.a. auf der Ebene der direkten Patientenversorgung häufig angewendeten Koordinationsinstrumenten. Auf die Nachteile der telefonischen Übermittlung wurde bereits hingewiesen.[100] So kann die telefonische Übermittlung von Untersuchungsresultaten oder von Abrufen von Patienten für Untersuchungen oder Operationen zu Fehlern führen. Insbesondere auf der Station wird das Telefon als großer Störfaktor empfunden, der das Pflegepersonal immer wieder zwingt, die Arbeit im Patientenzimmer oder den Arbeitsräumen zu unterbrechen. Entweder nimmt niemand das Telefon ab, oder mehrere Personen eilen gleichzeitig ins Stationszimmer. Die schriftlichen Übermittlungszettel verursachen

---

[98]   Bühlmann (Arbeitszeiten), S. 18.
[99]   Hoffmann (Gesundheitswesen), S. 983.
[100]   Vgl. Abschn. 5.3.4.

weniger Fehlerübermittlungen (außer Übertragungsfehlern beim Abschreiben), müssen aber transportiert werden.

5.4.2 System der personellen Kapazitätsplanung

Im Rahmen der dispositiven Lenkung geht es in bezug auf die personellen Kapazitäten einmal um den Personaleinsatzplan (Freitagsplan) über eine bestimmte Zeit, z. B. einen Monat (Grobdisposition), zum anderen um den täglichen Dienstplan, d. h. die Verteilung des vorhandenen Personals über 24 h. Neben der quantitativen Bestimmung geht es auch darum, die qualitative Besetzung zu bestimmen (Anzahl des qualifizierten Personals pro Schicht etc.). Der Personaleinsatzplan wiederum hängt vom vorgegebenen Stellenplan, aber auch von der Anzahl der längerfristig abwesenden Personen (Ferien, Krankheit etc.) ab. Die Personaleinsatzplanung bzw. die Dienstplanung über 24 h unterliegt ebenfalls einer Reihe von Bedingungen, die berücksichtigt werden müssen oder sollten. Dabei kann zwischen formalen Vorschriften und den Wünschen und Forderungen des Personals unterschieden werden.

Die gesetzlichen Vorschriften kollidieren, zumindest in der Schweiz, manchmal mit den Wünschen und Forderungen des Personals. Dieses möchte heute eine möglichst weitgehende Anpassung der Arbeitszeiten an die in den übrigen Bereichen üblichen. Auch sind die insbesondere für das Pflegepersonal häufigen Spät- und Nachtdienste nicht beliebt, da diese ein regelmäßiges Mitmachen in einem Verein oder Kurs sehr erschweren und auch eine physische und z. T. psychische Belastung darstellen.[101] Die Wünsche und die Forderungen des Pflegepersonals sind heute etwa folgende:

- Konstanz und Vorsehbarkeit der Arbeitszeit,
- kurze Arbeitszeit, d. h. Achtstundentag mit kurzer Mittagspause,
- eher Tag- als Spät- und Nachtdienst,
- streß- und hektikfreier Dienst,
- genügend freie Tage zwischen den Arbeitsperioden,
- keine Dauernachtwachen, zusätzliche Erholtage zwischen Nachtwachen,
- Vierzigstundenwoche,
- ein oder zwei freie Wochenenden im Monat,
- garantierte Weiterbildungszeiten.[102]

Die Einhaltung dieser Wünsche ist für verschiedene Bereiche im Krankenhaus nicht (immer) möglich, da im Pflegebereich die Anwesenheit und Arbeit einer bestimmten Zahl von Mitarbeitern, in den übrigen Bereichen ein Präsenz- oder zumindest Pikettdienst rund um die Uhr unerläßlich ist. Die heutige Situation ist geprägt durch eine Anpassung der Arbeitszeiten, dort wo es möglich ist, an die allgemein gültigen Regeln. So wurde in den letzten Jahren die Arbeitszeit reduziert, die Fünftagewoche eingeführt (Anrecht auf 2 freie Tage pro Woche), die geteilte Arbeitszeit mit langer Mittagspause z. T. durch den vollen oder teilweisen Schichtdienst ersetzt, was die Personaleinteilung komplexer gestaltet. Zusätzlich erschwert wird ein effizienter Personaleinsatz aber auch durch die z. T. sehr unterschiedliche

---

[101] Vgl. dazu auch den Verlauf der physiologischen Leistungsbereitschaft über 24 h.
[102] Baitsch (Forderungen).

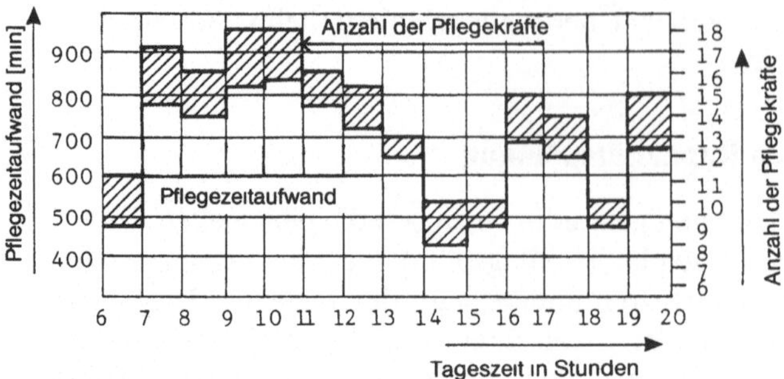

Abb. 24. Auslastung des Pflegepersonals in einer chirurgischen Station. [Nach Borzutzki (Anwendung), S. 416]

Arbeitsbelastung, die einmal von der Zahl der Patienten, aber vor allem von deren Behandlungs- und Pflegebedürftigkeit abhängt.[103] So ist eine vollständige Übereinstimmung der vorhandenen personellen Kapazitäten mit den effektiv benötigten Arbeitsleistungen nur selten möglich und Situationen, wie sie in einer deutschen Untersuchung ermittelt wurden, sind unvermeidlich (Abb. 24).

Die heutige Arbeitszeitgestaltung hat tiefgreifende Folgen für die Patienten, indem diese nicht mehr während des ganzen Tages und während möglichst vielen Tagen ihres Krankenhausaufenthaltes von der- oder denselben Pflegeperson(en) gepflegt werden. Oft fehlt daher die für den Patienten wichtige Bezugsperson, die über ihn und seine Bedürfnisse, seine Pflege und Behandlung Bescheid weiß und seinen individuellen Heilungsprozeß wirksam planen und lenken kann. Die bereits kurz beschriebene Pflegeplanung (s. Abb. 22) ist der Versuch einer Antwort auf dieses Informationsproblem. Bis heute allerdings wird das Instrument noch längst nicht in allen Krankenhäusern verwendet oder gar wirksam eingesetzt.

Zusätzliche Probleme können entstehen, wenn die personellen Kapazitäten in den zentralen medizinischen Diensten nicht primär unter patientenbezogenen Aspekten, sondern nach mitarbeiterbezogenen Kriterien geplant werden. So sind aus Mitarbeitersicht durchgehende Arbeitszeiten mit einer kurzen Mittagszeit und frühem Feierabend erwünscht. Dies bedeutet aber für den Patienten, daß er während der Mittagszeit u. U. nicht ruhen kann, wie dies physiologisch erwünscht wäre. Dafür soll er dann abends möglichst früh zu Bett gehen, damit das Personal Feierabend hat.

5.4.3 System der sachlichen Kapazitätsplanung

Die Kapazitätsplanung von Einrichtungen und Apparaten stellt v. a. im Operationsbereich gewisse Probleme, indem dieser etwa von der beschränkten Zahl der Räume her einen Engpaßfaktor bildet. Aber auch andere Einrichtungen können selbstverständlich restriktiv wirken, so z. B. die verfügbaren Betten. Dies trifft heute

---

[103] Vgl. z. B. Studie über das Pflegewesen in der Schweiz (Wegleitung).

aber eher auf den Langzeitversorgungsbereich als auf den Akutbereich zu. Allerdings können auch in diesem Bereich in einzelnen medizinischen Fachbereichen Engpässe auftreten. Grund dafür sind oft die den einzelnen Bereichen fest zugeteilten Betten, die eine flexible Bettenbelegung verhindern. Dies führt dann zu Überbelegungen oder zumindest zu einer sehr hohen Bettenbelegung in einzelnen Kliniken oder auf bestimmten Stationen, während gleichzeitig andere Bettenbereiche unterbelegt sind. In den übrigen Bereichen dürften die apparativen Kapazitäten seltener als Engpaß ins Gewicht fallen, wobei es oft nicht nur um die Auslastung einzelner Geräte geht, sondern diese untereinander verknüpft oder im gleichen Raum sind und so nicht simultan benützt werden können.[104] Auch hier gilt es, im Interesse des Patienten die optimale Auslastung zu finden.

In gewissen Bereichen dürfte es sich auch lohnen, in bezug auf die sachliche Mittelbeschaffung relativ großzügig zu sein, damit dafür personelle Einsparungen vorgenommen werden können. Bis heute haben allerdings v. a. im medizinisch-technischen Bereich apparative Veränderungen meist zu einer Personalzunahme und nicht zu einer Personaleinsparung geführt.[105]

5.5 Zusammenfassung

Die patientenbezogenen Leistungsprozesse im Krankenhaus zeichnen sich heute allgemein durch folgende Charakteristika aus, wobei im Einzelfall durchaus Abweichungen bestehen können:

- Organisatorisch besteht primär eine vertikale funktionale oder berufsständische Gliederung, welche die aus der Sicht des Patienten und seines Heilungsprozesses notwendige Koordination auf allen Stufen erschwert. Die administrative Funktion setzt sich auf der Station nicht fort und wird dort weitgehend vom Pflegepersonal, insbesondere der Stationsschwester und dem diplomierten Pflegepersonal, übernommen.
- Vor allem für die Mitarbeiter im Pflegedienst, aber auch für solche anderer Bereiche, besteht eine Doppelunterstellung, die manchmal nicht eindeutig geregelt ist und daher zu Konflikten führen kann.
- Der eigentliche patientenbezogene Leistungsprozeß wird von einer Vielzahl von Mitarbeitern erbracht, die ihre Arbeit alle am selben „Objekt", dem unteilbaren Patienten, verrichten müssen. Die Zentralisierung von bestimmten Diensten und die Dezentralisierung von anderen Bereichen erschwert die Koordination der patientenbezogenen Tätigkeiten.
- Das Pflegepersonal und die Ärzte verbringen verhältnismäßig wenig Zeit mit dem Patienten. Insbesondere im Pflegebereich nehmen die allgemeinen administrativen Tätigkeiten und die durch die Gruppenpflege und die Schichteinteilung bedingte Kommunikation und Information einen großen Teil der Arbeitszeit ein.

---

[104] Vgl. z. B. für das Röntgen Wobbe u. Kaminsky (Datenerfassung); für das Labor Wobbe u. Kaminsky (Anwendung).

[105] Vgl. Abschn. 2.6.3, insbesondere Abb. 6.

Alle diese Faktoren führen dazu, daß

- der gesamte Krankenhausaufenthalt des Patienten, aber auch der einzelne Tagesablauf, maßgebend durch Faktoren bestimmt wird, die weder durch ihn selbst noch durch seine Bedürfnisse beeinflußt werden können;
- der Ablauf auf der Station als Ganzes ebenfalls von einer Reihe, z. T. nicht durch die Station beeinflußbarer Faktoren weitgehend vorgegeben ist. Diese wirken sich nicht unbedingt zum Vorteil des Patienten aus und dienen auch nicht der Befriedigung seiner Bedürfnisse;
- insgesamt nicht der Patient und seine Bedürfnisse den Ablauf auf der Station und in den weiteren, am patientenbezogenen Leistungsprozeß beteiligten Bereichen bestimmt, sondern die Struktur und Arbeitsorganisation dieser Bereiche den Patienten und seine Bedürfnisse eingrenzen, d. h. der Patient hat sich der ihm vorgegebenen Struktur zu fügen. Er wird durch die Institution des Krankenhauses „vereinnahmt".[106] Graphisch läßt sich dies wie in Abb. 25 darstellen.

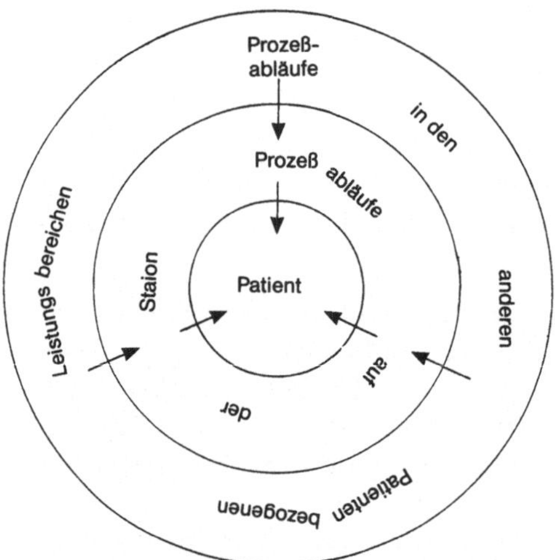

Abb. 25. Vereinnahmung des Patienten durch die patientenbezogenen Bereiche des Krankenhauses

---

[106] Siegrist (Arbeit), S. 7.

6 Möglichkeiten der Gestaltung und Lenkung einer patientenorientierten Behandlung und Pflege im Krankenhaus

6.1 Einleitung

In diesem Kapitel sollen Möglichkeiten der Gestaltung und Lenkung einer am Patienten und seinen Bedürfnissen orientierten Behandlung und Pflege diskutiert werden. Zuerst erfolgt eine kurze Zusammenfassung der in den vorangegangenen Kapiteln im Detail geschilderten heutigen Situation. Dabei wird zwischen krankenhausexternen und den mit diesen eng verknüpften krankenhausinternen Einflußfaktoren unterschieden (Abschnitte 6.2.1 und 6.2.2). Hinzu kommen theoretische Überlegungen zu den nachfolgend entwickelten Gestaltungs- und Lenkungsvorschlägen (Abschnitt 8.6.2.3). Unter 6.3 werden dann die Zielsetzungen für eine patientenorientierte Behandlung und Pflege formuliert, während Abschn. 6.4 deren Charakteristika darlegt. Unter 6.5–6.7 werden getrennt für die 3 Ebenen der individuellen Behandlung und Pflege, der Station und der übergeordneten Stufe Vorschläge für die Gestaltung der Prozeß- und der Gebildestruktur sowie z. T. der Einrichtungen entwickelt. Auf jeder Ebene wird ebenfalls auf die Lenkungsprozesse und deren Ausgestaltung eingegangen, wobei auf der übergeordneten Ebene 2 Möglichkeiten der organisatorischen Ausgestaltung eines Lenkungs- oder Krankenhausmanagementinformationssystems näher erläutert werden. Unter 6.8 werden in Verbindung mit der Zusammenfassung der konzeptuellen Überlegungen die persönlichen Vorschläge der Verfasserin dargestellt.

Bewußt wird in diesem Kapitel auf die Einbeziehung der in der Realität bestehenden Zwänge weitgehend verzichtet, um nicht von vornherein bestimmte Varianten und Möglichkeiten auszuschließen. Ebensowenig kann es aber darum gehen, ein unrealistisches, ideales System zu entwerfen, sondern die Absicht dieses Kapitels ist es, das wirksamste das Ideal anstrebende System, das sich der Gestalter vorstellen kann,[1] zu erarbeiten.

6.2 Ausgangslage

In den vorangegangenen Kapiteln wurden die hauptsächlichsten Einflußfaktoren oder Zwänge die die heutige Patientenversorgung im Akutkrankenhaus bestimmen, aufgezeigt. Diese können in krankenhausexterne und krankenhausinterne Faktoren untergliedert werden, wobei die internen Faktoren natürlich z. T. durch die äußeren Einflüsse bestimmt werden.

---

[1] Ackoff (Future), p. 107.

6.2.1 Krankenhausexterne Faktoren, die die Behandlung und Pflege der Patienten beeinflussen

Die äußeren Faktoren, die einen Einfluß auf die eigentliche Patientenversorgung haben, werden in Abb. 26 nochmals im Gesamtzusammenhang dargestellt. Aufgrund der durchgeführten Analysen ergibt sich, daß die Struktur und der Ablauf des heutigen Behandlungs- und Pflegeprozesses und damit die Stellung und Rolle

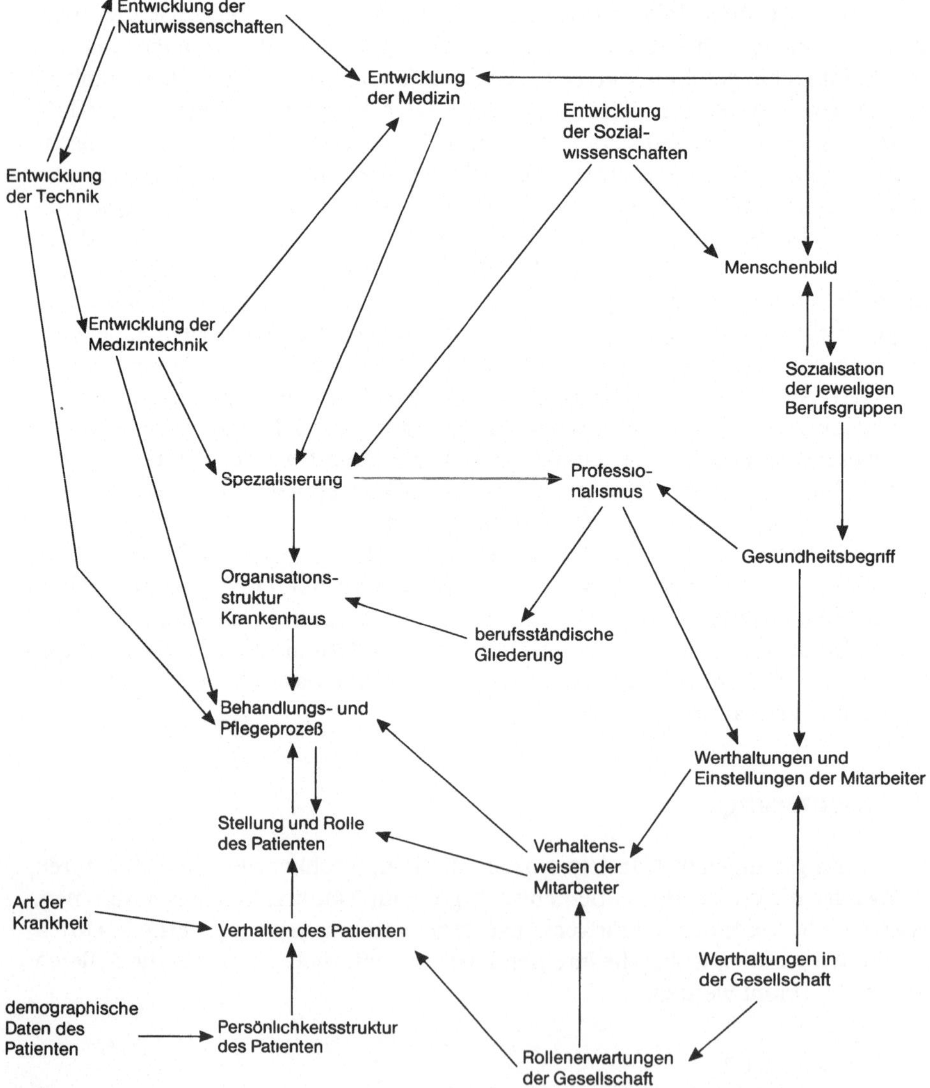

Abb. 26. Äußere Einflußfaktoren auf den Behandlungs- und Pflegeprozeß im Krankenhaus

des Patienten im Krankenhaus primär durch 3 Faktoren, nämlich die *Organisationsstruktur des Krankenhauses,* die *Verhaltensweisen der Krankenhausmitarbeiter* und das *Verhalten des Patienten selbst* bestimmt werden. Diese 3 Faktoren wiederum unterliegen äußeren Einflüssen.

So wird die *Organisationsstruktur* beeinflußt durch die sich in den letzten Jahrzehnten stark entwickelnde Spezialisierung, sei es im medizinischen, medizinischtechnischen, medizinisch-therapeutischen, pflegerischen oder Versorgungsbereich. Diese Spezialisierungen sind ihrerseits eine Folge der Entwicklung der verschiedenen Wissenschaften, insbesondere der Naturwissenschaften und der Technik, aber auch der Sozialwissenschaften. Im weiteren prägen diese Wissenschaften über ihr jeweiliges Menschenbild und den daraus abgeleiteten Gesundheitsbegriff auch die Sozialisation der verschiedenen, sich aus der erwähnten Spezialisierung entwickelnden Berufsgruppen, die heute im Gesundheitswesen tätig sind. Für diese ist eine weitgehende Professionalisierung und berufsständische Gliederung bezeichnend, die wiederum das Krankenhaus und seine Struktur beeinflussen. Die durch die Sozialisation erworbenen Werthaltungen und Einstellungen prägen, zusammen mit den allgemeinen gesellschaftlichen Vorstellungen, die Verhaltensweisen der Mitarbeiter im Gesundheitswesen, und damit auch weitgehend im Krankenhaus.

Aber auch das *Verhalten des Patienten,* und damit wenigstens teilweise seine Stellung und Rolle im Spital, werden durch verschiedene Faktoren bestimmt. Es sind dies einmal die individuellen Faktoren wie Art der Krankheit, Alter, Geschlecht, Beruf, Sozialschicht, Persönlichkeitsstruktur, aber auch die Rollenerwartungen, die sich aus der Gesellschaft an den Patienten ergeben.

Es wäre m. E. vermessen zu glauben, diese äußeren Faktoren würden sich in nächster Zeit grundlegend verändern und damit direkt eine Änderung der Behandlung und Pflege des Patienten im Krankenhaus herbeiführen. Im Gegenteil, die Spezialisierungen und der Einfluß der Technik werden sich eher noch verstärken. Auch bei der Aus- und Weiterbildung der Gesundheitsberufe lassen sich nur zögernde Veränderungen feststellen.[2] Änderungsvorschläge für das Behandlungs- und Pflegesystem müssen daher heute in erster Linie im Innern des Krankenhauses ansetzen. Sie sollten Verbesserungen in der Weise anstreben, daß der Patient möglichst seinen sich aus seiner Krankheit und seiner persönlichen Situation ergebenden Bedürfnissen gemäß behandelt und gepflegt werden kann. Auch bereits absehbare Veränderungen in der Art der Patienten und ihrer Krankheiten sollten berücksichtigt werden.

6.2.2 Krankenhausinterne Faktoren, die die Behandlung und Pflege des Patienten beeinflussen

Die für das Behandlungs- und Pflegesystem relevanten internen Einflußfaktoren ergeben sich zum großen Teil als Folge der bereits behandelten externen Faktoren.

So hat die Spezialisierung zu einer Aufgliederung des Krankenhauses in medizinische Fachbereiche und -subbereiche (Kliniken, Abteilungen, Stationen), in zen-

---

[2] Vgl. z. B. Abschn. 3.3.2.

tralisierte medizinisch-technische und -therapeutische Dienste und in zentralisierte Versorgungsbetriebe geführt. Im Pflegebereich ergibt sich ebenfalls eine starke Auffächerung der Berufe. Diese einerseits stärkere Dezentralisierung und andererseits die Zunahme der Zentralisierung führen zu verschiedenen Problemen bei der Behandlung und Pflege des Patienten, der ja als Person unteilbar ist. Da Patienten heute oft an mehreren Krankheiten gleichzeitig leiden, ergibt sich das Problem der ganzheitlichen medizinischen Betreuung. Diese ist schwierig, weil sich die jeweils benötigten Spezialisten in verschiedenen Kliniken oder Abteilungen befinden. Durch die Zentralisierung verschiedener medizinischer Dienste ergeben sich Probleme mit Transport, Wartezeiten, über- oder unterausgelasteten Mitarbeitern bzw. Bereichen. Insbesondere ins Gewicht fallen aber die Probleme der Kommunikation und Koordination ganz allgemein.

Auf der Ebene des einzelnen Patienten bestehen ebenfalls an erster Stelle Wünsche betreffend mehr und besserer Information und Aufklärung. Sowohl vom Patienten als auch vom Personal her erfolgt der Ruf nach (Wieder)einführung von Bezugspersonen für den einzelnen Patienten. Diese sollten den Überblick über das gesamte Geschehen besitzen, mit dem Kranken auch genügend bekannt sein, damit sich eine vertrauensvolle Beziehung herstellen läßt.

6.2.3 Theoretische Überlegungen

Das moderne Krankenhaus zählt heute zu den komplexesten sozialen Systemen,[3] wie auch die vorangegangenen Ausführungen gezeigt haben. Seine Strukturen und Prozesse haben sich im Laufe der Zeit als das Ergebnis menschlichen Handelns, nicht aber menschlicher Absicht entwickelt,[4] auch wenn immer wieder versucht wurde, bewußt gestalterisch Einfluß zu nehmen. Dabei entwickelte sich eine Vielzahl von (den Beteiligten bewußten oder unbewußten) Regeln, die den heutigen Behandlungs- und Pflegeprozeß des Patienten bestimmen. Diese wirken aber nicht immer im Sinne der notwendigen Bedürfnisbefriedigung.[5] Solche Regeln können durch verschiedene Umstände entstehen,[6] z.B. weil sie den sie befolgenden Individuen bestimmte Vorteile bieten, was den Beteiligten nicht oder nur zum Teil bewußt sein muß. Im Krankenhaus trifft dieser Sachverhalt sowohl auf die dort Arbeitenden wie auch auf die Patienten zu. So haben z.B. die letzteren eine Reihe von Verhaltensweisen entwickelt, die ihnen einerseits von der Gesellschaft vorgegeben werden, andererseits aber auch aus eigener Sicht Vorteile bieten, da sie so im komplexen Behandlungs- und Pflegeablauf am wenigsten anecken. Viele der bewußten und unbewußten Regeln entsprechen aber, wie aufgezeigt wurde, nicht mehr der Situation des heutigen Patienten inner- und außerhalb des Krankenhauses. Ziel einer am Patienten orientierten Behandlung und Pflege muß es daher sein,

---

[3] Neuhauser (Hospital), p.122: „One of the most complex forms in existence"; Churchill E.D., zitiert in: Rohde (Soziologie), S.89: „One of the most complex institutions of man".
[4] Vgl. Hayek (Studien), S.97ff.
[5] Vgl. Kap.4.
[6] Vgl. z.B. Probst (Gesetzeshypothesen).

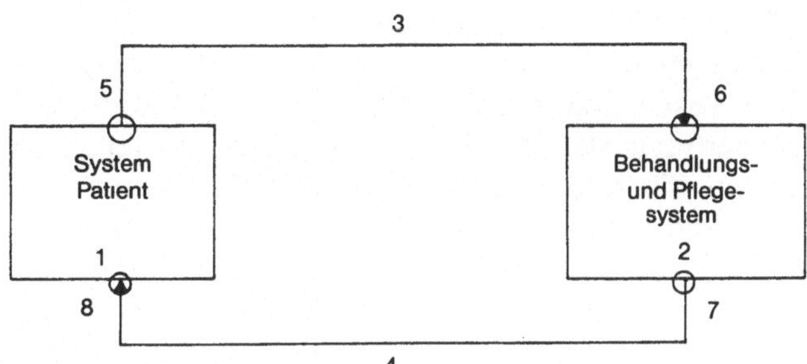

Abb. 27. Grundstruktur der Situation aus kybernetischer Sicht. [Nach Malik (Strategie), S. 192]

diese so zu gestalten und zu lenken, daß sie mit den effektiven Bedürfnissen des Patienten möglichst in Übereinstimmung gebracht werden kann. Anders ausgedrückt, handelt es sich darum, die Varietät des Behandlungs- und Pflegesystems „in Form eines großen Reichtums von Verhaltensmöglichkeiten"[7] so zu erhöhen, daß diese sich mit der sich aus den Bedürfnissen des Patienten ergebenden Varietät deckt, d. h. daß ein echtes Gleichgewicht entsteht (Abb. 27).

Damit dieses Gleichgewicht hergestellt werden kann, müssen folgende Bedingungen erfüllt werden:

1) Die beiden Systeme selbst (*1* und *2*) müssen bezogen auf ihre Varietät ebenbürtig sein.
2) Über die Transmissions- oder Kommunikationskanäle (*3* und *4*) muß die jeweils im System verfügbare Varietät übermittelt werden können, die Kanäle müssen also über eine ausreichende Kapazität verfügen.
3) Die Transduktionselemente (5, 6, 7 und 8), die gewissermaßen die Kontaktstellen zwischen Kommunikationskanälen und Systemen bilden, müssen ebenfalls ausreichende Durchlaßkapazitäten haben.[8]

Konkret bedeutet dies, daß das Behandlungs- und Pflegesystem so gestaltet werden muß, daß es grundsätzlich die Bedürfnisse des Patienten abdeckt. Der Varietätsausgleich zwischen den beiden Systemen muß die Übermittlung der nötigen Informationen als Grundlage für die zu ergreifenden Maßnahmen erlauben. Hinzu kommt, daß die Übermittlung der Information in der Weise geschehen muß, daß sie vom anderen aufgenommen und verstanden werden kann.

Ein Beispiel für das Erreichen einer spontanen Gleichgewichtslage zwischen den Patienten und dem Behandlungs- und Pflegesystem in unserem Sinne schildert Yolande Hartmann.[9] Nach einem Bombenattentat wurden 17 Verletzte in eine Universitätsklinik eingeliefert. Entgegen den Befürchtungen der Leiterin des Pflegedienstes, daß dieser Ansturm die Varietätsmöglichkeiten des Systems überfordern und man bei ihr Hilfe anfordern werde, lief alles reibungslos. Drei Kliniken delegierten je eine Krankenschwester, eine andere Klinik offerierte ihren Operationssaal mit Ärzten und Instrumentierpersonal, zudem brachte die Administration zur

---

[7] Malik (Strategie), S. 192.
[8] Malik (Strategie), S. 193.
[9] Vgl. im folgenden Hartmann (Motivation), p. 21.

gewünschten Zeit die notwendigen Unterlagen. Die Transporteure standen, ohne daß sie gerufen worden waren, zur Verfügung. Das Röntgen-Personal kam ohne weitere Diskussion, um die Patienten für die Röntgen-Untersuchung abzuholen. Jeder vertraute den durch einen anderen erhaltenen Auskünften. Die Stationen meldeten die leeren Betten. Die Kranken wurden informiert und aufgeklärt, betreut, und 3 Stunden später war jeder Patient versorgt und entweder nach Hause zurückgekehrt oder hatte Aufnahme in einem Krankenhausbett gefunden. Das Personal war, trotz der anstrengenden Arbeit und Mehrbelastung, viel befriedigter als nach einem normalen Arbeitstag. Hartmann führt dies darauf zurück, daß jeder Mitarbeiter, ohne sich darüber konkret Rechenschaft zu geben, die dem Personal zur Verfügung stehenden Mittel optimal genutzt hatte. Jeder war dem anderen zu Diensten und berief sich nicht auf seine Stellung, Macht oder sein Pflichtenheft. Jeder nützte seine volle Varietät zugunsten des Patienten, d. h. setzte alle seine Verhaltensmöglichkeiten ein, daß damit das Ziel des Krankenhauses endlich erreicht sei. Als erstes Ziel des Krankenhauses bezeichnet sie dabei, daß dieses im Dienste der Patienten stehen müsse. Sie meint auch, daß die Behandlung und Pflege dieser 17 notfallmäßig eingelieferten Patienten sogar wirtschaftlicher durchgeführt werden konnte, als dies bei 17 „normalen" Patienten der Fall gewesen wäre, da diese Patienten schneller, ohne die sonst üblichen sterilen Diskussionen darüber, wer was wann zu tun habe, zusammen mit der richtigen Benützung der Einrichtungen und des Materials versorgt wurden.

Sicher ist der geschilderte Ablauf in Form eines sich selbstorganisierenden Systems auch unter dem Eindruck der Katastrophe zustande gekommen. Trotzdem zeigt er, wie das echte miteinander Arbeiten für die Erfüllung der Gesamtarbeit wichtig ist. Gerade an der dafür notwendigen gegenseitigen Information und an den für eine ganzheitliche Gestaltung und Lenkung der Behandlung und Pflege des Patienten notwendigen Instrumenten der Koordination und Kooperation, aber auch an der nötigen Flexibilität, fehlt es z. T. im heutigen komplexen Krankenhausalltag.

Die nachfolgenden Ausführungen sollen daher aufzeigen, wie sowohl auf der Ebene der individuellen Patientenbehandlung und -pflege wie auch auf der Ebene der kollektiven Patientenversorgung (Station, Bereich, Klinik, Institute, Gesamtkrankenhaus) dem Gesetz der Varietät im von uns angestrebten Sinne besser Achtung verschafft werden kann. Dabei werden organisatorische Fragen im Vordergrund stehen, in der Meinung, daß strukturelle Änderungen auch zu Änderungen in den grundlegenden Verhaltensweisen des Systems und der Mitarbeiter führen.[10]

6.3 Zielsetzungen für eine patientenorientierte Behandlung und Pflege im Akutkrankenhaus

Ausgehend von der Auffassung, daß der Mensch ein unteilbares Ganzes mit biologischen, psychologischen und psychosozialen Aspekten bildet und von der sich auf diese Vorstellung stützenden Definition eines ganzheitlichen Gesundheitsbegrif-

---

[10] Malik (Strategie), p. 173.

fes[11] sollen die Gebilde- und Prozeßstrukturen der Patientenversorgung im Krankenhaus so gestaltet, und die Prozesse so gelenkt werden, daß daraus die (Wieder)einführung der „soins personnalisés"[12] mit allen Folgen resultiert.

Der Patient soll umfassend und individuell betreut werden. Seine sich durch seine Krankheit und persönlichen Lebensumstände ergebenden Bedürfnisse sollen während des Krankenhausaufenthaltes erfaßt und so befriedigt werden, daß der Heilungs- oder Besserungsprozeß möglichst effektiv und effizient erfolgen, und der Patient ein neues, seiner Situation und Umwelt angepaßtes Gleichgewicht finden kann. Damit er seine u.U. nicht heilbare Krankheit selbst „managen" kann, d.h. sich den dadurch bedingten Lebensumständen anzupassen lernt und sich so verhält, daß ein weiterer Krankenhausaufenthalt möglichst vermieden werden kann, müssen ihm alle notwendigen Hilfestellungen geleistet werden. Dies erfordert bereits im Krankenhaus das aktive Einbeziehen des Patienten und seiner Angehörigen in die Behandlung und Pflege. Insbesondere ist der Patient sowohl über seine Krankheit als auch über die entsprechenden Untersuchungen, Behandlungen und Pflegehandlungen zu informieren und aufzuklären.

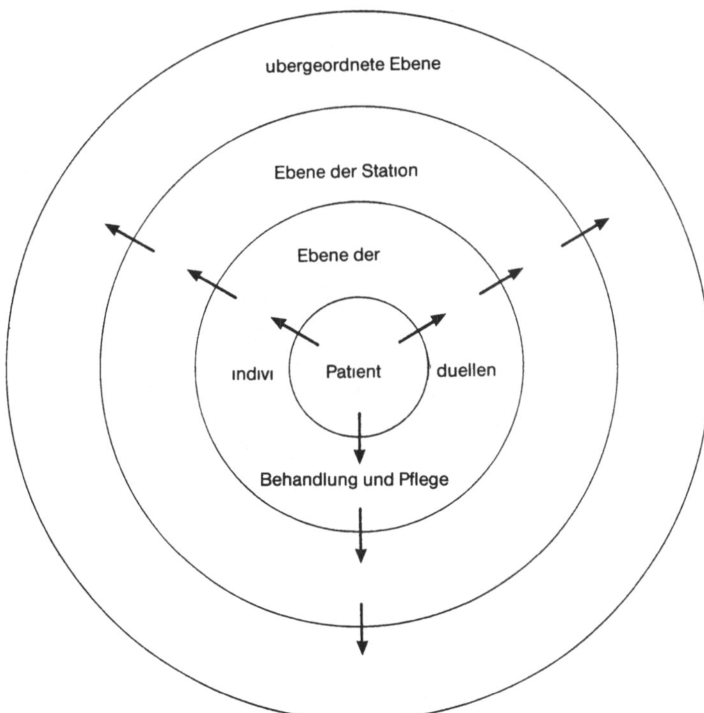

Abb. 28. Zielrichtung der Gestaltung und Lenkung des gesamten Behandlungs- und Pflegesystems (vgl. Abschn. 5.5)

---

[11] Vgl. Abschn. 4.3.12.
[12] Bonard (Médecine), S. 56.

Auf der kollektiven Ebene (Station, Klinik, zentrale medizinische Bereiche, Versorgungsbereiche) bedeutet die Forderung nach einer umfassenden und individuellen Patientenversorgung, daß die einzelnen *Subsysteme im Hinblick auf die entstehenden Bedürfnisse gestaltet und gelenkt werden und keine Eigendynamik entwickeln,* die nicht im Interesse des Gesamtsystems liegt. Das heißt, daß u. U. eine geringere Optimierung einzelner Subsysteme akzeptiert werden muß, um die Optimierung des Gesamtsystems zu erreichen. Anzustreben ist eine möglichst optimale Gestaltung und Lenkung des individuellen Heilungsprozesses unter Berücksichtigung eines möglichst effizienten Arbeitsablaufs in den einzelnen Subbereichen. Dabei hat die Gestaltung und Lenkung vom Patient und seinen Bedürfnissen auszugehen und nicht umgekehrt (s. Abb. 28).

6.4 Charakteristika einer patientenorientierten Behandlung und Pflege

Aus der oben formulierten Zielsetzung folgt, daß die Behandlung und Pflege jedes Patienten je nach seiner Situation und seinen Bedürfnissen gestaltet und gelenkt werden muß, damit der Heilungs- oder Besserungsprozeß möglichst wirksam verlaufen kann. Konkret bedeutet dies, daß nicht jeder Patient denselben schematischen Ablauf benötigt,[13] sondern daß es sogar Patienten gibt, bei denen bewußt auf bestimmte „allgemein übliche", d.h. routinemäßig durchgeführte Behandlungs- und/oder Pflegemaßnahmen verzichtet werden kann. Einmal, weil dies nicht nötig ist (z. B. bereits getätigte ambulante Abklärungen), zum anderen, weil dies nicht im Interesse des Patienten liegt (z. B. bei schlechtem körperlichem oder psychischem Allgemeinzustand), oder drittens, weil der Patient dies so wünscht (z. B. Verzicht auf Betten oder Waschen, weil der Patient Ruhe wünscht und keine pflegerische Notwendigkeit zur Durchführung der Maßnahmen besteht). Insbesondere bei Patienten mit nicht heilbaren, chronischen Krankheiten und bei Sterbenden sind daher die wirklichen Bedürfnisse umfassend abzuklären sowie der ganze Krankenhausaufenthalt, und, falls es dazu kommt, auch die Entlassung des Patienten sorgfältig zu planen. Der Patient und seine Umgebung müssen lernen, mit der Krankheit oder der Behinderung oder auch dem Sterben umzugehen. Dabei kann der Unterschied zwischen der individuellen Zielsetzung, Planung und Durchführung des Behandlungs- und Pflegeprozesses für einen Patienten als Ganzes und der Notwendigkeit der routinierten Durchführung der einzelnen Untersuchungen, Behandlungen und Pflegetätigkeiten[14] nicht genug betont werden.

Die ganzheitliche Betreuung des Patienten bedeutet, daß die am Prozeß beteiligten Personen aus der geschilderten umfassenden Sicht heraus die Ziele für die

---

[13] Vgl. dazu z. B. die Behandlung und Pflege „nach Schema" auf der Chirurgie.

[14] Das Wort „Routine" wird im Krankenhaus oft in pejorativem Sinn benützt, andererseits bestehen sehr viele (zu viele) routinemäßig durchgeführte Maßnahmen. Routine heißt laut Duden (Fremdwörterbuch), S. 643: „1. a) handwerksmäßige Gewandtheit, Übung, Fertigkeit, Erfahrung; b) bloße Fertigkeit bei einer Ausführung ohne persönlichen Einsatz; routiniert = „gewitzt (durch Übung) gewandt, geschickt, erfahren, gekonnt, sachverständig".

Behandlung und Pflege gemeinsam formulieren und ihre Tätigkeiten im Interesse des Patienten aufeinander abstimmen.[15]

Der Behandlungs- und Pflegeprozeß für einen einzelnen Patienten zeichnet sich daher durch folgende Charakteristika aus:[16]

1) Es handelt sich bei jedem Patienten um eine novative, d.h. einmalige, aber zeitlich begrenzte Aufgabe.
2) An der Lösung dieser Aufgabe sind mehrere, aus verschiedenen Fachgebieten stammende, in ihrem Fach versierte und qualifizierte Mitarbeiter beteiligt. Diese können sowohl inner- wie außerhalb des Krankenhauses tätig sein.
3) Der Patient wird in den Behandlungs- und Pflegeprozeß einbezogen. Seine Erfahrung, die er u.U. im Umgang mit seiner Krankheit gewonnen hat, wird in die Behandlung und Pflege integriert. Der Patient kann daher nicht als „Arbeitsobjekt" bezeichnet werden, sondern ist als eigenständiges Subjekt an seinem Heilungs- oder Besserungsprozeß beteiligt.

Insbesondere die Punkte 1 und 2 entsprechen dem heute in der Organisationslehre als *Projektorganisation* oder *Projektmanagement* bekannten Strukturtypus.[17] Ein Projekt ist dabei „als eine Sonderaufgabe zu definieren, welche folgende Kriterien erfüllt (...):

- das Ziel ist im voraus festgelegt;
- die Frist für die Zielerreichung ist bestimmt (Anfangs- und Endpunkt);
- die Zielerreichung ist mit Unsicherheit und Risiko verbunden;
- mehrere verschiedenartige Stellen sind daran beteiligt (interdepartementales Spezialistenteam);
- das Vorhaben besitzt eine gewisse Einmaligkeit (nichtrepetitiver, innovativer Charakter);
- die Mittel sind begrenzt.[18]

Der Behandlungs- und Pflegeprozeß eines jeden Patienten kann daher als Projekt verstanden werden, dessen Gestaltung und Lenkung nach den Kriterien der Projektorganisation verlaufen müssen. Dies bedeutet nicht, daß bei jedem Patienten sämtliche Tätigkeiten und Maßnahmen „neu erfunden" werden müssen, sondern viele Einzeltätigkeiten werden Routinecharakter haben und sich bei vielen Patienten sogar immer wieder gleich abspielen müssen. So muß sich z.B. die Verabreichung einer Spritze immer wieder nach den genau gleichen Kriterien der Sicherheit und Sterilität richten und der Patient ist bei deren Verabreichung froh, wenn das Pflegepersonal möglichst routiniert vorgeht. Wichtig und für jeden Patienten anders ist aber der Gesamtablauf, um damit seiner individuellen Situation gerecht werden zu können.

---

[15] Fiechter u. Meier (Pflegeplanung), S. 25 f.; Bonard (Médecine), S. 55.
[16] Vgl. dazu z. B. Fuszard (Adhocracy), pp. 14 ff., insbesondere p. 15.
[17] Vgl. z. B. Hill et al. (Organisationslehre), S. 185, S. 201 ff.; Schwarz (Betriebsorganisation), S. 145 ff.
[18] Hill et al. (Organisationslehre), S. 201 f.

6.5 Gestaltung und Lenkung des individuellen Behandlungs- und Pflegeprozesses

6.5.1 Gestaltung der Prozeßstruktur

Im folgenden wird zuerst der Gesamt- und Tagesablauf dargestellt, wie dieser für den Patienten und seine Bedürfnisbefriedigung „ideal" ist. Danach werden die Aufgaben der verschiedenen, an der Behandlung und Pflege des Patienten beteiligten Personen dargelegt. Gewisse gegenüber der heutigen Situation geänderte Teilaufgaben werden zusätzlich im Detail beschrieben.

Gestaltung des Prozeßablaufs aus der Sicht des Patienten

Gestaltung des Gesamtablaufs. Für den Behandlungs- und Pflegeprozeß des einzelnen Patienten ergibt sich folgender zeitlicher Gesamtablauf:

Vor der stationären Aufnahme[19]
- Ausfüllen der vom Krankenhaus zugeschickten Aufnahmeformulare durch den Patienten oder seine Angehörigen.
- Eventuell ambulante Untersuchungen.
- Eventuell Besuch der Station, um sich mit der stationären Umgebung und dem Ablauf vertraut zu machen.[20]

Aufnahmetag
- Aufnahme des Patienten im Patientenaufnahmebüro: Empfang der Unterlagen wie Krankengeschichte/Kardexformulare, Einlageblätter, beschriftete Etiketten.
- Abholen des Patienten durch die für ihn zuständige Schwester[21] oder evtl. Begleitung des Patienten auf die Station durch eine freiwillige Helferin.
- Einführung des Patienten auf der Station und in seinem Patientenzimmer durch die zuständige Schwester; Vorstellung der Mitpatienten; Hinweis auf den im Zimmer angeschlagenen allgemeinen Tagesablauf.
- Informationen über die am Aufnahmetag zu erwartenden Gespräche und Untersuchungen.
- Ärztliche Anamnese und Eintrittsuntersuchung im Untersuchungszimmer durch den behandelnden Arzt.
- Erstgespräch (Pflegeanamnese) durch die Schwester, insbesondere auch Erkundigungen über spezielle Eßgewohnheiten, Schlafgewohnheiten, Medikamenteneinnahme.
- Diagnostische Abklärungen aufgrund der ärztlichen Untersuchung nach ärztlicher Verordnung.[22]
- Eventuell Vorstellung des Patienten bei der ärztlichen Besprechung im Beisein der pflegenden Schwester.
- Am späten Nachmittag Visite durch behandelnden Arzt, eventuell Anästhesisten und pflegende Schwester: Informationen über die bisherigen Resultate und Ergebnisse, Ausblick und Information über vorgesehene diagnostische Untersuchungen und/oder therapeutische Maßnahmen einschließlich Operation.
- Pflegegespräch mit pflegender Schwester über die Art und Durchführung der vorgesehenen

---

[19] Entfällt bei Notfällen.
[20] Dies wird bereits heute bei zukünftigen Wöchnerinnen und bei Kindern gemacht.
[21] Dies erfordert in großen Krankenhäusern eine dezentrale Aufnahme.
[22] Heute werden oft je nach Krankheitsart schematisch verschiedene Untersuchungen bereits vor der ärztlichen Untersuchung angeordnet, damit die Resultate für den ärztlichen Nachmittagsbericht sicher vorliegen.

Untersuchungen, Operation etc.; Beantwortung von allgemeinen Fragen; Eintragung des Tagesablaufs für den folgenden Tag ins Patientenheft oder entsprechendes Formular; evtl. Vorzeigen von einfachen Entspannungsübungen.

Folgende Tage

Allgemein:
Bereits möglichst früh wird die eventuelle Entlassung des Patienten vorbereitet. Viele der nachfolgend genannten Tätigkeiten beinhalten daher solche Vorbereitungen wie Anleitung des Patienten etc.

Morgens:
- Eventuell diagnostische Untersuchungen.
- Eventuell Durchführen oder Helfen bei der Grundpflege durch die pflegende Schwester unter Rücksichtnahme auf die individuellen Bedürfnisse des Patienten; Rekapitulation der vorgesehenen Untersuchungen; eventuell Verhaltensanweisungen.
- Eventuell Therapien auf der Station, wenn nötig unter Hinzuziehung der Physiotherapeutin, der Angehörigen; spezielle Anleitungen für Patienten (z. B. Stomapflege).
- Visite durch behandelnden Arzt und pflegende Schwester, wenn nötig im Beisein der Physiotherapeutin und evtl. weiterer Mitarbeiter; gemeinsame Besprechung der Zielsetzungen und der Maßnahmen.
- Besuche.

Nachmittags:
- Garantierte Ruhezeit (1–1½ Stunden).
- Besuche.
- Grundpflege, Therapien, wie oben.
- Eventuell ärztliche Kurzvisite.
- Pflegegespräch.
- Eventuell Veranstaltungen über Gesundheitserziehung.

Tag vor der Entlassung
- Abgabe der mitzugebenden Medikamente und des Zeugnisses für den Hausarzt.
- Eventuell Abgabe von Hilfsmitteln.
- Festlegen der Austrittszeit, Organisation des Transports.

Entlassungstag
- Administrativer Abschluß.

Gestaltung des Tagesablaufs. Wie sich in Kap. 4 und 5 gezeigt hat, ergeben sich für den Patienten im Rahmen des Stationsablaufs verschiedene, nicht seinen Bedürfnissen entsprechende Einengungen. Daher wird im folgenden ein „idealer" Tagesablauf, der die Bedürfnisse des Patienten möglichst berücksichtigt, entwickelt:

Tagesablauf aus der Sicht des Patienten

7.00 Uhr	Wecken, Gesicht und Hände waschen, evtl. Aufstehen, evtl. Blutentnahme,
7.30 Uhr	Frühstück,
8.00–12.00 Uhr	Grundpflege (Waschen, Aufstehen etc.), Behandlungspflege, Physiotherapie, Visite, Untersuchungen,
10.00–20.00 Uhr	durchgehende Besuchszeit,
12.00 Uhr	Mittagessen,

12.30–13.45 Uhr	Ruhepause (evtl. Besuche, v. a. von Angehörigen erlaubt),
14.00–18.00 Uhr	Therapien, Untersuchungen, evtl. Veranstaltungen über Gesundheitserziehung, gemeinsame Pflegeplanung mit pflegender Schwester, evtl. mit Angehöri- gen, evtl. kombiniert mit Pflegegespräch, evtl. Kurzvisite,
18.00 Uhr	Abendessen,
18.30–20.00 Uhr (eventuell länger)	Grundpflege (Waschen etc.), evtl. Pflegegespräch, freie Wahl über Zeitpunkt des Zubettgehens und Schlafens,
ab 20.00 Uhr	Besuch der Nachtschwester, Absprache über Schlafmedikamente.

Dieser notgedrungen allgemein dargestellte Tagesablauf aus der Sicht des Patienten muß möglichst den individuellen Bedürfnissen angepaßt werden.[23] Auf die sich daraus ergebenden prozessualen und strukturellen Probleme der übergeordneten Ebenen wird später eingegangen werden.[24]

Aufgaben der am individuellen Prozeß beteiligten Mitarbeiter

Jede der am Heilungs- oder Besserungsprozeß beteiligten Personen übt die ihrer Ausbildung und Funktion entsprechende Tätigkeit an und mit dem Patienten aus. Idealtypisch ergibt sich die in folgender Übersicht dargestellte Aufgabenteilung innerhalb des Behandlungs- und Pflegeteams.

Aus der Auflistung der Aufgaben der einzelnen Teammitglieder und des Teams als Ganzem ist ersichtlich, daß neben dem Patienten v. a. der behandelnde Arzt und die pflegende Schwester am Behandlungs- und Pflegeprozeß beteiligt sind. Je nach Krankheit sind aber auch verschiedene Spezialtherapeuten mehr oder weniger stark involviert.[25] Dies trifft z. B. auf Patienten mit Hemiplegien zu, deren Rehabilitation intensiver Physiotherapie, aber auch Ergo- und Sprechtherapie bedarf. In einem solchen Fall ist es möglich, daß eine der Therapien neben der flankierenden Pflege und ärztlichen Betreuung im Vordergrund steht. Je nach Patient müssen weitere Mitarbeiter in das Team einbezogen werden, so z. B. die Ernährungsberaterin, der Orthopäde, die Sozialarbeiterin oder auch die Gemeindeschwester. Wichtig ist auch die Hinzuziehung der Angehörigen und, wenn nötig und möglich, deren Einbeziehung in die Pflege.[26]

Bei allen Patienten sollten aber möglichst immer dieselben Personen das Behandlungs- und Pflegeteam bilden und für seine Behandlung, Pflege und Betreuung zuständig sein. Dies gilt insbesondere für den Arzt und die Schwester. Daraus ergeben sich für die auf der Station tätigen Mitarbeiter, aber auch für die zentrali-

---

[23] Vgl. dazu Erb et al. (Pflegegruppe), S. 12 f.
[24] Vgl. Abschnitte 6.6 und 6.7.
[25] Vgl. z. B. zur Notwendigkeit der Zusammenarbeit und den Möglichkeiten dazu Hüsser u. Forrer (Zusammenarbeit).
[26] Dies wird in der Pädiatrie und Geburtshilfe, aber zum Teil auch in der Geriatrie bereits mit Erfolg gemacht.

sierten Bereiche, Probleme sowohl bei der Gestaltung der Arbeits- und Dienstplanung als auch bei der Organisationsstruktur.[27]

Gestaltung einzelner Teilaufgaben

Im folgenden soll die Gestaltung einzelner Teilaufgaben diskutiert werden, wie sie sich aus der Aufgabenliste auf S. 142 f. ergeben.

Aufnahme des Patienten auf der Station. Wann immer möglich, sollte die den Patienten pflegende, d. h. für seine Pflege verantwortliche Schwester diesen bereits bei der Aufnahme abholen,[28] sich ihm vorstellen und auf dem Weg zur Station erste Hinweise geben, wie z. B. in welchem Stock sich die Station befindet, wie sie am besten zu erreichen ist etc. Im Zimmer sollte der Patient seinen Mitpatienten vorgestellt werden, sein Bett mit Kasten und Nachttisch sollte ihm gezeigt werden. Er sollte nochmals auf die vorhandene Wegleitung und vor allem den Tagesablauf auf der Station, der in schriftlicher Form im Zimmer vorliegen sollte, aufmerksam gemacht werden. Der Patient soll auch bereits über seine Gewohnheiten, wie z. B. bezüglich Essen, gefragt werden, damit die nötigen Bestellungen aufgegeben werden können. Auch sollte ihm die Zeit, zu der er zur ärztlichen Untersuchung muß, ungefähr mitgeteilt werden.[29]

Eintrittsgespräch des Arztes (ärztliche Anamnese) und ärztliche Eintrittsuntersuchung. Die Aufnahme der ärztlichen Anamnese sowie die ärztliche Untersuchung sollten auch bei bettlägerigen Patienten in einem speziellen Untersuchungszimmer und nicht im Patientenzimmer in Gegenwart von Mitpatienten vorgenommen werden.[30] Nur so ist dem Patienten zuzumuten, dem Arzt auch intime Informationen über seine Krankheit mitzuteilen, ganz abgesehen von den z. T. peinlichen Untersuchungen,[31] die zur Eintrittsuntersuchung gehören. Unter Umständen sollten die Angehörigen einbezogen werden, vor allem, wenn dies vom Patienten gewünscht wird. Dies bedingt aber, daß der Arzt möglichst rasch nach dem Eintritt des Patienten zur Verfügung steht.

Eintrittsgespräch (Pflegeanamnese) der Schwester. Diejenige Schwester, die dem Patienten als Bezugsperson dient, d. h. die ihn pflegende oder für seine Pflege verantwortliche Schwester, ist zuständig für die Aufnahme der Pflegeanamnese. Diese sollte folgende Bereiche umfassen:[32]

- Wie erlebt der Patient subjektiv seine Krankheit?
- Wie hat seine Krankheit begonnen, warum ist er ins Krankenhaus eingewiesen worden?
- Was hat sich in seinem täglichen Leben durch seine Krankheit geändert?
- Wie hilfsbedürftig ist der Patient? Wo braucht er Hilfe, wo kann er weiterhin selbständig seine Grundbedürfnisse befriedigen?

---

[27] Vgl. Abschnitte 6.6 und 6.7.

[28] Vgl. Abschnitt 4.3.2.

[29] Diese muß vorher in Absprache mit dem Arzt festgelegt werden.

[30] Da heute oft zu viele Akutbetten vorhanden sind, kann u. U. ein Patientenzimmer zu diesem Zwecke umfunktioniert werden.

[31] Engelhardt et al. (Kranke), S. 54 ff.

[32] Vgl. auch Erath-Vogt et al. (Erstgespräch).

Patient	Angehörige	Arzt	Schwester	Therapeut(en)	weitere Mitarbeiter
Aufnahme			Abholen des Patienten;		administrative Aufnahme;
Mitteilung der für den Heilungsprozeß wichtigen Informationen, insbesondere Wahrnehmungen über und Erfahrungen mit seiner Krankheit; Angaben über familiäre und persönliche Situation sowie von weiteren relevanten Fakten;	Auskunft über den Patienten, falls dieser nicht dazu in der Lage ist; Ergänzung der Mitteilungen des Patienten;	Sammlung der krankheitsbezogenen Informationen (ärztliche Anamnese);	je nach Zustand Durchführung dringender pflegerischer Maßnahmen; Sammlung der pflegebezogenen Informationen unter Einbeziehung der Gewohnheiten des Patienten und seiner allgemeinen Situation (Pflegeanamnese);		
		ärztliche Eintrittsuntersuchung;			
		erste gemeinsame Problemerfassung aus ärztlicher Sicht	aus pflegerischer Sicht		
Information des Patienten und evtl. der Angehörigen über die zu treffenden diagnostischen und therapeutischen Sofortmaßnahmen					
Mitarbeit bei den diagnostischen Untersuchungen und der Pflege (so weit als möglich);	Unterstützung des Patienten und der Krankenhausmitarbeiter (so weit als möglich);	Anordnung, z. T. Durchführung der diagnostischen Untersuchungen;	Durchführung der pflegerischen Maßnahmen; Mithilfe bei und Veranlassung von diagnostischen Untersuchungen;		
		Auswertung der diagnostischen Untersuchungen;	Auswertung der pflegerischen Maßnahmen und Informationen;		

← Eintritts- und diagnostische Phase →

Therapeutische und Entlassungsphase

→ gemeinsame Formulierung bzw. Anpassung der Zielsetzungen in bezug auf Therapie und Pflege

Mitarbeit bei den therapeutischen und pflegerischen Maßnahmen;	Unterstützung des Patienten und der Krankenhausmitarbeiter bei den therapeutischen und pflegerischen Maßnahmen;	Verordnungen bezüglich der Therapie, evtl. Durchführung von therapeutischen Maßnahmen;	Bestimmen und Durchführung der relevanten Pflegehandlungen; Mithilfe bei der Durchführung oder Veranlassung von therapeutischen Maßnahmen	Bestimmen und Durchführung der entsprechenden Therapie(n);	Unterstützung des Patienten in seelischer Hinsicht (Seelsorger, Psychologe etc.); externe Abklärungen: finanzielle, familiäre Probleme (Sozialarbeiter);

← gemeinsame Fortschrittskontrolle von Therapie und Pflege

gemeinsame Planung und Vorbereitung der Entlassung

Erlernen von bestimmten Techniken oder Pflegemethoden für zuhause;	Übergabe des Patienten an den praktischen Arzt; Verordnung der Medikamente etc.;	Vermitteln der nötigen Techniken bezüglich Therapie und Pflege zuhause;	Abklärungen betreffend ambulante Therapien, Anleitung zu bestimmten Therapien zuhause;	eventuell Suche eines Platzes in Heim; Aktivierung der ambulanten Dienste, z. B. Haushilfe, Mahlzeitendienst, Gemeindeschwester; administrative Entlassung.

Entlassung;

- Was für Vorstellungen hat der Patient konkret über seine Krankheit („subjektive Anatomie",
  „subjektive Physiologie")?[33] Falsche Vorstellungen können Ängste und Unsicherheiten auslösen,
  die dem Heilungsprozeß nicht förderlich sind.
- Welche Erwartungen und evtl. Erfahrungen hat der Patient in bezug auf seinen Krankenhausaufenthalt?

Dieses Gespräch der Schwester mit dem Patienten sollte möglichst in einer ent-
spannten Atmosphäre und nicht in Form eines standardisierten Interviews, wie dies
für die ärztliche Anamnese zutrifft, erfolgen. Einmal ist es der Patient nicht
gewohnt, daß die Schwester „nur zum Gespräch" zu ihm kommt,[34] zum anderen ist
es durchaus möglich, daß die Schwester verschiedene Informationen erst im Laufe
der größeren Vertrautheit mit dem Patienten erhält und während sie eine Pflege-
handlung an ihm verrichtet. Aufgabe der Schwester ist es daher, für die Hinweise
des Patienten während seines ganzen Spitalaufenthaltes aufmerksam zu sein, diese
aufzunehmen, in den größeren Rahmen des gesamten Heilungsprozesses einzuord-
nen und den übrigen Teammitgliedern mitzuteilen. Hinzu kommt, daß erfahrungs-
gemäß Patienten zu bestimmten Zeiten, z. B. während der Toilette oder abends vor
dem Schlafen, speziell mitteilsam sind. Dies sollte von der Schwester, evtl. auch
vom Arzt, gezielt benützt werden.

Visite. Die tägliche Arztvisite bei den Patienten ist „*die* zentrale gemeinsame Veranstaltung im Tagesablauf"[35] und wird von den Patienten auch als solche empfunden.
Die traditionelle Visite dient aus Sicht des Arztes v. a. der Fortschrittskontrolle der
Therapie, während der Patient auch andere Erwartungen an diese knüpft.[36] Die
Visite muß patientenzentriert erfolgen, da sie für den Patienten oft die einzige Möglichkeit ist, mit dem behandelnden Arzt in direkten Kontakt zu treten. Sie sollte aus
dieser Sicht grundsätzlich wie folgt gestaltet werden (siehe S. 145).

Die Chefarzt- und Oberarztvisite dienen heute nicht primär dem Kontakt mit
dem Patienten, sondern der Überprüfung der Arbeit der Assistenten (und des Pflegepersonals). So schreibt von Uexküll über die Chefarztvisite: „Der Patient ist nur
als zufälliger Träger einer Krankheit zugegen, denn diese hat mit ihm und seiner
Persönlichkeit nichts zu tun. Im Grunde stört seine Anwesenheit nur die Diskussion
über die Krankheit, die allein interessiert."[37] Der Patient aber legt großen Wert auf
diese Visiten. Es ist daher zu überlegen, ob die Situation nicht insofern geändert
werden kann, als auch bei der Chefarzt- und Oberarztvisite analog vorgegangen
wird wie bei der täglichen Visite. Dabei sollte nur der behandelnde Assistent, der
zuständige Oberarzt und der Chefarzt auf der Visite im Patientenzimmer dabei sein,
und nicht, wie etwa heute noch üblich, sämtliche Unterassistenten, Assistenten,
Oberärzte und leitenden Ärzte der Klinik. Die angeblich damit verbundene Ausbil-
dungssituation wird sowieso nicht erreicht, da die Zeit dazu viel zu kurz ist. Wie die
persönliche Erfahrung zeigt, ist die beschriebene Vorgehensweise zum Vorteil aller

---

[33] Köhle et al. (Krankenstation), S. 38.
[34] Die meisten Schwestern übrigens auch nicht, da lange Zeit das „Schwatzen" mit dem Patienten
   verpönt war.
[35] Köhle et al. (Krankenstation), S. 42.
[36] Vgl. Abschn. 4.3.5.
[37] von Uexküll (Chefarztvisite), S. 49.

Ziele und Vorgehen während der Visite. [In Anlehnung an Köhle et al. (Krankenstation), S. 44]

	Ziele	Vorgehen
Vorbesprechung außerhalb des Zimmers:	Vorbesprechung der diagnostischen, therapeutischen und pflegerischen Zielsetzungen und Maßnahmen;	Verbindung von Vorwissen mit neuen Informationen: Austausch zwischen Schwestern und Ärzten; Formulierung des engeren Visitenziels;
Visite am Bett des Patienten:	Einbeziehung des momentanen Befindens, der Bedürfnisse, der Qualität des Arbeitsbündnisses, psychosomatischer Zusammenhänge; Interpretation und Gewichtung der Befunde;	Begrüßung Untersuchungsgang: Open-end-Interview (situationszentriert) mit Information, Interpretation und Unterstützung; körperliche Untersuchung; Diskussion der Kurvenwerte; Einbeziehung aller an der Visite beteiligten Personen inklusive Patient;
	Diskussion der diagnostischen, therapeutischen und pflegerischen Zielsetzungen und Maßnahmen mit dem Patient;	Zusammenfassung der Befunde und Bewertung für den Patienten; Hinweise auf nächste Schritte; Beschlußfassung für das weitere Vorgehen; Aufforderung an den Patienten, Fragen zu stellen;
Nachbesprechung außerhalb des Zimmers:	Ergebnisse der Visite; Aufgabenverteilung;	kurze Diskussion der gemeinsamen Beobachtungen; Kritik am Vorgehen; Rekapitulation der weiteren Maßnahmen.

Beteiligten.[38] Die Besprechung des Krankheitsbildes an sich kann im Rahmen eines Rapportes oder einer speziellen Ausbildungsstunde erfolgen.

Wenn, wie v. Uexküll schreibt, die Anwesenheit des Patienten auf der Chefarztvisite nur stört, wäre auch zu überlegen, ob auf diese nicht ganz verzichtet werden könnte. Dies würde allerdings eine Neuordnung des ärztlichen Dienstes ganz allgemein bedingen.[39] Auch legt der Patient oft großen Wert darauf, den Chefarzt einmal zu sehen und seine Fragen von ihm beantwortet zu haben.

Pflegegespräch. Sieht man den sich aus den Bedürfnissen des Patienten ergebenden Aufgabenkatalog[40] an, so muß auch die Schwester mehr Zeit für das Gespräch, die Information und die Aufklärung des Patienten aufwenden. Dies kann z. B. in Form

---

[38] Hier sei ein Beispiel zitiert, das Ende 1983 auf einer chirurgischen Universitätsklinik passierte: Der Bericht stammt von der Oberschwester, die die Initiative für die Änderung des Visitenablaufs ergriffen hatte: „Drei Mal haben wir nun mit 7–9 statt mit über 20 Leuten Visite gemacht, uns bemüht, im Zimmer wirklich mit dem Patienten zu sprechen und über ihn draußen vor der Tür; und alle sind begeistert und finden die Visite viel besser und effizienter, und das wichtigste, die Patienten kommen tatsächlich mehr zu Wort, stellen mehr Fragen".

[39] Vgl. S. 168 ff.

[40] Vgl. S. 140 f.

einer „Pflegevisite"[41] oder von sog. „care planning rounds"[42] geschehen. Vorrangiges Ziel dieser Veranstaltung ist es, mit dem Patienten ins Gespräch zu kommen und seine Bedürfnisse zu eruieren. Wichtig ist aber auch, daß der Patient Fragen stellen kann über Untersuchungen, Therapien und Pflegehandlungen, die er nicht verstanden hat oder die ihm fremd sind. Die Schwester sollte ihm die bevorstehenden Untersuchungen und Therapien erklären. Die zeitliche Durchführung des Pflegegesprächs hängt mit den damit verbundenen Absichten zusammen. Soll zur gleichen Zeit mit dem Patienten zusammen auch die Pflege- und Arbeitsplanung für den nächsten Tag gemacht werden, dürfte das Pflegegespräch am späten Nachmittag sinnvoll sein. Wie verschiedene Untersuchungen gezeigt haben,[43] eignet sich aber der Abend besonders gut für vertiefte Gespräche, die vielleicht auch persönliche Probleme des Patienten zum Thema haben. Oft wird der Patient dadurch viel ruhiger und sicherer. Dies äußert sich z. B. in einer geringeren Häufigkeit des Läutens oder des Schlafmittelverbrauchs.

Gespräch mit der Nachtschwester. Dieses sollte möglichst früh am Abend stattfinden, damit die Nachtschwester den Patienten noch wach antrifft und dessen Zustand selbst beurteilen kann. Dem Patienten gibt der Rundgang Gelegenheit, die Nachtschwester persönlich kennenzulernen und mit ihr die Einnahme der Nachtmedikamente zu diskutieren und festzulegen. Der Konsum von Schlafmitteln läßt sich durch dieses persönliche Gespräch oft verringern oder ganz vermeiden.

Art der Behandlung und Pflege. Die umfassende Behandlung und Pflege des Patienten soll „Hilfe an Menschen im Zustand von Kranksein, Gesundwerden, Krankbleiben oder Sterben"[44] sein. Jeder Patient soll seinen Bedürfnissen gemäß behandelt und gepflegt werden. Dies bedeutet, daß weder eine Unter- noch eine Überversorgung stattfinden soll. Auch sollte dem Patienten dort, wo sein Heilungsprozeß nicht direkt tangiert ist, möglichst viel Freiheit gelassen werden. Dies kann für die Pflege z. B. bedeuten, daß ihm nur dort Hilfe geleistet wird oder er nur dort zu irgendeiner Eigenleistung angehalten wird, wo dies wirklich nötig ist.

Der Behandlungs- und Pflegeprozeß kann einmal als Problemlösungsprozeß verstanden werden, zum anderen aber auch als Beziehungsprozeß. Der Problemlösungsprozeß[45] soll die systematische Behandlung und Pflege des Patienten erlauben. Dazu werden die einzelnen Schritte zur Informationssammlung, Problemerfassung, Zielsetzung, Planung und Durchführung der Maßnahmen und der Beurteilung von deren Wirkungen durchlaufen.[46] Dies geschieht mit Hilfe der Behandlungs- und Pflegeplanung, die im Sinne der ganzheitlichen Betrachtungsweise gemeinsam und nicht jede unabhängig von der anderen erfolgen sollten.

Der Behandlungs- und Pflegeprozeß ist aber auch ein Beziehungsprozeß, bei dem 2 oder mehr Personen miteinander in Kontakt treten, um das Ziel gemeinsam zu erreichen. Die Problemlösung, d. h. die Zielerreichung für den einzelnen Patienten ist erst möglich, wenn der Kontakt konstruktiv und positiv verläuft. Es muß eine

---

[41] Köhle et al. (Krankenstation), S. 59 ff.
[42] Kraegel et al. (Systems), p. 46.
[43] Vgl. Abschn. 4.3.4.
[44] Schlegel (Studie), S. 5.
[45] Vgl. zu den Details Abschn. 5.4.1.
[46] In Anlehnung an Fiechter u. Meier (Pflegeplanung), S. 31.

Atmosphäre der Sicherheit und des Vertrauens geschaffen werden, damit das Ziel überhaupt erreicht werden kann. Wichtig ist auch hier, daß alle am Prozeß beteiligten Personen, einschließlich Patient, in der gleichen Richtung arbeiten und zusammen mithelfen, eine gelöste und entspannte Atmosphäre zu schaffen.

Hinzu kommen v.a. in der Pflege im Rahmen einer ganzheitlichen Betreuung eine Reihe von neuen Tätigkeiten. Das Pflegepersonal sollte vermehrt Gesundheitserziehung betreiben. Dazu können neben allgemeinen Hinweisen auch spezielle Veranstaltungen wie Videofilme über bestimmte Krankheitsbilder und deren Vermeidung oder Vorträge und Demonstrationen durch Ärzte und Schwestern dienen. Auch sollten die Patienten vermehrt mit Entspannungsübungen und einem adäduaten Verhalten bei Schmerzen vertraut gemacht werden. Relativ einfache Übungen, wie sie z.B. Flynn[47] beschreibt, können bei manchen Krankheitszuständen wesentliche Erleichterungen bringen. Ebenso fördern Massagen, wie z.B. Fußreflexzonenmassage, die Entspannung und Entkrampfung erheblich, ja sogar jede Berührung kann, wie oben beschrieben, zu Veränderungen im Herzrhythmus führen.[48] Deshalb sollte die Berührung des Patienten nicht auf ein Minimum beschränkt, sondern gezielt für den Besserungsprozeß eingesetzt werden. Auch bei sterbenden Patienten oder Patienten im Koma ist die Berührung äußerst wichtig als Zeichen der Anteilnahme und Begleitung. Ein Großteil der Pflegetätigkeiten erfüllt daher neben der rein funktionalen Zielsetzung weitere, für das Wohlbefinden und die Geborgenheit des Patienten sehr wichtige Funktionen und sollte vermehrt auch in diesem Sinne gezielt eingesetzt werden (z.B. Waschen, Einreiben, Haare waschen und bürsten etc.).

Entlassung des Patienten. Die Entlassung des Patienten kann meist nicht ohne Vorbereitung erfolgen, sondern muß frühzeitig geplant werden.[49] Dies trifft vor allem auf die heute häufigste Kategorie von Patienten mit nicht heilbaren Krankheiten zu, speziell aber auch für Patienten, die ihrer Pflegebedürftigkeit wegen nicht mehr nach Hause zurückkehren können. Daher muß u.U. die soziale Situation genau abgeklärt werden, um abschätzen zu können, ob der Patient zu Hause genügend Pflege erhält, ob eine Gemeindeschwester bestimmte pflegerische Aufgaben übernehmen kann, ob für eine bestimmte Zeit eine Hauspflege verfügbar ist, oder ob gewisse weitere Dienste den Patienten zu Hause unterstützen können. Oft müssen auch bestimmte Hilfsmittel beschafft oder gar Umstellungen und Anpassungen in der Wohnung vorgenommen werden.

Neben der Bereitstellung der notwendigen Umgebung muß auch der Patient selbst auf seine Heimkehr vorbereitet werden. Unter Umständen muß er selbst spritzen, einen Anus praeter selbst pflegen oder eine Prothese allein benützen lernen. Große Probleme ergeben sich meist, wenn ein Patient rollstuhlgebunden ist. Bei älteren Patienten muß etvtl. auch die Toilettenbenützung oder das Baden oder Duschen speziell geübt werden. Der Ergotherapeut übernimmt bei diesen Patienten, zusammen mit dem Pflegepersonal und dem Physiotherapeuten, wichtige Rehabilitationsaufgaben.

---

[47] Vgl. z.B. Flynn (Health).
[48] Lynch (Herz).
[49] McKeehan (Care).

6.5.2 Gestaltung der organisatorischen Struktur

Wie die bisherige Diskussion der Gestaltung der individuellen patientenorientierten Behandlung und Pflege gezeigt hat, werden zu deren Durchführung eine Reihe von Spezialisten benötigt. Die Zusammensetzung dieses Teams ist für jeden Patienten seinen Bedürfnissen entsprechend wieder anders. Das Projektteam[50] bildet sich mit dem Eintritt des Patienten ins Krankenhaus und löst sich bei dessen Austritt wieder auf.

Die einzelnen Spezialisten sind gleichzeitig in mehreren Projektteams für Patienten tätig. Mintzberg spricht in diesem Zusammenhang von „ad hoc project teams" und nennt diese in Anlehnung an Alvin Toffler „Adhokratien".[51] Er charakterisiert diese Strukturform durch folgende Gestaltungsparameter: stark organische Struktur mit geringer Formalisierung des Verhaltens der Beteiligten; stark horizontale Aufgabengliederung basierend auf der formalen Ausbildung der einzelnen Experten; die Tendenz, die Spezialisten für interne Zwecke in funktionale Abteilungen zu gliedern, sie aber für die eigentliche Arbeit in kleine, marktorientierte (in unserem Fall patientenorientierte) Projektteams aufzuteilen; der Verlaß auf gegenseitige Verständigung und Absprache („mutual adjustment") als Koordinationsmechanismus zwischen und innerhalb der Teams; und als letztes die selektive Dezentralisation an und innerhalb dieser Teams, welche sich an verschiedenen Orten innerhalb der Organisation befinden und verschiedene Zusammensetzungen von Linien- und Stabsleuten mit Experten der operationellen Ebene erlauben. Alle diese erwähnten Charakteristika treffen auf die Organisationsstruktur des individuellen Behandlungs- und Pflegeprozesses zu.

Grundsätzlich sind sämtliche am Heilungsprozeß des Patienten beteiligten Personen Mitglieder des Projektteams. Dies bedeutet, daß auch der Patient, der ja in bezug auf seine (chronische) Krankheit oft über Erfahrungen aus erster Hand verfügt, sowie - wenn möglich - seine Angehörigen aktiv in das Projekt einbezogen werden. Im weiteren gehören der behandelnde Arzt, die den Patienten pflegende Schwester sowie die weiteren an der Therapie und Betreuung beteiligten Personen (z.B. Physiotherapeutin, Sozialarbeiterin, Ernährungsberaterin, Ergotherapeutin, Seelsorger, Gemeindeschwester) zum Behandlungs- und Pflegeteam.

Das einzelne Behandlungs- und Pflegeteam ist Teil des größeren Stationsteams, die einzelnen Mitglieder aber auch gleichzeitig Angehörige ihrer funktionalen Hierarchie (Abb. 29)

Das Projektteam hat die Aufgabe, gemeinsam den Behandlungs- und Pflegeprozeß des betreffenden Patienten möglichst optimal, d.h. effektiv und effizient, in seinem Ablauf zu planen, durchzuführen und durch periodische Evaluation (feedback) Korrekturen in dessen Verlauf anzubringen, damit die für den Patienten formulierten Zielsetzungen erreicht oder falls dies nicht möglich ist, der neuen Situation angepaßt werden können. Selbstverständlich ist nicht jedes Projektteam gleich zusammengesetzt. Es kann einmal nur aus Arzt und Schwester, ein anderes Mal aber auch zusätzlich aus bestimmten Angehörigen, der Physiotherapeutin, dem

---

[50] Vgl. Abschn. 6.4.
[51] Mintzberg (Structuring), p. 432.

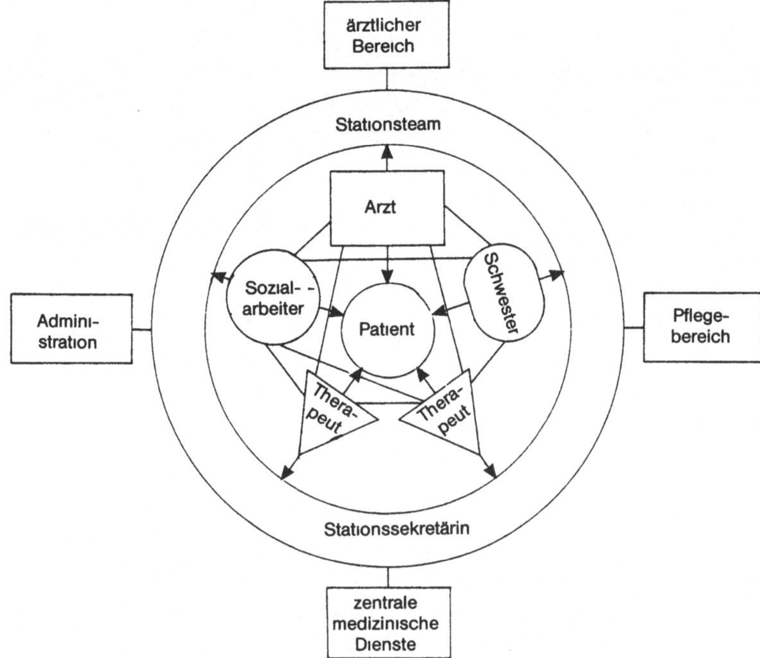

Abb. 29. Das Behandlungs- und Pflegeteam für den einzelnen Patienten. [Nach Clayton u. Stoelwinder (Hospital management), p. 47]

Seelsorger und/oder der Ergotherapeutin oder Ernährungsberaterin bestehen. Es ist auch möglich, daß sich das Projektteam während der Dauer des Krankenhausaufenthaltes ändert. Meist sind nicht alle Mitglieder gleich stark involviert. Die Kerngruppe dürften in der Mehrheit der Fälle der behandelnde Arzt und die pflegende Schwester bilden. Bei bestimmten Patienten (z. B. Hemiplegikern) kann aber auch ein anderes Mitglied, z. B. die Physiotherapeutin, Hauptbezugsperson des Patienten sein.

6.5.3 Gestaltung des Patientenzimmers

Die mit dem Patienten gemeinsam zu planende Pflege und die vermehrte Tätigkeit des Pflegepersonals im Patientenzimmer macht es nötig, gewisse bauliche Änderungen in den Patientenzimmern vorzunehmen. Diese sollen helfen, die Wegzeiten des Personals und damit die Wartezeiten der Patienten zu vermindern.

Für die Schwester sollte ein Arbeitsplatz im Zimmer selbst (bei größeren Patientenzimmern) oder zwischen 2 Zimmern vorhanden sein, damit der Kontakt zu den Patienten möglichst eng ist. Unter Umständen ist eine Abschrankung sinnvoll, Sichtkontakt sollte aber möglich sein. Im Zimmer selbst sollte auch Platz sein für den Kardex, da dieser dem Patienten im Hinblick auf die vorgeschlagene aktive

Einbeziehung zugänglich sein sollte.[52] Im weiteren sollten Schränke für die nötigsten Pflegeutensilien vorhanden sein. Sinnvollerweise sollten diese durchgehend sein, d.h. eine Verbindung zum Korridor haben, damit der Nachschub durch die Krankenhausgehilfin von außen erfolgen kann. Amerikanische Beispiele zeigen,[53] daß sogar ein kleiner, abschließbarer Medikamentenschrank im Zimmer vorhanden ist. So können die Medikamente dem Patienten direkt verabreicht werden. Dies erspart insbesondere bei nicht regelmäßig zu verabreichenden Medikamenten den 2fachen Weg zwischen dem Medikamentenschrank im Stationszimmer und dem Patientenzimmer. Von ebenso großer, wenn nicht noch größerer Bedeutung ist die Tatsache, daß der Patient bei Bedarf sofort zu seiner Schmerzspritze kommt und nicht längere Zeit auf diese warten muß, weil das Pflegepersonal unterwegs durch andere Vorkommnisse aufgehalten wird, oder die Information nicht oder erst zu spät der zuständigen Schwester übermittelt wird. Ein Timer erlaubt die Einstellung der nächsten Verabreichungszeit, was für die Schwester eine Erleichterung bedeutet. Damit die Vorteile dieses Systems voll wirksam werden, muß aber auch ein entsprechendes Kommunikationssystem vorhanden sein.[54]

Ebenfalls wichtig sind gut zugängliche Patientenschränke (mit abschließbarem Fach) und -nachttische. Einem echten Bedürfnis der Patienten entspricht der Einbau von Telefonen in allen Zimmern. Dadurch kann der Kontakt mit der Außenwelt, einem wichtigen sozialen Unterstützungssystem, stark gefördert werden.

Auf die Größe und die Anzahl Betten in den Patientenzimmern kann in diesem Rahmen nicht eingegangen werden. Es sei nur darauf hingewiesen, daß je nach Zahl und Anordnung der Betten pro Zimmer unterschiedliche gruppendynamische und individuelle psychische Vorgänge bei den Patienten auftreten können.

6.5.4 Lenkung des individuellen Behandlungs- und Pflegeprozesses

Lenkung des Prozeßablaufs als Ganzes

Analog zu bestimmten Formen des Projektmanagements kann ein Teammitglied als verantwortlich für die Lenkung des Behandlungs- und Pflegeprozesses bei einem bestimmten Patienten bezeichnet werden. Dies bedeutet, daß es letzten Endes zuständig ist, daß alle beschlossenen Maßnahmen durchgeführt werden und der Patient entsprechend den beschlossenen Kriterien behandelt und gepflegt wird. Dies kann aber u.U., wie verschiedene Formen der Gruppenpflege zeigen,[55] zu einem Desinteresse und zu abnehmender Motivation der übrigen Teammitglieder führen. Daher sollte der gesamte Prozeß durch das Team in Form der *Selbstorganisation* gelenkt werden, indem die Zielsetzungen womöglich durch das gesamte Team, einschließlich Patient und evtl. Angehörige, gemeinsam erarbeitet und bestimmt werden, wobei jedes der Teammitglieder dann die in seinen Bereich fal-

---

[52] Vgl. z. B. Kraegel et al. (Systems).
[53] Vgl. Kraegel et al. (Systems), pp. 126 ff.
[54] Vgl. Abschnitt 66.34.
[55] Vgl. S. 116 f.

lenden Aufgaben übernimmt, durchführt und an der nächsten Teambesprechung über die Fortschritte und Resultate berichtet. Bezeichnend für die Adhokratie ist es, daß keine Befehlseinheit[56] besteht, sondern daß Informations- und Entscheidungsprozesse von flexibler und informeller Art sind und daher u. U. den Dienstweg und die hierarchische Struktur unberücksichtigt lassen. Gerade dies ist im Hinblick auf eine sich den sehr rasch ändernden Bedürfnissen der Patienten anpassende Struktur wichtig.

Der Arzt, die Schwester und/oder die Therapeutin tragen auf der Visite oder bei anderen Gelegenheiten ihre Beobachtungen oder Verordnungen schriftlich in die Patientendokumentation ein, die dadurch immer dem neuesten und vollständigen Informationsstand entspricht und ständig als Unterlage für neue Entscheide und Anpassungen dienen kann.

Lenkungs- und Koordinationsmechanismen auf der individuellen Patientenebene

Das wichtigste Lenkungs- und Koordinationsinstrument auf dieser Ebene ist die Gestaltung und Lenkung der Behandlung und Pflege in Form des Projektmanagements. Die in diesem Rahmen nötigen Mechanismen sind auf S. 138 ff. bereits weitgehend beschrieben worden. Deren zeitliche Einpassung in den Stationsablauf einerseits und in die Abläufe der übergeordneten Ebene (Klinik, Institute) sowie in die Arbeitsabläufe der einzelnen Berufsgruppen andererseits werden in den Abschnitten 6.6 und 6.7 dargestellt.

Hier soll noch auf die weiteren, insbesondere schriftlichen Lenkungs- und Koordinationsmechanismen hingewiesen werden. Damit eine koordinierte Behandlung und Pflege auf eine gemeinsame Zielsetzung hin überhaupt möglich wird, muß die Dokumentation so ausgerichtet sein, daß sie einen Überblick über alle Informationen, alle therapeutischen, pflegerischen und weiteren Zielsetzungen und alle therapeutischen, pflegerischen und weiteren Maßnahmen erlaubt. Nur so läßt sich jederzeit ein Überblick über den Patienten als Ganzheit gewinnen. Konkret bedeutet dies, daß die heutigen getrennten Unterlagen (Krankengeschichte mit Verlaufsblatt, Kardex mit Pflegebericht und evtl. Verordnungsblätter, Formulare mit Untersuchungsresultaten etc.) in einem Dokument zusammengefaßt werden müssen. Zumindest müssen sämtliche Unterlagen, aus denen die Zielsetzungen, die ergriffenen Maßnahmen und Ergebnisse für jeden Patienten ersichtlich sind, in einer Dokumentenmappe griffbereit sein. Auch sollten die Unterlagen so übersichtlich und verständlich sein, daß auch der Patient sie verstehen kann.[57]

---

[56] Mintzberg (Structuring), p. 433.

[57] In der Schweiz werden bis heute die schriftlichen Dokumente streng vor dem Patienten geheim gehalten. Er erhält nur auf besonderen Wunsch und „soweit (er) ein berechtigtes Interesse nachweisen" kann (Kanton St. Gallen, Spitalorganisationsverordnung, Art. 62, Abs. b), Einblick in die Krankengeschichte. Anders, wenigstens zum Teil in den USA, wo zumindest die Pflegeplanung im Zimmer des Patienten mit diesem zusammen erfolgt und dieser auch Einblick in die Unterlagen, die im Zimmer bleiben, nehmen kann (Kraegel et al. (Systems), pp. 46 f.).

6.5.5 Zusammenfassung der wichtigsten Forderungen aus den individuellen Behandlungs- und Pflegeprozessen im Hinblick auf die übergeordneten Ebenen

Aus den entwickelten Gestaltungs- und Lenkungsvorschlägen für einen patientenorientierten individuellen Behandlungs- und Pflegeprozeß ergeben sich Forderungen für die Prozeß- und Gebildestrukturen der übergeordneten Ebenen, nämlich einerseits der Station und der Klinik bzw. der zentralen Dienste, andererseits der funktionalen oder berufsständischen Dienste wie der ärztliche Dienst etc.:

- Für den individuellen Heilungsprozeß muß eine von allen Beteiligten getragene Zielsetzung formuliert werden. Dies bedingt eine gewisse „unité de doctrine" und, dieser vorausgehend, die Kenntnis der Arbeit der anderen Teammitglieder.
- Damit die Kontinuität der Behandlung und Pflege so gut wie möglich gewährleistet ist, sollte auch eine Konstanz der den Patienten betreuenden Personen vorhanden sein. Um die Aufgabe einer Bezugsperson wirklich erfüllen zu können, müssen sich die betreffenden Personen über ein entsprechendes Maß an fachlicher und persönlicher Erfahrung ausweisen können und über die dafür notwendige Zeit verfügen.
- Die vermehrte Einbeziehung des Patienten erfordert von seiten des Arztes, der Schwester und der weiteren Therapeuten mehr Zeit, vor allem auch gemeinsam verbrachte Zeit.
- Die vermehrte Einbeziehung des Patienten bedingt auch einen besseren qualitativen Einsatz der Ärzte und des Pflegepersonals beim Patienten.
- Die vorgeschlagene Neukonzeption der individuellen Behandlung und Pflege bedingt ein häufigeres und längeres Zusammensein mit dem Patienten und damit eine stärkere Konfrontation mit seinen Problemen. Es müssen daher institutionalisierte Mechanismen der gegenseitigen Unterstützung innerhalb des Mitarbeiterkreises entwickelt werden.
- Wenn möglich sollten auf der Station auch räumliche Anpassungen an die geänderten Abläufe stattfinden.
- Immer mehr Patienten leiden an mehreren Krankheiten. Eine ganzheitliche Behandlung und Pflege bedeutet, daß nicht nur eine der Krankheiten, nämlich die akuteste, optimal behandelt wird, sondern daß auch die übrigen Krankheiten und Beschwerden überwacht und bei Anzeichen von Abweichungen sofort und richtig reagiert werden kann (z. B. entgleister Diabetes bei Operation).

Insgesamt gesehen geht es auf der Station und den übergeordneten Ebenen (Klinik, Krankenhaus) darum, die notwendigen Anpassungen sowohl bei der Prozeß- und der Gebildestruktur als auch bei den baulichen Einrichtungen vorzunehmen, damit die individuelle Behandlung und Pflege im angestrebten Sinn durchgeführt werden kann.

6.6 Gestaltung und Lenkung der Stationsebene

In diesem Abschnitt werden im oben erwähnten Sinn Vorschläge für die Stationsebene entwickelt, wobei der auf S. 139 f. entwickelte „ideale" Tagesablauf des Patienten als Ausgangspunkt für die Überlegungen dient.

6.6.1 Gestaltung der Prozeßstruktur auf der Station

Der Ablauf der Tätigkeiten auf der Station soll sich – dem Thema dieser Arbeit entsprechend – an die individuellen Bedürfnisse des Patienten anpassen. Es wird daher zuerst ein „idealer" Tagesablauf auf der Station entwickelt, um dann dessen Konsequenzen auf die Arbeitsgestaltung und Organisationsstruktur der einzelnen, am Tagesablauf der Station beteiligten oder davon betroffenen Bereiche darzustellen.

Der „ideale" Tagesablauf auf der Station ist hier im Überblick dargestellt. Einbezogen sind der Patient, das Pflegepersonal, die Ärzte, die Physiotherapeutin sowie eventuelle weitere Mitarbeiter. Der Tagesablauf muß sowohl in sachlicher wie in zeitlicher Hinsicht so gestaltet werden, daß einerseits die Bedürfnisse des Patienten möglichst gut abgedeckt sind, andererseits eine sinnvolle Gestaltung des Tagesablaufs der einzelnen Mitarbeiter resultiert, die ja u. U. nicht nur auf einer Station tätig sind und auch Aufgaben im Rahmen ihres Funktionsbereichs zu erfüllen haben (z. B. Bereichsrapporte, Rapporte mit andern Bereichen wie Röntgen, Intensivstation etc.). Der Tagesablauf läßt sich daher untergliedern in

- direkt am Patienten von einzelnen Mitarbeitern durchzuführende Tätigkeiten,
- gemeinsam durchzuführende Tätigkeiten wie Morgenbesprechung, Visite, Nachmittagsbesprechung, Besprechung des Behandlungs- und Pflegeplanes,
- ohne den Patienten von einzelnen Mitarbeitern durchzuführende Arbeiten wie Schreibarbeiten, Behandlung von ambulanten Patienten,
- innerhalb des Funktionsbereiches anfallende Tätigkeiten wie Nachtwachebericht, Ärztebericht, Physiotherapiebericht.

Der aufgrund der Bedürfnisse des Patienten entwickelte Tagesablauf für die Station hat daher sowohl Auswirkungen auf die direkt auf der Station tätigen Mitarbeiter als auch auf die zentralisierten Bereiche.

6.6.2 Auswirkungen des Prozeßablaufs auf der Station auf den ärztlichen und pflegerischen Bereich

In diesem Abschnitt werden die Konsequenzen für die mehrheitlich auf der Station tätigen Dienste, für den ärztlichen und für den Pflegebereich dargelegt, während die Folgen für die zentralisierten Bereiche in Abschnitt 6.7 behandelt werden.

Gestaltung des Prozeßablaufs auf der Station

Zeit	Patient[a]	Pflegepersonal	Ärzte	Physiotherapeut	weitere Mitarbeiter
7.00 Uhr		Nachtwacheübergabe	evtl. Teilnahme an Nacht- wacheübergabe		
	Wecken, Gesicht und Hände waschen, evtl. Aufstehen, evtl. Blutentnahme,	Grundpflege Blutentnahmen	evtl. Kurzvisite bei Pro- blempatienten		
7.30 Uhr	Frühstück,	Frühstück verteilen, Medikamente verteilen, Hilfe beim Essen, Essen eingeben,	Ärzterapport Röntgenrapport	Physiotherapiebericht, ambulante Therapien,	
8.00 Uhr		kurze gemeinsame Morgenbesprechung: Veränderungen im Zustand der Patienten, Vorstellen neuer Patienten,			
8.15–12.00 Uhr	Grundpflege, Visite, Untersuchungen, Behandlungspflege, Physiotherapie,	Grundpflege, Visite, Behandlungspflege,	Visite, Untersuchungen,	Therapien auf der Station,	
ab 10.00 Uhr	durchgehende Besuchs- zeit,[b]	evtl. Pflegeanamnesen,	evtl. ärztliche Anamnesen und Eintrittsuntersuchun- gen, schriftliche Arbeiten,	evtl. Therapien in Physio- therapie,	Besuche und Abklärungen Sozialarbeiter, Besuche Seelsorger,
12.00 Uhr	Mittagessen,	Mittagessen verteilen, Medikamente verteilen, Hilfe beim Essen, Essen eingeben,			
12.30–14.00 Uhr	Ruhepause,				

13.30–14.00 Uhr		gemeinsame Besprechung 1) gemeinsame Überarbeitung der Behandlungs- und Pflegepläne für bestimmte Patienten 2) Mitarbeiterprobleme einmal wöchentlich Stationskonferenz (bis 14.15 Uhr)			Sozialarbeiter, Seelsorger, Ernährungsberaterin etc., evtl. Teilnahme an der Besprechung
14.00–18.00 Uhr	evtl. Grundpflege, Therapien, Untersuchungen, evtl. Veranstaltungen über Gesundheitserziehung, evtl. Kurzvisite, Besprechung des Behandlungs- und Pflegeplans, evtl. zusammen mit den Angehörigen, etvl. Pflegegespräch,	Grundpflege, Behandlungspflege, evtl. Pflegeanamnesen, Arbeitsplanung für nächsten Tag,	evtl. Untersuchungen, evtl. ärztliche Anamnese und Eintrittsuntersuchungen, schriftliche Arbeiten, Ärzteberichte, Kurzvisite, Verordnungen.	Therapien auf der Station, evtl. Therapien in Physiotherapie.	Besuche und Abklärungen Sozialarbeiter.
18.00 Uhr	Abendessen,	Abendessen verteilen, Medikamente verteilen, Hilfe beim Essen, Essen eingeben,		
18.30–20.00 Uhr	Grundpflege, evtl. Pflegegespräch,	Grundpflege, Nachtwacheübergabe,		
ab 20.00 Uhr	Rundgang der Nachtschwester,	Verteilen der eventuellen Nachtmedikamente, periodisches Runden etc.		

---

^a Vgl. S. 139 f.
^b Vgl. zu den Besuchszeiten Schlegel (Studie).

Auswirkungen auf den ärztlichen Bereich

Aus den gemachten Vorschlägen ergibt sich für den ärztlichen Bereich auf der Stationsebene die Forderung nach

- einer ärztlichen Bezugsperson
- der vermehrten Einbeziehung des Patienten in die Behandlung
- einer vermehrten interdisziplinären Zusammenarbeit der auf Station tätigen Mitarbeiter.

Unter der ärztlichen Bezugsperson wird der von Bonard geforderte „médecin-traitant"[58] d.h. der behandelnde Arzt, verstanden. Bonard sagt, daß es wesentlich sei, im Krankenhaus diese Schlüsselperson für den therapeutischen Erfolg wiederzufinden: den Arzt, der sich voll für seine Patienten verantwortlich fühle und Zeit für ihn habe. Er betont dabei als eine der wichtigsten Notwendigkeiten, *daß der Arzt wieder Zeit für seine Patienten haben müsse.* Genau dies ergibt sich ja auch aus der Analyse der Patientenbedürfnisse und der Forderung nach vermehrter Einbeziehung des Patienten in die Behandlung.[59] Der betreffende Arzt muß über eine breite berufliche Erfahrung verfügen, damit er den Patienten umfassend abklären, behandeln und betreuen kann und erkennt, wo und wann die Hinzuziehung von bestimmten Spezialisten notwendig ist. Bonard weist darauf hin, daß diese ärztliche Bezugsperson nicht ohne weiteres in die heutige Krankenhausstruktur, die stark fachbezogen und spezialisiert ist, eingefügt werden könne. Für gewisse Bereiche wie Notfallstation, Intensivstation und Geburtshilfe erachte er sie auch nicht als nötig. Hinzu kommt, daß junge, erst am Anfang ihrer praktischen Ausbildung stehende Assistenten nicht als erfahrene ärztliche Bezugspersonen eingesetzt werden könnten. Bei der ärztlichen Bezugsperson müsse es sich um Ärzte handeln, die direkt dem Chefarzt unterstehen, die genau über jeden Patienten, für den sie voll verantwortlich sind, unterrichtet sind und darum nur für eine kleine Anzahl von Patienten zuständig sein können. Ihnen obliege auch die Führung der Assistenten. Eine Rolle, die die heutigen Oberärzte weitgehend verloren hätten, „zum Vorteil der Verwaltung und zum Schaden der Patienten". Die ärztliche Bezugsperson ist also verantwortlich für eine adäquate ganzheitliche Abklärung, Behandlung und ärztliche Betreuung des Patienten.

Aus dieser Aufgabenstellung und dem vorgeschlagenen Prozeßablauf ergeben sich insbesondere auf der Chirurgie Probleme für die auf der Station tätigen Ärzte. Diese sind heute meist sehr stark im Operationssaal, ihrem Hauptarbeitsbereich, beschäftigt und verbringen daher notgedrungen nur sehr wenig Zeit auf der Station und beim Patienten.[60] Daher ist deren vorgeschlagene Integration in das individuelle Behandlungs- und Pflegeteam und in das Stationsgefüge sowie die Übernahme der Rolle des behandelnden Arztes als ärztliche Bezugsperson in der heutigen Organisationsstruktur nur schwer realisierbar oder nahezu unmöglich. Hier können m.E. nur neue Organisationsstrukturen im ärztlichen Bereich Abhilfe schaffen.[61]

---

[58] Vgl. im folgenden Bonard (Médecine), S. 56.
[59] Vgl. Kap. 4.
[60] Vgl. S. 112f.
[61] Vgl. S. 171 ff.

Wahrscheinlich ist es auch nicht zufällig, daß der Vorschlag für die Person des behandelnden Arztes nicht von einem Chirurgen, sondern von einem Internisten stammt.[62]

Auswirkungen auf den Pflegebereich

Für den Pflegebereich ergeben sich aus den Vorschlägen auf der individuellen und der Stationsebene ebenfalls Konsequenzen, die sich z.T. mit denen des ärztlichen Dienstes decken. Folgende Forderungen stehen dabei im Vordergrund:

- die pflegerische Bezugsperson,
- die vermehrte Einbeziehung des Patienten in seine Pflegeplanung und in seine Pflege,
- die Verstärkung der Zusammenarbeit mit den übrigen therapeutischen Diensten.

Die pflegerische Bezugsperson, d.h. die pflegende Schwester[63] ist für alle Belange der Pflege der ihr anvertrauten Patienten über 24 h verantwortlich.[64] Sie soll so weit wie möglich die während ihrer Arbeitszeit anfallenden Arbeiten an und mit dem Patienten selber ausführen, um die Zahl der in diesem Bereich tätigen Personen auf ein Minimum zu beschränken. Sie übernimmt also sowohl die Grund- als auch die Behandlungspflege möglichst selbst. Nur so kann sie für den Patienten zu einer echten Bezugsperson werden, die aus eigener Anschauung, d.h. aus erster Hand, umfassend über ihn, seinen Zustand und seine Bedürfnisse über 24 Stunden Bescheid weiß.

Die Stationsschwester sollte weitgehend von den allgemeinen administrativen und Stationsaufgaben entlastet werden,[65] damit sie sich vermehrt der Krankenpflege und der Unterstützung ihrer Mitarbeiter bei der Pflege widmen kann. Ihre Aufgabe besteht in der Beratung und pflegerischen Hilfeleistung an die vorwiegend jungen diplomierten Schwestern, die noch nicht über die notwendige Erfahrung in Krankenpflege verfügen und daher in ihrer Arbeit, soll sie wirklich patientenorientiert sein, unterstützt werden müssen. Für spezielle Pflegeprobleme, wie Stomapflege oder Diabetesberatung, kommen in größeren Krankenhäusern in diesen Fragen speziell geschulte Pflegepersonen (beratende Krankenschwestern) hinzu. Sowohl die Stationsschwester als auch die Beraterinnen für spezielle Probleme sollten, um ihrer Aufgabe gerecht zu werden, über eine vertiefte Ausbildung in Krankenpflege verfügen.[66]

Die nicht direkt mit der Pflege am Patienten verbundenen administrativen Tätigkeiten und Aufgaben im Versorgungsbereich sollen von speziell dafür geschultem Personal übernommen werden, wie dies heute z.T. bereits geschieht (Stationssekretärin bzw. Krankenhausgehilfin).

---

[62] Bonard (Médecine).
[63] Gilt immer auch für Pfleger.
[64] Vgl. dazu das Konzept des „primary nursing"; z.B. Anderson u. Choi (Nursing); Servellen (Nursing).
[65] Vgl. dazu S.115.
[66] Solche Kurse werden heute in der Schweiz bereits in einigen größeren Krankenhäusern sowie an der Kaderschule für Krankenpflege in Zürich angeboten.

Gestaltung des Pflegesystems

Die heute üblichen Pflegesysteme bringen gewisse Probleme mit sich und sind im Hinblick auf eine patientenorientierte Pflege unbefriedigend.[67] Beim Einsatz der pflegerischen Bezugsperson im geschilderten Sinn ergeben sich bei den heutigen Systemen und Arbeitszeiten vermehrt Probleme. Hier sei daher ein von Josy Bühlmann entwickeltes System dargestellt, das m. E. einen Schritt in der gewünschten Richtung darstellt.[68] Je nach Art und Größe der Station muß es selbstverständlich angepaßt werden (Abb. 30).

Der Vorschlag zeichnet sich durch folgende Charakteristika aus:

- Kleine Teams von 2 Pflegepersonen mit 6 Patienten
- Arbeitszeiten von 10-12 h pro Tag bei einer Viertagewoche.[69]

Das einzelne Team (Einheit) setzt sich aus einer diplomierten Schwester und einer Schülerin oder aus einer Schülerin des 6. Semesters und einer jüngeren Schülerin zusammen. Zwei Einheiten bilden zusammen eine Gruppe, die z. T. eng zusammenarbeiten (z. B. Ablösung zum Essen etc.) und deren Mitglieder wenigstens grob über alle 12 Patienten der Gruppe Bescheid wissen. Die Ablösung zu den freien Tagen findet ebenfalls innerhalb der Gruppe statt. In der Einheit arbeitet eine Person 10 h (6.45 Uhr–17.45 Uhr mit einer Stunde Mittagspause) die andere 12 h (6.45 Uhr–19.45 Uhr mit einer Stunde Mittagspause). Dabei ergibt sich im Schnitt

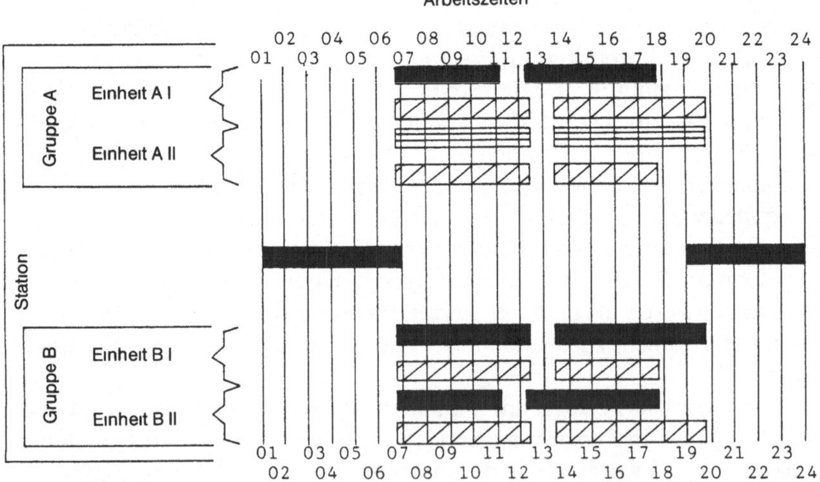

Abb. 30. Einsatzplan der verschiedenen Pflegepersonen pro Tag. ■ diplomierte Schwester, ▤ Schülerin im 6. Semester, ▨ jüngere Schülerin. Allerdings müßte in unserem Vorschlag die Mittagspause etwas vorverlegt werden, da das Mittagessen der Patienten auf 12.00 Uhr vorgesehen ist. [Nach Bühlmann (Arbeitszeiten), S. 12]

---

[67] Vgl. S. 116 f.
[68] Bühlmann (Arbeitszeiten).
[69] Bühlmann (Arbeitszeiten) o. S.

eine Arbeitszeit von 11 h, so daß im Prinzip an 4 Tagen pro Woche gearbeitet wird, um die wöchentliche Arbeitszeit von 44 h zu erreichen. Die Nachtwache arbeitet ebenfalls 12 h, nämlich von 19.00 Uhr bis 7.00 Uhr morgens.

Der Vorschlag erfüllt einige wichtige Postulate, die in unserem Zusammenhang erhoben wurden. So wird der Patient einmal mit viel weniger Pflegepersonal während 24 h konfrontiert. Er hat eine eindeutige pflegerische Bezugsperson, nämlich die diplomierte Schwester oder die Schülerin des 6. Semesters in seiner Einheit. Auch sieht er die Nachtschwester abends noch auf ihrem ersten Rundgang.[70] Die kleine Gruppe von 6 Patienten erlaubt der Schwester die Übersicht über die ihr anvertrauten Patienten und die Vertrautheit mit deren Problemen. Dies erleichtert die gegenseitige Information und verkürzt die Übergabezeiten.[71] Nachteilig wirkt sich aus, daß die gleiche Schwester nur 4–5 Tage nacheinander die Pflege übernimmt. Durch die enge Zusammenarbeit der beiden Einheiten kennt der Patient aber auch die anderen Mitglieder der Gruppe. Echte Probleme hingegen können durch die Bestimmungen des Arbeitsgesetzes entstehen, indem „wir mit einer täglichen Arbeitszeit von 12 h bereits in die Konfliktzone mit dem Arbeitsgesetz geraten".[72]

6.6.3 Gestaltung der Organisationsstruktur der Station

Aus der Aufgliederung der pflegerischen Tätigkeiten[73] ist ersichtlich, daß das Pflegepersonal heute relativ viel Zeit mit allgemeinen administrativen und Versorgungsarbeiten verbringt. Dies ergibt sich daraus, daß sich weder die Versorgungs-[74] noch die allgemeinen administrativen Dienste bis auf die Station erstrecken, sondern daß diese Aufgaben vom Pflegepersonal übernommen werden. Das bedeutet, daß das Stationsmanagement heute Aufgabe des Pflegedienstes ist, wobei v. a. die Stationsschwester, aber auch das übrige Pflegepersonal davon betroffen sind. In amerikanischen Krankenhäusern wurde daher schon vor einiger Zeit das Konzept des „unit management" entwickelt, wobei verschiedene organisatorische Ausgestaltungen möglich sind.[75]

Konzept des „unit management"

Mit „unit management" oder „service unit management" wird grundsätzlich eine Organisationsform der Station oder Abteilung bezeichnet, bei der die Verantwortung für die Durchführung von bestimmten nichtpflegerischen Arbeiten einem „unit-manager" übertragen wird.[76]

---

[70] Vgl. S. 146.

[71] Bühlmann (Arbeitszeiten), S. 18: Bühlmann errechnet eine Übergabezeit von maximal 80 min für eine Einheit pro 24 h gegenüber 100 und mehr min im Gruppenpflegesystem mit Schichtbetrieb.

[72] Schenkel (Tage), S. 38.

[73] Vgl. S. 113 ff.

[74] Eine Ausnahme bildet der Hausdienst.

[75] Vgl. z. B. Reece et al. (Division); Kauffmann (Unit); Munson (Points).

[76] Jelinek et al. (SUM), p. 11; Munson (Points), p. 197.

Als Gründe für die Einführung dieses Konzepts werden angeführt:

1) Kostenreduktion,
2) Verbesserung der Pflegequalität,
3) Einsparungen von Arbeitsstunden des qualifizierten Pflegepersonals,
4) Erhöhte Arbeitszufriedenheit,
5) Vorbereitung für weitere Verbesserungen.[77]

In unserem Zusammenhang interessieren vor allem die Punkte 2) und 3), da dadurch einige der bereits besprochenen Postulate verwirklicht werden könnten.

Die Aufgaben, die dem „unit management" übertragen werden können, lassen sich in 3 Gruppen gliedern:

1) Logistische und stationsbezogene Aufgaben:
   - Material- und Apparatebewirtschaftung, Kontakte mit den entsprechenden zentralen Bereichen,
   - Aufgaben der Stationsadministration wie Telefonbedienung, Kontakte mit zentralen medizinischen Bereichen etc.,
   - Übertragung von ärztlichen Verordnungen.
2) Unterstützung von patientenbezogenen Funktionen:
   - Transport von Patienten, Material und Unterlagen,
   - Hausarbeiten auf der Station und Essensversorgung,
   - nichtprofessionelle Patientenpflege.
3) Allgemeine administrative Aufgaben:
   - Patientenaufnahme und -entlassung,
   - Leistungserfassung,
   - Materialbestellungen und -überwachung.[78]

Je nach der damit verbundenen Absicht beinhaltet das „unit management" nur eine Verschiebung von gewissen Tätigkeiten des Pflegepersonals zu nichtpflegerischem Personal, oder mit der Verschiebung der Tätigkeiten ist auch die Abgabe der Verantwortung für deren korrekte Durchführung verbunden. In der Praxis sind unterschiedlich starke Verlagerungen von Tätigkeiten und Verantwortungen möglich. Entsprechend ergeben sich verschiedene Möglichkeiten der organisatorischen Ausgestaltung. Soll das „unit management" dem Pflegedienst dienen, in dem es diesen von bestimmten Aufgaben entlastet, wird die Verantwortung weiterhin beim Pflegepersonal bleiben. Das „unit management" untersteht dabei dem Pflegedienst. Ist beabsichtigt, durch diese Organisationsform den Verwaltungsbereich bis auf die Station durchzuziehen, wird der entsprechende Funktionsinhaber der Verwaltung unterstehen und die volle Verantwortung für seine Aufgaben übernehmen.

Analysen zeigten, daß sich im Laufe der Zeit verschiedene Organisationsformen herausgebildet haben, indem die Entwicklung von der bei uns üblichen funktionalen Gliederung (z. B. Pflegedienst, Hausdienst, Küche, etc.) über die Unterstellung der Stationssekretärin respektive des „Unitmanagers" unter den Pflegedienst bis zu

---

[77] Jelinek et al. (SUM), p. 13.
[78] Jelinek et al. (SUM), p. 32.

einem selbständigen Bereich reichte, der gleichberechtigt neben dem Pflegedienst steht. Das „unit management" wird daher als ein Schritt innerhalb der fortlaufenden Bemühungen verstanden, den besten Kompromiß zwischen der Gruppierung sämtlicher Aktivitäten desselben Bereichs oder der Gruppierung aller Tätigkeiten eines bestimmten Typs unter eine Person zu finden. Das Konzept des „unit management" versucht, die Aufteilung der patientenbezogenen Tätigkeiten auf verschiedene funktionale Bereiche zu vermeiden, ohne daß die Stationsschwester „mehr Manager als Schwester"[79] werden muß.

In bezug auf die oben erwähnten Gründe für die Einführung des Konzepts läßt sich feststellen, daß

- die Personalkosten sich weder signifikant erhöhten noch senkten;
- das Pflegepersonal von der Verantwortung für und die Durchführung von vielen nichtpflegerischen Aufgaben befreit wurde; daß aber die gewonnene Zeit nicht zu vermehrten patientenbezogenen Tätigkeiten verwendet wurde. Wichtig ist daher, daß das Pflegepersonal intensiv auf die Änderung vorbereitet wird;[80]
- die Qualität der Patientenversorgung sowohl in bezug auf die Pflege als auch auf die übrigen Tätigkeiten höher war;
- die betreffenden Stationen wirtschaftlicher arbeiteten als die übrigen, da eine klare Aufgabenteilung vorhanden war;
- die Arbeitszufriedenheit höher war auf den betreffenden Stationen;
- das Konzept die Einführung von radikaleren Veränderungen, wie vermehrte Dezentralisation von Aufgaben oder Änderungen in den zentralen Diensten, erleichterte.[81]

Neuere Untersuchungen zeigen, daß die Weiterführung des Konzepts einmal eine Frage der Kosten ist (es wird mehr Kaderpersonal benötigt), zum anderen aber auch von personellen Gegebenheiten abhängt. So ergeben sich Schwierigkeiten bei der Auswahl und der Beschäftigung von qualifiziertem Personal in der Funktion des „Unitmanager". Es entstehen aber auch Konflikte zwischen diesen und dem Pflegepersonal und/oder den Ärzten. Letztere beiden Gruppen versuchen, ihre Vormachtstellung zu verteidigen und haben Mühe, u.U. weniger qualifizierte Personen zu akzeptieren.[82]

Mögliche Ausgestaltung des Stationsmanagements

Übertragen auf die schweizerischen Verhältnisse lassen sich ebenfalls verschiedene Möglichkeiten diskutieren. Diese reichen von der Einführung von Stationssekretärinnen am einen Ende des Spektrums bis zur vollen Ausgestaltung des Stationsmanagements als eigenständiger Bereich (s. Übersicht).

In der Schweiz gibt es bereits mehrere Krankenhäuser, die auf den Stationen Stationssekretärinnen beschäftigen[83] *(Vorschlag 1).* Diese sind der Stations- bzw. der

---

[79] Jelinek et al. (SUM), p.45.
[80] Vgl. auch Munson (Points) p.208.
[81] Jelinek et al. (SUM), pp.78 f.
[82] Burns (Diffusion), p.56.
[83] Zum Beispiel Inselspital Bern; Stadtspital Triemli.

Mögliche Ausgestaltungen der administrativen Bereiche und der Versorgungsbereiche auf der Station

	Vorschlag 1	Vorschlag 2	Vorschlag 3	Vorschlag 4
Unter-stellung	Pflegedienst	Pflegedienst	Leiter Stationsma-nagement	Leiter Stationsma-nagement
Funktion	Stationssekretärin	Verantwortliche für Administration (Stationssekretärin)	Verantwortliche für Administration (Stationssekretärin)	Klinik- respektive Stationsmanager
	(Krankenhausgehil-fin, in das Pflege-team integriert)	Verantwortliche für Stationsversorgung (Krankenhausgehil-fin)	Verantwortliche für Stationsversorgung	Verantwortliche für Administration und Versorgung

Abteilungs- oder Oberschwester unterstellt und übernehmen v. a. Aufgaben der Lei-stungserfassung, das Aufgebot der Patienten und sämtliche Mutationen (in der Schweiz: administrative Änderungen), das Erstellung der Operationslisten für die einzelnen Gruppen, das Suchen der Röntgenbilder, das Bestellen der Essen, aber auch das Ausfüllen der Standardformulare beim Patienteneintritt (Routineuntersu-chungen). Auf gewissen Stationen übertragen sie aufgrund der Eintragungen im Kardex sämtliche Verordnungen auf die entsprechenden Verordnungsformulare, fragen die Laborresultate ab (über den Terminal) und teilen diese direkt dem ent-sprechenden Arzt mit. Daneben bedienen sie auch das Telefon.[84]

Die 2. Möglichkeit *(Vorschlag 2)* ist im Prinzip zum Teil auch bereits verwirk-licht, indem die Krankenhausgehilfin die Verantwortung für die Versorgungsdien-ste (Material, Apparatekontrolle, Essensversorgung) selbständig übernimmt, wäh-rend die Stationssekretärin die bereits erwähnten Tätigkeiten ausübt.

Bei den beiden anderen erwähnten Möglichkeiten *(Vorschläge 3 und 4)* wird ein neuer Bereich, nämlich derjenige des *Stationsmanagements* als eigenständige Funk-tion geschaffen. Dieser untersteht dem Verwaltungs- und nicht mehr dem Pflegebe-reich. Während bei *Vorschlag 3* die Aufgabenteilung ungefähr dieselbe bleibt wie bei der 2. Variante (Unterstellung unter die Verwaltung), übernimmt der Leiter des Stationsmanagements beim 4. Vorschlag, zusammen mit den Klinik- oder Stations-managern und den jeweiligen weiteren Mitarbeitern, die Kontrolle einer Vielzahl von Tätigkeiten, die letztlich am Patientenbett enden, so z. B. die Essensversorgung, die Wäscheversorgung, die Physiotherapie, die Laboruntersuchungen, die Röntgen-untersuchungen.[85]

Möglichkeiten der Gestaltung der organisatorischen Struktur der Station

Je nachdem, welche Form des Stationsmanagements gewählt wird, ergeben sich verschiedene Strukturformen für die Station. Zwei mögliche Varianten werden im folgenden ausführlicher dargestellt. Die konkrete Ausgestaltung hängt selbstver-ständlich von der jeweiligen Situation ab.

---

[84] Persönliche Auskunft eines Mitglieds der Leitung Pflegedienst des Inselspitals Bern.
[85] Reece et al. (Division), p. 12.

Traditionelle Organisationsstruktur mit Berücksichtigung der individuellen Behandlungs- und Pflegeteams. Die Organisationsstruktur umfaßt die Mitglieder der auf der Station arbeitenden individuellen Behandlungs- und Pflegeteams. Die Koordination der Arbeiten ist weiterhin vor allem Sache der Abteilungsschwester mit Unterstützung durch die Stationssekretärin.

Stationsstruktur ohne eigenständiges Stationsmanagement (D. diplomiertes Personal; Sch. Schüler; Sch₆ Schülerin im 6. Semester)

	Abteilungsschwester Stationssekretärin(nen)					
Pflege- *dienst:*	Krankenhausgehilfin			Krankenhausgehilfin		
	D. Sch.	Sch₆ Sch.	D. Sch.	D. Sch.	D. Sch.	Sch₆ Sch.	D. Sch.	D. Sch.
	Diplomierte Nachtwache			Diplomierte Nachtwache		

	Abteilung						
	Station Ost				Station West		
	Gruppe A		Gruppe B		Gruppe C		Gruppe D	
	Einheit A I	Einheit A II	Einheit B I	Einheit B II	Einheit C I	Einheit C II	Einheit D I	Einheit D II

Ärztlicher *Dienst*	behandelnde Ärzte, Assistenten	behandelnde Ärzte, Assistenten
Therapeuti- *sche Dienste*	Physiotherapeutin(nen) etc.	Physiotherapeutin(nen) etc.
Betreuungs- *dienst*	Sozialarbeiter Seelsorger	

Die *Vorteile* dieser Strukturform ergeben sich dadurch, daß keine neuen zusätzlichen Bereiche geschaffen werden, also die bereits vorhandene Vielfalt der Mitarbeiter nicht noch vergrößert wird und dadurch wiederum Kommunikations- und Koordinationsprobleme entstehen. Als *Nachteil* muß in unserem Zusammenhang bezeichnet werden, daß das Pflegepersonal weiterhin eine Reihe von Aufgaben erfüllen muß, die den Umfang der direkt in der Pflege verbrachten Zeit einschränkt.

Eigenständiges Stationsmanagement. Diese Variante führt die Struktur des eigenständigen Klinik- bzw. Stationsmanagements ein. Dies bedeutet, daß die administrativen und Versorgungsfunktionen bis auf die Station als eigene Organisationseinheit weitergeführt werden und auch ein Großteil der eigentlichen Managementfunktionen (Koordination, Kontrolle etc.) von diesem Bereich übernommen wird.

Bei dieser Variante ergeben sich die umgekehrten Vor- und Nachteile als bei der 1. Variante. Falls das Pflegepersonal wirklich seine eigentliche Aufgabe, die umfassende Pflege und Betreuung des Patienten wahrnimmt, muß m. E. eine Organisationsstruktur in der hier skizzierten Weise ins Auge gefaßt werden. Dabei sind an die Abteilungs- respektive Stationsmanager – je nach Größe der Station oder Abteilung – ganz bestimmte Anforderungen zu stellen. Diese dürfen nicht nur administrative Kenntnisse mitbringen, sondern haben umfassende Kenntnisse der patientenbezogenen Abläufe und Strukturen vorzuweisen. Als Abteilungs- bzw. Stationsmanager kommen daher m. E. nur ehemalige Angehörige der verschiedenen funktionalen ärztlichen, pflegerischen und paramedizinischen Bereiche mit einer zusätzlichen Managementausbildung in Frage. *Nachteilig* wirkt sich die noch stärkere Spezialisierung mit den bereits besprochenen Folgen der Vervielfachung der Kommunikation zwischen den einzelnen Bereichen aus.

Stationsstruktur mit eigenständigem Stationsmanagement (D. diplomiertes Personal; Sch. Schüler)

Management	Abteilungsmanager Stationssekretärin(nen)				Abteilungsmanager Stationssekretärin(nen)			
	Krankenhaus- gehilfin		Krankenhaus- gehilfin		Krankenhaus- gehilfin		Krankenhaus- gehilfin	
	Klinik							
	Abteilung 1. Stock (48 Betten)				Abteilung 2. Stock (48 Betten)			
	Station Ost		Station West		Station Ost		Station West	
	Gruppe A	Gruppe B	Gruppe C	Gruppe D	Gruppe E	Gruppe F	Gruppe G	Gruppe H
Pflegedienst	Abteilungsschwester				Abteilungsschwester			
	D. D. D. D. D. D. D. D. Sch. Sch. Sch. Sch. Sch. Sch. Sch. Sch. diplomierte diplomierte Nachtschwester Nachtschwester				D. D. D. D. D. D. D. D. Sch. Sch. Sch. Sch. Sch. Sch. Sch. Sch. diplomierte diplomierte Nachtschwester Nachtschwester			
Ärztlicher Dienst	behandelnde Ärzte Assistenten				behandelnde Ärzte Assistenten			
Therapeutische Dienste	Physiotherapeutin(nen) etc.				Physiotherapeutin(nen) etc.			
Betreuungsdienste	Sozialarbeiter Seelsorger							

Gestaltung der Einrichtungen auf der Station

Bauliche Anpassungen. Zusätzlich zu den Veränderungen in den Patientenzimmern auf der individuellen Ebene[86] ergeben sich auch auf der Stationsebene gewisse notwendige Anpassungen. So müssen (je nach Größe der Station) 1–2 Untersuchungszimmer eingerichtet werden, damit der Arzt den Patienten in Ruhe untersuchen und mit ihm sprechen kann. Ebenfalls sind u. U. gewisse bauliche Anpassungen für die Physiotherapie notwendig. Eventuell kann eines der Untersuchungszimmer zusätzlich als Therapiezimmer eingerichtet werden. Auch kann im Korridor auf einer Seite der Wand entlang eine Gehhilfe angebracht werden, damit Gehübungen im Korridor der Station möglich sind. Wichtig ist auch ein Aufenthaltsraum für die Patienten und ihre Angehörigen,[87] in dem z. B. ebenfalls Videofilme über bestimmte Gesundheitsthemen vorgeführt werden können. Im Versorgungsbereich könnte die Aufstellung von Getränkeautomaten sowie der Einsatz eines Mikrowellenofens für die Aufbereitung von Essen, die außerhalb der normalen Essenszeiten anfallen, sowohl für den Patienten wie für das Personal von Vorteil sein. Begrüßenswert wäre ebenfalls eine allen zugängliche Cafeteria.

Auch für die Mitglieder des Stationsteams muß ein genügend großer Raum vorhanden sein, damit die gemeinsamen Besprechungen reibungslos und geordnet vorgenommen werden können.

Kommunikationssystem. Ebenfalls von großer Wichtigkeit ist die Ausgestaltung des Kommunikationssystems auf der Station, insbesondere zwischen den Patienten und dem auf der Station tätigen Personal.[88] Je nach den übrigen baulichen Gegebenheiten (z. B. Entfernung zwischen Schwesternarbeitsplatz und Patientenzimmer) drängen sich dabei verschiedene Lösungen auf. Falls die Schwester fast ständig in der Nähe auf Sichtkontakt ist, genügen einfache Kommunikationssysteme. Falls dies nicht der Fall ist, sollten zur Verkürzung der Weg- und Wartezeiten, aber auch im Interesse des Sicherheitsbedürfnisses des Patienten komplexere Systeme Anwendung finden. Dabei sollte das System folgenden Anforderungen genügen:

- Jeder Patient soll mit einfachem Tastendruck einen Ruf auslösen können.
- Der Ruf soll direkt oder indirekt die Kennzeichnung der Rufstelle bzw. des Zimmerns, aus dem er gegeben wurde, zur Folge haben.
- Der Ruf soll direkt oder indirekt der zuständigen Schwester zur Kenntnis gebracht werden – auch wenn deren Aufenthaltsort im Pflegebereich zwangsläufig und dauernd wechselt.
- Die Schwester soll auf kürzestem Wege zum rufenden Patienten geführt werden.[89]

Moderne Kommunikationssysteme erlauben durch die Kombination von drahtloser Sprechübermittlung mit Lichtrufanlagen den direkten Kontakt zwischen Schwester und Patient, ohne daß die Schwester zuerst ins Patientenzimmer gehen muß. Dadurch können viele Wege und damit Zeit für das Pflegepersonal, aber auch Wartezeit für die Patienten, gespart werden.

---

[86] Vgl. auch Bonard (Médecine), S. 55.

[87] Dies auch wegen der verlängerten Besuchszeiten.

[88] Vgl. z. B. Anonym (Kontakt); Anonym (Verständigung); Anonym (Kommunikation); Lange u. Steinbüchel (Kommunikationsanlagen).

[89] Anonym (Kontakt), S. 26.

6.6.4 Lenkung des Prozeßablaufs auf der Station

Die Art der Lenkung wird naturgemäß durch die gewählte organisatorische Struktur beeinflußt, wobei aber bei allen diskutierten Varianten die interdisziplinäre Zusammensetzung der Gremien auf allen Stufen berücksichtigt werden muß. Grundsätzlich wird daher die Lenkung in Form von persönlicher Kommunikation und von Zusammenkünften erfolgen müssen. Die Lenkung auf den verschiedenen Ebenen kann durch die Einführung eines integrierten Lenkungssystems maßgebend erleichtert und verfeinert werden.

Lenkung der Station als Ganzes

Auf der Station sollte sich durch die vermehrte und längere Anwesenheit aller an den Prozessen beteiligten Personen bereits eine Verbesserung der spontanen interdisziplinären Kommunikation und Koordination ergeben. Demselben Ziel dienen auch die ebenfalls interdisziplinären Zusammenkünfte am Morgen und am Nachmittag, an denen auch dringende Koordinationsprobleme besprochen und zumindest vorläufige Lösungen gesucht werden können.

Je nach der gewählten organisatorischen Struktur der Station als Ganzes ergibt sich eine andere Aufteilung der Aufgaben. Während bei der Variante des interdisziplinären Stationsteams alle Führungsaufgaben allen Teammitgliedern zu gleichen Teilen zufallen, werden die Aufgaben bei der Variante mit einem eigentlichen Stationsmanager aufgeteilt. Diesem fallen neben der Koordination der verschiedenen an der Patientenbehandlung und -pflege beteiligten Personen und Dienste auch die Überwachung und Kontrolle der erbrachten Leistungen und der Vergleich mit den Vorgaben zu. Den fachlichen Verantwortlichen hingegen obliegen die Entscheide über die fachlichen Maßnahmen sowie deren Durchführung und Kontrolle, wobei sie durch die von der höheren Ebene gemachten Vorgaben gebunden sind.

Ein australisches Beispiel[90] zeigt, wie allein die interdisziplinäre Zusammenarbeit zu beachtlichen Verbesserungen in der Patientenbehandlung und -pflege führen kann. Das Stationsteam kann sich dabei (je nach Größe der Station) aus allen Stationsmitgliedern zusammensetzen oder nur den behandelnden Arzt, die Assistenten, die Stationsschwester, die Physiotherapeutin, die Sozialarbeiter und Stationssekretärin umfassen. Inhalt der regelmäßigen Besprechungen bilden einerseits die sich aus der laufenden Stationsführung ergebenden Probleme der Koordination und Mitarbeiterführung, andererseits werden aber bewußt auch Verbesserungen im Stationsablauf angestrebt und gemeinsam erarbeitet. Die Ergebnisse der Besprechung werden in einer kurzen Aktennotiz allen Teammitgliedern möglichst bald zur Kenntnis gebracht. Dies hat sich als ein effektiver Weg zur Durchführung von Maßnahmen erwiesen. Auf einer allgemeininternistischen Station konnte durch die verbesserte Koordination eine Verkürzung der Aufenthaltsdauer der Patienten um 9% erreicht werden. Auch ging die Arbeitsunzufriedenheit von 38% auf 13% zurück. Mit Hilfe einiger Medizinstudenten wurde die Kommunikation zwischen den Teammitgliedern und den Patienten untersucht. Als Kontrollparameter dienten die

---

[90] Clayton u. Stoelwinder (Hospitalmanagement), pp. 49 ff.

Kenntnisse, die die Patienten über ihre Medikamente und deren Einnahmeplan hatten. So wußten auf der Teststation 82% genau darüber Bescheid, während dies auf den anderen Stationen nur für 64% der Patienten zutraf. Wichtigstes Ergebnis des Experiments bildeten aber die Aussagen der verschiedenen Beteiligten, daß das gegenseitige Verständnis der Arbeit der anderen Mitarbeiter gewachsen sei, und daß man sich jetzt stärker der Station zugehörig fühle.[91] Die mit Hilfe eines Managemententwicklungsprojekts ermöglichte Führungstätigkeit des Stationsteams wurde auf 15 andere Stationen sowie die Notfallstation, die Poliklinik und den Operationsbereich ausgedehnt. Einzelne Teams wandten sich auch der Behandlung von speziellen Problemen wie „Pflege des sterbenden Patienten", „Rolle des Ergotherapeuten" oder „Multidisziplinäre Behandlung von Asthmapatienten"[92] zu. Zielsetzung des ganzen Projekts war eine Ausrichtung des Spitals auf eine „bessere Patientenbehandlung und -pflege" anstelle eines „besseren Managements": „Changing the focus from ‚better management' to ‚better patient care'".[93] Dieses Ziel konnte nach anfänglichen Schwierigkeiten, wie oben gezeigt wurde, erreicht werden.

Einzelne Lenkungs- und Koordinationsmechanismen

Die im folgenden dargelegten Lenkungs- und Koordinationsmechanismen auf der Station können wiederum nur allgemein beschrieben werden, wobei v. a. auf deren Inhalt und Ablauf eingegangen werden soll. Der Teilnehmerkreis sollte, außer bei der Übergabe im Pflegedienst, wie beschrieben interdisziplinär zusammengesetzt sein. Diese Forderung ist allerdings in manchen Fällen nur schwer erfüllbar, da gewisse Teammitglieder (z. B. Ärzte, weitere Therapeuten) dann u. U. bei mehreren Morgen- und Nachmittagsbesprechungen anwesend sein müßten. Eine zeitliche Verschiebung ist aber wegen des gesamten Arbeitsablaufs oft schwer möglich.

Übergabe. Die Übergabe findet bei Schichtwechsel oder anderen Ablösungen (z. B. Mittagspause) statt. Bei ihr soll kurz, gezielt und systematisch das Wichtigste über den Zustand des Patienten sowie die momentane Behandlung und Pflege vermittelt werden.[94] Nach Bühlmann dient die Übergabe dem Pflegepersonal auch, um Gedanken auszutauschen, sich eine nicht offizielle Pause zu verschaffen, und von den Kollegen bewundert und für die Leistungen gelobt zu werden.[95] Diesen für ein gutes Arbeitsklima ebenfalls wichtigen Funktionen soll aber gemäß unserem Vorschlag im Rahmen der täglichen Nachmittagsbesprechung Genüge getan werden.

Morgenbesprechung.[96] Die Morgenbesprechung, die idealerweise interdisziplinär stattfindet, ist patientenorientiert und dient der Standortbestimmung. Dabei werden gravierende Änderungen im Zustand der Patienten kurz diskutiert. Vor allem aber berichten der entsprechende Arzt und die entsprechende Schwester über ihre Gespräche mit den am Vortag neu aufgenommenen Patienten, und es wird ver-

---

[91] Clayton u. Stoelwinder (Hospitalmanagement), p. 52 f.
[92] Clayton u. Stoelwinder (Hospitalmanagement), p. 52.
[93] Stoelwinder u. Clayton (Hospital), p. 368.
[94] Bühlmann (Arbeitszeiten), S. 17.
[95] Bühlmann (Arbeitszeiten), S. 17.
[96] Vgl. dazu auch Köhle et al. (Krankenstation), S. 41 f.

sucht, für diese einen ersten provisorischen Behandlungs- und Pflegeplan zu erstellen. Falls keine Probleme vorhanden sind, kann die Morgenbesprechung auch ausfallen.

Gemeinsame Nachmittagsbesprechung. Diese dient der Anpassung und Überarbeitung der Behandlungs- und Pflegepläne bestimmter Patienten. Dabei muß einmal mehr festgehalten werden, daß der Umfang und die Bedeutung des Behandlungs- und Pflegeplans je nach Patient, Art der Krankheit und persönlicher Situation stark variiert. Es soll nicht um der Planung willen geplant werden, sondern nur dort, wo dies aufgrund der Gegebenheiten sinnvoll ist. So wird sich ein Behandlungs- und Pflegeplan für einen jungen Patienten mit einer Herniotomie weitgehend erübrigen, während für einen älteren Patienten mit Mehrfacherkrankungen eine periodische Anpassung und Hinterfragung notwendig ist.

Neben den Themen, die die Patienten betreffen, sollen bei dieser Besprechung auch Mitarbeiterprobleme zur Sprache kommen. Dadurch soll dem bereits diskutierten „Ausbrennen", das durch den vermehrten Kontakt mit den Patienten eine größere Gefahr darstellt, vorgebeugt werden. Solche Problembesprechungen verfolgen folgende Zielsetzungen: Das Personal soll die Möglichkeit haben „zu zwanglosem Umgang, zur gegenseitigen Unterstützung, zur Beratung in Problemfällen, zur Klarstellung von Zielen und zur unmittelbaren Einflußnahme auf die Institutionspolitik".[97]

Auch hier gilt, daß der Rapport verkürzt werden soll, falls dies möglich ist.

Stationskonferenz. Die Stationskonferenz, die einmal wöchentlich stattfindet, dient der Besprechung von internen organisatorischen Problemen der Station sowie von Problemen mit den übrigen an der Patientenversorgung beteiligten Bereichen. Ziel ist dabei das Erarbeiten von Problemlösungen (dies ist v. a. bei stationseigenen Problemen der Fall) oder das Formulieren und Weiterleiten von Problemen, die den Stationsbereich überschreiten.[98] Dabei dürfte klar sein, daß diese Aufgabe erst nach einer fundierten Weiterbildung in Organisationsentwicklung (organization development, OD) möglich ist. Nachher sind, wie die beiden zitierten Artikel beschreiben, konkrete Verbesserungen wie z. B. verkürzte Aufenthaltsdauer der Patienten, bessere Motivation und Arbeitszufriedenheit der Mitarbeiter etc. zu erwarten. Wichtig ist, daß alle auf der Station tätigen Mitarbeiter dabei vertreten sind.

6.7 Gestaltung und Lenkung der übergeordneten Ebene

Je nach Größe des Krankenhauses ist die der Station übergeordnete Ebene die Abteilung, die Klinik, das Departement oder gar das Krankenhaus als Ganzes. Daher können für diese Ebene nur ganz allgemeine Vorschläge entwickelt werden. Das heißt, daß v. a. die Auswirkungen auf die Prozeß- und Organisationsstruktur

---

[97] Aronson et al. (Ausgebrannt), S. 156.
[98] Vgl. dazu z. B. Stoelwinder u. Clayton (Hospital), pp. 378 ff.; Clayton u. Stoelwinder (Hospitalmanagement), pp. 49 ff.

durch die patientenorientierte Gestaltung und Lenkung der unteren Ebenen dargelegt werden sollen.

6.7.1 Gestaltung der Prozeßstruktur

Gestaltung des Gesamtablaufs

Wichtig bei der Gestaltung des Gesamtablaufs ist, daß er sich möglichst dem auf
der Station aus Sicht des Patienten entwickelten Ablauf anpaßt. Dies ist für gewisse
Bereiche leichter möglich als für andere und ist natürlich eng verknüpft mit den zur
Verfügung stehenden sachlichen und personellen Kapazitäten, aber auch mit dem
Willen aller Beteiligten, ihr Verhalten entsprechend zu ändern und anzupassen.
Umgekehrt muß durchaus auch überlegt werden, ob nicht auch zur besseren Auslastung bestimmter Bereiche (z. B. Operationssaal) gewisse Anpassungen auf der Station zugunsten des Patienten vorgenommen werden könnten. So ist z. B. nicht ein-
zusehen, wieso Patienten, die zur besseren Auslastung des Operationsbereichs erst
nachmittags operiert werden, bereits seit dem Vorabend nüchtern sein müssen, und
nicht einfach eine bestimmte Stundenzahl vor der Operation. Bei einer Reorganisa-
tion des ärztlichen Dienstes müßte die Prozeßstruktur im Operationssaal sowieso
entsprechend angepaßt werden.[99] Der Gesamtablauf läßt sich m. E. bedeutend besser planen und kontrollieren, wenn auch im Spital integrierte Lenkungssysteme im
medizinisch-pflegerischen Bereich eingesetzt werden.[100] Die dabei dauernd anfallenden Vergangenheitsdaten erlauben zumindest gewisse genauere Voraussagen
über die notwendige Gestaltung der zukünftigen Prozeßabläufe und der benötigten
Kapazitäten als dies heute der Fall ist.

Ein weiteres, immer stärker auftretendes Problem bilden die ambulanten Patienten, die oft in denselben Räumen durch dieselben Mitarbeiter behandelt werden
wie die stationären Patienten. Hier stellt sich ganz grundsätzlich für praktisch alle
zentralen medizinischen Bereiche die Frage der Priorität, wobei m. E. eine gewisse
Synthese gefunden werden könnte, indem die ambulanten Patienten zu den Rand-
stunden und über Mittag, wenn die stationären Patienten anderweitig beschäftigt
sind, behandelt werden. *Grundsätzlich sollten aber die stationären Patienten, deren
Behandlung und Pflege ja Hauptaufgabe des Krankenhauses ist, nicht ambulanter
Behandlungen wegen Nachteile in Kauf nehmen müssen.*

Auswirkungen im medizinisch-technischen Bereich

Im *Röntgen* ergeben sich aus den Essenszeiten und der unter allen Umständen ein-
zuhaltenden mittäglichen Ruhezeit der Patienten eventuelle Anpassungen der
Arbeitszeiten. Da die ambulanten Untersuchungen (z. B. aus den Sprechstunden)
bis heute wenigstens eher nachmittags anfallen, zeichnen sich auch Probleme für
den Prozeßablauf ganz allgemein ab. Ein Teil dieser Fragen dürfte mit der Einfüh-

---

[99] Vgl. S. 173 f.
[100] Vgl. S. 181 ff.

rung eines integrierten Lenkungssystems lösbar sein. Bei größeren Krankenhäusern wäre aus Sicht der Patienten einer Lösung mit dezentralen, in den Kliniken stationierten Röntgen-Geräten für die *häufigsten Untersuchungen* der Vorzug zu geben. Dadurch könnten die Weg- und Wartezeiten für die Patienten verkürzt und auch der Transportdienst entlastet werden. Technisch ist heute laut Expertenaussagen eine solche Lösung bei zentraler Planung und Kontrolle aller dezentralen Röntgen-Plätze durchaus möglich.

Im *Labor* geht es darum, evtl. veraltete Arbeitszeiten zu ändern und den geänderten Gegebenheiten auf der Station anzupassen (insbesondere der Arbeitsbeginn am Morgen),[101] da die Blutentnahmen in einem größeren Krankenhaus realistischerweise nicht vor 8.30 Uhr im Labor sein können. Auch kann durch die On-line-Übermittlung der Resultate wertvolle Zeit und größere Sicherheit gewonnen werden.

In beiden Bereichen fragt es sich, ob die heute z.T. vorkommenden Friktionen nicht durch einen sog. Holdienst sowohl des Röntgens wie des Labors verkleinert werden könnten. Vorschläge auf dieser allgemeinen Ebene lassen sich aber nicht machen, da die konkrete Ausgestaltung sehr eng mit der Größe des Krankenhauses, dem Zentralisierungsgrad der medizinischen Dienste und deren räumlicher Lokalisierung zusammenhängt.

Auswirkungen im medizinisch-therapeutischen Bereich

Insbesondere für die patientennahen Bereiche wie die *Physiotherapie* ergeben sich aus den vorgeschlagenen Änderungen auf der Station einschneidende Veränderungen. Durch die stärkere Einbeziehung der Physiotherapeutin in das Behandlungs- und Pflegeteam verbringt diese mehr Zeit auf der Station. Die Zeitspanne, in der stationäre Behandlungen möglich sind, wird durch den Wegfall der Transportzeiten für die Patienten sowie die Änderungen der Essenszeiten verlängert. Die Physiotherapeutin kann durch den engen Kontakt mit Patienten, Ärzten und Pflegepersonal ihre Therapien u.U. noch umfassender gestalten und stärker auf die einzelnen Patienten, die sie in ihrer Umgebung sieht, abstimmen, da sie die Patienten auch bei ihren täglichen Verrichtungen beobachten kann. Dasselbe gilt für die *funktionale Ergotherapie,* die ebenfalls möglichst patientennah erfolgen sollte. Durch diese bessere Abstimmung der Therapie auf die Bedürfnisse des einzelnen Patienten ist u.U. eine Verkürzung der Aufenthaltsdauer möglich. Dabei – und dies kann nicht genug betont werden – liegen alle diese verbesserten Leistungen wohl im Interesse des Patienten, wegen der Ausgestaltung des Finanzierungssystems nicht aber unbedingt im Interesse des Spitals. Weiter fragt es sich, ob im Interesse der rascheren Fortschritte der Patienten nicht ein Siebentagebetrieb dieser Bereiche (wenigstens in beschränktem Rahmen) aufrechterhalten werden sollte.

Auswirkungen im Versorgungsbereich

Die wohl einschneidensten Auswirkungen im *Versorgungsbereich* ergeben sich für die *Küche.* Durch die Anpassung der Essenszeiten an die außerhalb des Kranken-

---

[101] Vgl. S.99.

hauses üblichen Gepflogenheiten muß sowohl die Arbeit in der Produktion, insbesondere aber in der Abwaschküche anders organisiert werden. Um die Arbeitszeiten in diesen Bereichen möglichst wenig ändern zu müssen,[102] läßt sich denken, daß das Eßgeschirr erst nach der Mittagspause bzw. am nächsten Morgen gespült wird. Dies bedingt u.U. vermehrte Investitionen an Geschirr, Eßwagen etc. Eine andere Lösung könnte durch den Einsatz von Teilzeitmitarbeitern gefunden werden, die z.B. abends von 18.30 Uhr bis 20.30 Uhr eingesetzt werden könnten. Es lassen sich aber m.E. unphysiologische, z.T. sogar die Krankheit beeinflussende Essenszeiten nicht damit verantworten, daß der Prozeßablauf und die Arbeitszeiten auf der Station und in der Küche nicht änderbar seien. Es gibt auch bereits Beispiele, bei denen wenigstens zum Teil eine gewisse Anpassung möglich wurde.

Für die übrigen Versorgungsbereiche ergeben sich keine direkten Auswirkungen der Veränderungen auf der Station. Ausnahmen könnten Bereiche wie die *Apotheke* und die *Materialversorgung* bilden, falls aus Sicherheits- und Kostengründen an die Einführung der patientenbezogenen Medikamenten- und Materialausgabe gedacht würde.

6.7.2 Gestaltung der Gebildestruktur

Ausgehend von der sich aus den Bedürfnissen der Patienten ergebenden Prozeß- und Organisationsstruktur der Station und den daraus entstehenden Anforderungen an die beteiligten Mitarbeiter und Dienste ergeben sich die Vorschläge für die Gebildestruktur der übergeordneten Ebene. Dabei sollen zuerst die organisatorischen Strukturen der verschiedenen funktionalen oder berufsständischen Bereiche dargelegt werden, da nur so die Gestaltung der Gesamtstruktur möglich ist.

Gestaltung des ärztlichen Bereichs

Aufgrund der erhobenen Forderungen für den ärztlichen Dienst auf der Station müssen neue Formen für die Organisationsstruktur dieses Bereiches entwickelt werden. Grundsätzlich drängt sich m.E. eine Aufgliederung in sog. allgemeine Stationen auf, in denen die Patienten von ärztlichen „Generalisten" behandelt und betreut werden, denen (je nach der Zwecksetzung und Größe des Krankenhauses) eine Reihe von ärztlichen Spezialisten konsiliarisch zur Verfügung steht. Diese können selbst wiederum in eigenen Abteilungen organisiert sein[103] oder als außenstehende Ärzte hinzugezogen werden.

Dabei sind im Einzelfall verschiedene Ausgestaltungen dieser Grundstruktur denkbar. Sie hängen von der Größe des Krankenhauses und den vertretenen medizinischen Fachbereichen ab. In Abb.31 und 32 werden 2 Varianten näher ausgeführt.

---

[102] Im Hotel- und Gaststättengewerbe sind andere Arbeitszeiten allerdings möglich.
[103] Vgl. dazu Weber (Konzept), S.82ff., der das Ulmer Departmentsystem beschreibt.

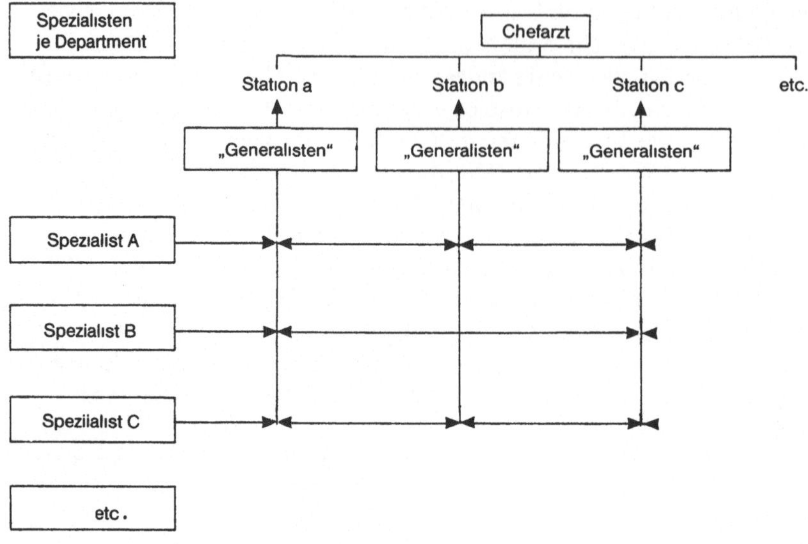

Abb. 31.   Die ärztliche Organisationsstruktur

Umstrukturierung innerhalb der Klinik. Grundsätzlich wird die Grobstruktur des Krankenhauses mit den großen medizinischen Fachbereichen (z. B. innere Medizin, Chirurgie) beibehalten. Innerhalb der Klinik oder des Departementes werden alle Stationen als allgemeinmedizinische oder allgemeinchirurgische Stationen geführt und von Ärzten des jeweiligen allgemeinen Fachbereichs (z. B. mit FMH-Titel für innere Medizin, FMH-Titel für Chirurgie) betreut. Ihnen stehen eine Reihe von Spezialisten innerhalb der Fachdisziplin zur Verfügung. Diese betreuen selbst keine Patienten, sondern bringen konsiliarisch das für die Behandlung der jeweiligen Krankheit(en) des Patienten benötigte Spezialwissen ein. In großen Departements ist es auch möglich, mehrere Kliniken zu führen.[104]

Dieses Modell bietet den Vorteil, daß der Patient chirurgisch oder medizinisch umfassend behandelt wird. Er hat einen Arzt, der voll für ihn innerhalb seines umfassenderen medizinischen Fachbereichs verantwortlich ist. Bei Bedarf stehen hochspezialisierte Fachleute zur Verfügung. In bezug auf die Ärzteausbildung garantiert diese Form den Assistenten eine umfassende allgemeine Ausbildung in der betreffenden Fachdisziplin.

Als *Nachteil* für den Patienten kann bezeichnet werden, daß das Fachgebiet wie innere Medizin oder Chirurgie immer noch im Vordergrund steht. Dies kann für Patienten, die an Krankheiten aus verschiedenen Fachbereichen leiden, ungünstig sein. Auf der Chirurgie ergibt sich ein weiterer Nachteil, indem die Ärzte einen Großteil ihrer Arbeitszeit im Operationssaal verbringen. Es stellt sich die Frage, ob der behandelnde Arzt seine Operationszeit nicht zugunsten der Anwesenheit auf der Station reduzieren kann, da die Operationen ja nur zum kleinen Teil in sein allgemeinchirurgisches Fachgebiet fallen. Im weiteren fragt es sich, ob gewisse Assi-

---

[104]   Vgl. Weber (Konzept), S. 82 ff.

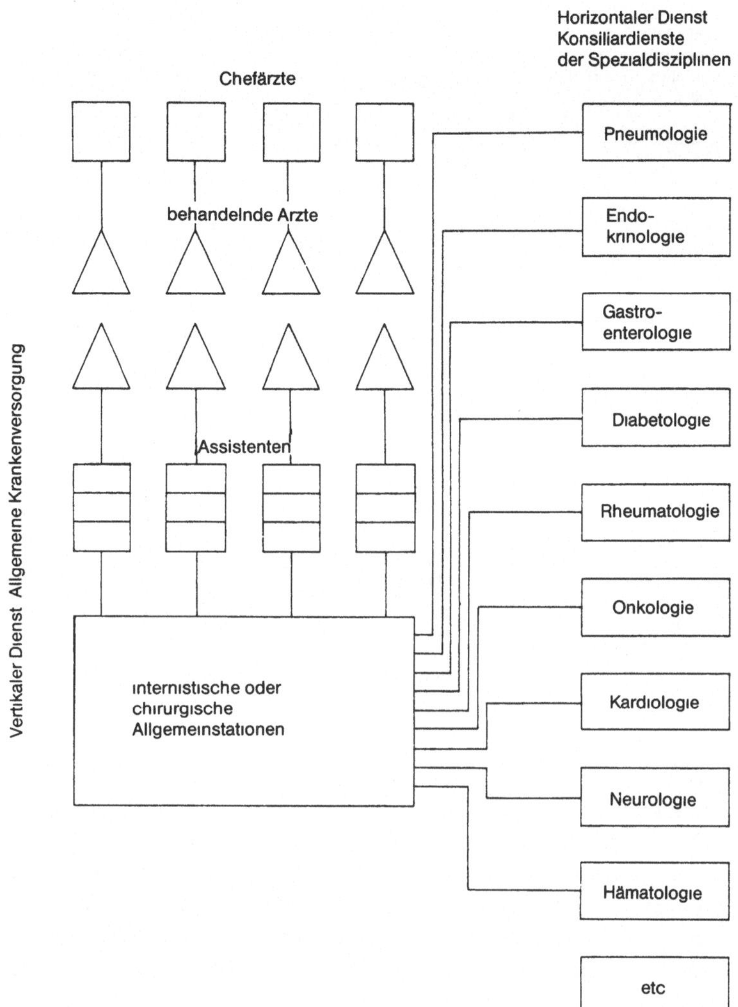

Abb. 32. Aufgliederung der ärztlichen Struktur innerhalb eines Departmentes oder einer Klinik

stenten nicht voll den Stationen, andere den Spezialgebieten mit vorwiegend operativer Tätigkeit zugewiesen werden könnten.

Umstrukturierung der Gesamtstruktur. Bei dieser Variante unterstehen sämtliche Bettenstationen Ärzten mit einer sog. Generalistenausbildung, d. h. einer breiten, sich über alle großen Fachbereiche erstreckenden Ausbildung, die ihnen erlaubt, die Patienten ganzheitlich abzuklären, zu behandeln und zu betreuen (z. B. FMH-Titel für Allgemeinmedizin). Ihnen stehen wiederum die entsprechenden Spezialisten und Superspezialisten zur Verfügung, die konsiliarisch beigezogen werden können. Der Patient wird aber von einem Arzt behandelt und betreut, der die von den verschiedenen Spezialisten vorgeschlagenen Behandlungsmöglichkeiten koordiniert und dem nach Abwägen aller Faktoren die letzte Entscheidung zufällt.

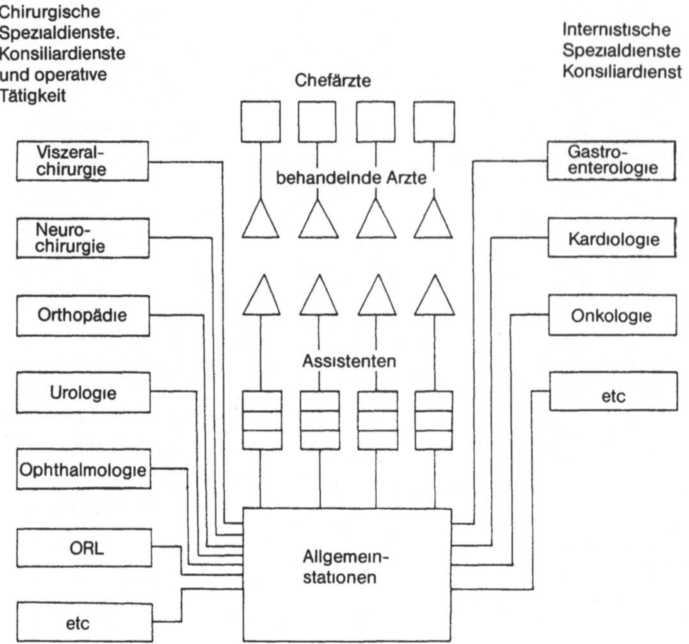

Abb. 33. Aufgliederung der ärztlichen Struktur des Gesamtkrankenhauses

Dadurch werden sich widersprechende Verordnungen, wie sie v. a. in größeren Krankenhäusern und Kliniken vorkommen können, vermieden (Abb. 33).

Die 2. Variante besitzt den *Vorteil*, daß der behandelnde Arzt den Patienten wirklich ganzheitlich betreuen und, bei entsprechender Ablauforganisation[105] auf der Station, auch genügend Zeit für den Patienten aufbringen kann. In den chirurgischen Spezialbereichen sind die Ärzte vermehrt freigestellt für Operationen, ohne daß dadurch der Ablauf auf den Stationen gestört wird. Selbstverständlich müssen die chirurgischen Spezialitäten bei dieser Organisationsform auch Assistenten umfassen, die die chirurgischen Spezialausbildungen durchlaufen. *Nachteilig* wirkt sich in größeren Krankenhäusern die relativ schwerfällige Organisation mit sehr vielen verschiedenen Spezialbereichen aus, die sehr gute Kommunikations- und Koordinationsinstrumente voraussetzt.

Beide Varianten bieten v. a. in größeren, spezialisierten Krankenhäusern eine umfassendere Abklärung, Behandlung und ärztliche Betreuung der Patienten als die heutige Struktur. Organisatorisch lassen sich eine bessere und gleichmäßigere Betten- und damit eine bessere Personalauslastung erreichen, da die Betten nicht mehr fest einem Unterbereich zugeteilt sind. Unter Umständen wären andere Zusammenfassungen von Patienten (z. B. Rehabilitationspatienten etc.) möglich.

---

[105] Vgl. Abschn. 6.6.1.

Gestaltung des Pflegebereichs

Aufgrund dessen, was auf S.157 über den Pflegebereich auf der Station und auf S.158 über die Gestaltung des Pflegesystems ausgeführt wurde, ergibt sich für den Gesamtbereich der Pflege grundsätzlich eine Organisationsstruktur, wie sie in Abb.34 dargestellt ist.

Je nach Ausgestaltung der Organisationsstruktur auf der Station müssen dem Pflegebereich auch die Stationssekretärinnen oder die Verantwortlichen für Administration und Versorgung auf der Station zugeordnet werden.[106]

Entsprechend den dem Pflegepersonal zugeordneten Aufgaben in der Pflege und dem vorgeschlagenen Pflegesystem wird neben den Schülern nur diplomiertes Pflegepersonal eingesetzt. Dies mag aus verschiedenen Gründen auf Widerstand stoßen oder als undurchführbar bezeichnet werden. So wird etwa auf die dadurch

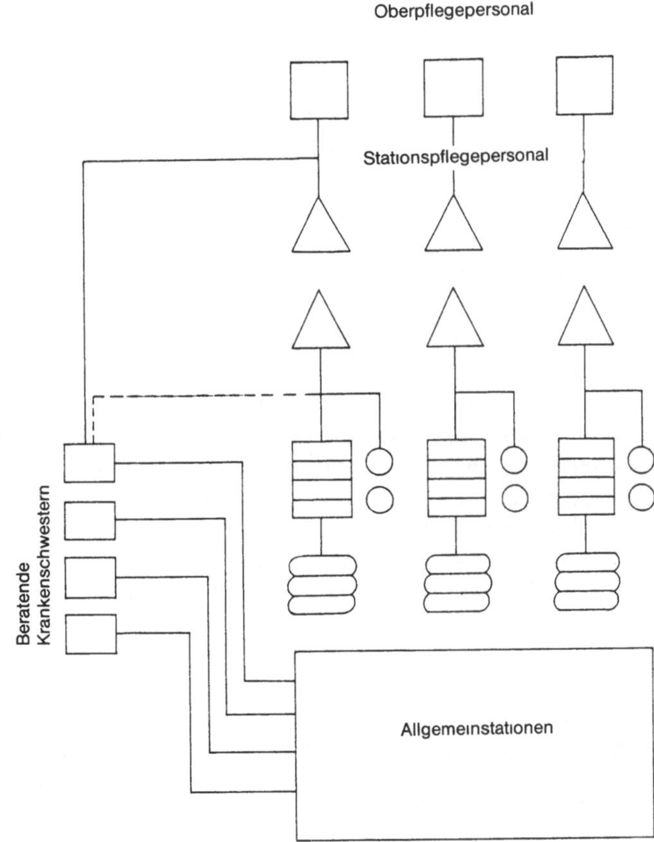

Abb.34. Organisationsstruktur des Pflegedienstes.
☐ diplomiertes Pflegepersonal, ◯ Schüler, - - - Beratungsfunktion, ○ Krankenhausgehilfin, —— formale Unterstellung

---

[106] Vgl. S.161f.

entstehenden zusätzlichen Lohnkosten hingewiesen. Die Unterschiede bei den Löhnen des diplomierten Pflegepersonals und des Personals der praktischen Krankenpflege (PKP) sind aber – zumindest in der Schweiz – nicht sehr groß.[107] Nach den Abklärungen von Bühlmann benötigt das neue Pflegesystem auch nicht mehr Personal.[108] In den USA durchgeführte Untersuchungen kamen zu unterschiedlichen Ergebnissen. Eine Untersuchung ergab, daß beim Vergleich von 2 Versuchsstationen auf derjenigen Station, auf der nur diplomiertes Personal eingesetzt war, weniger Personal benötigt wurde, wobei das diplomierte Pflegepersonal mehr Zeit in der direkten Patientenpflege verbrachte als das Pflegepersonal auf der gemischten Station.[109] Eine andere Untersuchung konnte ebenfalls nachweisen, daß weniger Personal benötigt wurde, wenn nur diplomiertes Pflegepersonal eingesetzt wurde, als wenn im Gruppenpflegesystem gepflegt wurde.[110] Hingegen wurde festgestellt, daß die Kosten pro Patiententag etwas höher lagen bei der Variante mit nur diplomiertem Personal. Allerdings hängt dieses Resultat von den jeweiligen Differenzen bei den Löhnen und Sozialleistungen ab.[111] Die unterschiedliche Zahl von Pflegepersonen läßt sich wenigstens teilweise durch den Wegfall von Besprechungen und gegenseitiger Kommunikation erklären. Dies wird ja auch von Bühlmann festgestellt.[112] In der Umstellungsphase besteht aber sicher ein großer Bedarf an Weiterbildung und Aufklärung des Pflegepersonals, damit der Sinn und die Vorteile dieses Systems von allen eingesehen werden.

Gestaltung der medizinisch-technischen Dienste

Im *Labor* bedingt der rationelle Einsatz der Automation weiterhin eine zentralisierte organisatorische Struktur. Verbesserungen müssen durch die Anpassung der Arbeitszeiten an die geänderten Verhältnisse auf der Station sowie durch die raschere Bekanntgabe der Resultate gefunden werden.[113]

Im *Röntgenbereich* sind gewisse Dezentralisierungen zumindest für die einfacheren Untersuchungen denkbar, bei denen das Verhältnis Transportzeit-Untersuchungszeit besonders kraß zuungunsten der Transportzeiten liegt. Das Personal bleibt trotzdem dem Röntgeninstitut unterstellt, von wo auch der dezentrale Einsatz der verschiedenen Mitarbeiter geplant wird. Auch hier müssen Verbesserungen in einer kontinuierlicheren Auslastung und besseren Koordination mit den Stationen z. B. durch Anpassung der Arbeitszeiten etc. gefunden werden.

Gestaltung der medizinisch-therapeutischen Dienste

Die medizinisch-therapeutischen Dienste, insbesondere die Physiotherapeuten, müssen eng mit den Ärzten und dem Pflegepersonal zusammenarbeiten, da sie direkt an der Behandlung und Pflege des Patienten, ja schon an der gemeinsamen

---

[107] Bühlmann (Arbeitszeiten), S. 39.
[108] Bühlmann (Arbeitszeiten), S. 39.
[109] Halloran (RN staffing), p. 22.
[110] Hancock et al. (Comparison), pp. 53 f.
[111] Hancock et al. (Comparison), pp. 54 f.
[112] Bühlmann (Arbeitszeiten), S. 18.
[113] Vgl. S. 97 ff.

Zielsetzung, beteiligt sind. Dies bedingt, daß die Patienten möglichst immer von denselben Therapeuten behandelt werden. Aus Gründen des organisatorischen Ablaufs wäre außerdem die Zuteilung von Therapeuten auf bestimmte Abteilungen sinnvoll, damit der betreffende Therapeut möglichst in die Station integriert wird und seine Arbeit auf der Station möglichst effizient durchführen kann. Grundsätzlich sollten möglichst viele Tätigkeiten auf der Station ausgeführt werden (Bewegungsübungen, Atemtherapie etc.). Die betreffenden Therapeuten unterstehen aber weiterhin ihrem fachlich zuständigen Bereich, von wo aus auch die Kapazitäts- und Arbeitsplanung vorgenommen wird (s. Übersicht).

Schematische Darstellung der organisatorischen Struktur der Physiotherapie

	Therapeut a	Therapeut b	Therapeut c	Therapeut d
Station A	X			1/2 X
Station B		X		
Station C			X	1/2 X
ambulante Patienten	X	X	X	X

(Leitender Therapeut an der Spitze der Hierarchie über Therapeut a, b, c, d)

Gestaltung des administrativen und des Versorgungsbereichs

Je nach gewählter organisatorischer Struktur ergeben sich in den administrativen und in den Versorgungsbereichen ebenfalls gewisse organisatorische Umstrukturierungen. Diese wurden aber einerseits bereits im Rahmen der Gebildestruktur auf der Station behandelt,[114] andererseits wird darauf bei der Besprechung der Gesamtstruktur eingegangen. Daher wird hier auf eine zusätzliche Darstellung verzichtet.

Gestaltung der Gesamtstruktur

Die Gesamtstruktur ergibt sich aus den behandelten Möglichkeiten auf der Station. Diese kann hier nur kurz gestreift, nicht aber in allen Details besprochen werden.

Koordination der Patientendienste durch gemeinsamen Linienvorgesetzten. In dieser Variante wird die Koordination der verschiedenen, direkt an der Patientenversorgung beteiligten Bereiche und Dienste auf der zweithöchsten Ebene durch einen allen Diensten gemeinsamen Vorgesetzten, den Leiter der Patientendienste, sichergestellt. Dieses ebenfalls aus dem angloamerikanischen Bereich stammende Modell kann im Detail selbstverständlich wieder unterschiedlich ausgestaltet werden. Das Modell ist auch möglich in Kombination mit der auf S. 163 dargestellten sog. traditionellen Organisationsstruktur auf der Station. Als Beispiel sei hier die Organisationsstruktur eines kanadischen Krankenhauses mit knapp 600 Betten dargestellt.

---

[114] Vgl. Abschn. 6.6.3.

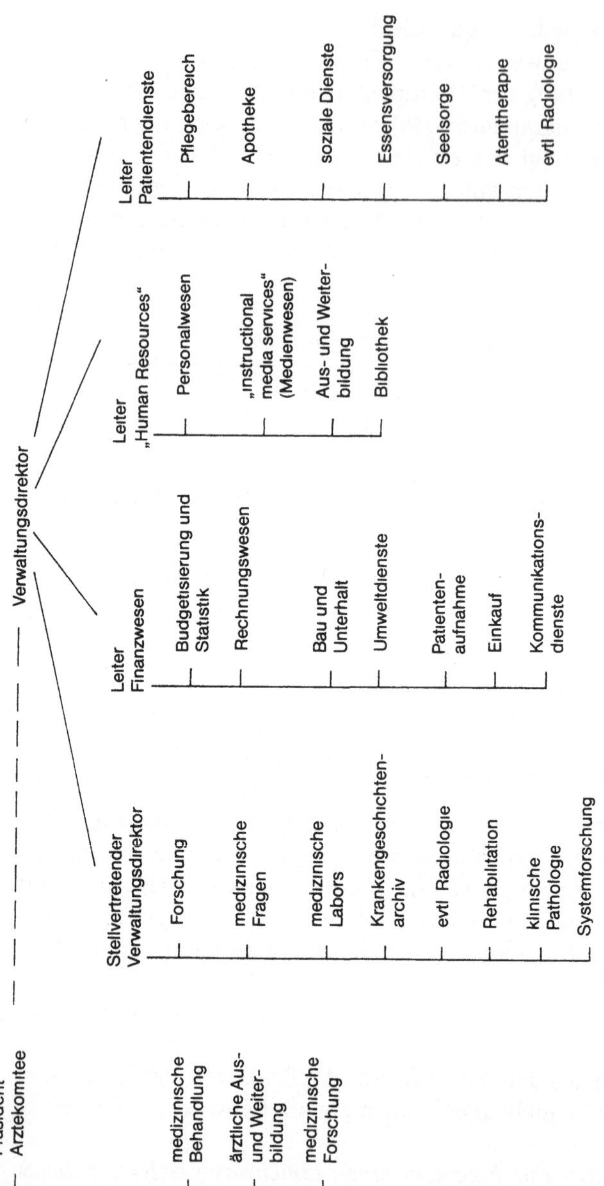

Abb. 35. Organisationsstruktur eines kanadischen Krankenhauses mit einem Leiter der Patientendienste: Wellesley Hospital Organization Chart 1984

Dabei muß allerdings berücksichtigt werden, daß die ärztliche Struktur viel eher unserem Belegarzt- und nicht dem bei uns in großen Krankenhäusern vorherrschenden Chefarztsystem entspricht (vgl. Abb. 35). In diesem Beispiel ist die Idee, *alle* an der Patientenversorgung beteiligten Dienste einem Leiter zu unterstellen, auch nicht ganz verwirklicht. Dies ist einmal auf die Ausgliederung des ärztlichen Bereichs, aber auch auf personelle Probleme zurückzuführen.

So wird das Röntgen von einem älteren Arzt geleitet, der sich einer Umgliederung widersetzt. Der Posten des Leiters der Patientendienste ist im Moment durch eine Krankenschwester besetzt, die zusätzlich einen Master's Degree in Health Administration hat. Daher ist der Pflegebereich bereit, sich dieser Stelle unterstellen zu lassen. In der alten Struktur unterstand der Pflegedienst direkt der Verwaltungsdirektorin.[115]

In der Schweiz bestehen ebenfalls Ansätze zu einem vermehrten Zusammenschluß von verschiedenen Diensten, insbesondere bei den zentralen medizinischen Bereichen oder Spezialdiensten, wie Röntgen, Labor etc.,[116] wie dies folgende Übersicht zeigt:

Mögliche Organisationsstruktur eines großen Krankenhauses. [Nach Buchmann (Integration), S. 15]

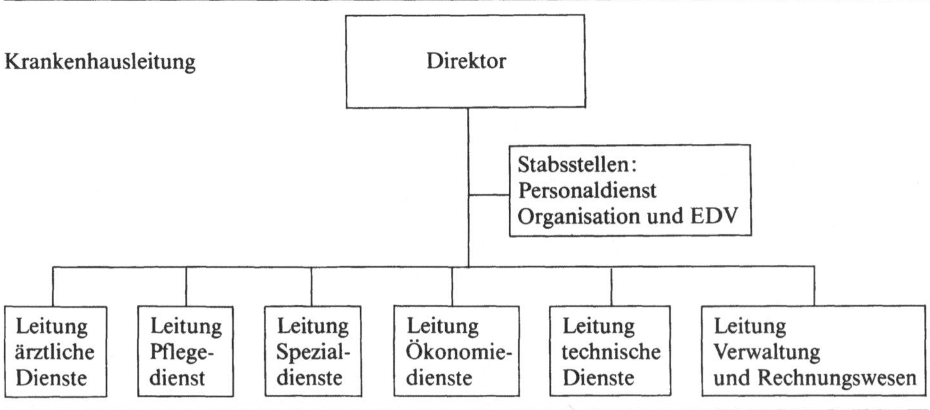

Ausgebautes eigenständiges Klinikmanagement. Führt man das auf S. 163 skizzierte Stationsmanagementkonzept konsequent weiter, führt dies zu einer Matrixorganisation, wobei allerdings die Dimensionen gegenüber der heute üblichen Krankenhausstruktur anders besetzt sind. Eine Dimension wird dabei durch die pro Klinik eingesetzten professionellen Klinikmanager besetzt, die andere Dimension umfaßt sämtliche Leiter der im Krankenhaus vorkommenden funktionalen oder berufsständischen Bereiche.

Dieses Modell betont das professionelle Management der Kliniken und des Gesamtkrankenhauses stark. Es nähert sich damit den in amerikanischen Krankenhäusern üblichen Organisationsstrukturen an. Aus Sicht einer patientenorientierten Behandlung und Pflege ist diese Struktur sinnvoll, wenn dadurch ein verbesserter Ablauf erreicht werden kann, d. h. wenn der Heilungsprozeß effektiver und effizienter gestaltet wird. Nachteilig wirkt sich, wie bereits auf Stationsebene betont, die Vermehrung der Berufsgruppen aus. Auch benötigt diese Struktur mehr Kaderpersonal.

---

[115] Persönliche Mitteilung der Verwaltungsdirektorin.
[116] Vgl. dazu Buchmann (Integration), S. 17.

Organisationsstruktur der Patientendienste bei ausgebautem Klinikmanagement

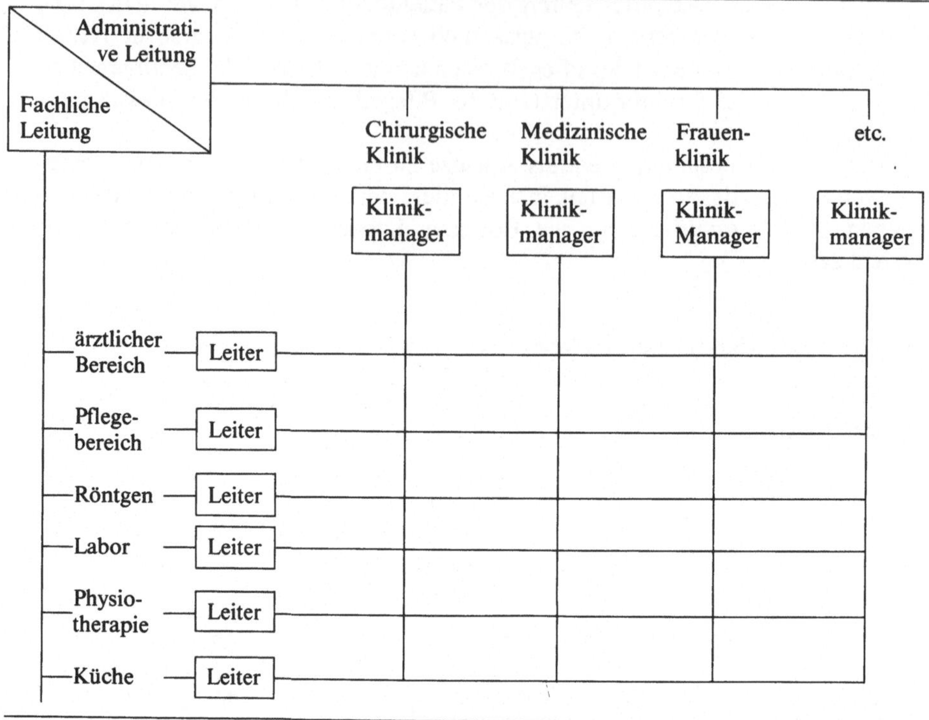

6.7.3 Lenkung der operationellen Prozeßabläufe

Lenkungsmechanismen

Für die übergeordnete Ebene gilt bezüglich der Art der Lenkung und der gewählten organisatorischen Struktur dasselbe wie auf der Stationsebene.[117] Falls ein Leiter der Patientendienste eingesetzt wird, fällt die Koordination der verschiedenen Dienste und Bereiche v. a. in grundsätzlichen Fragen wie Arbeitszeiten, Präsenz- und Bereitschaftsdienste etc. in dessen Führungskompetenz. Aber auch bei der mehr herkömmlichen organisatorischen Struktur wird es unumgänglich sein, die Koordination der verschiedenen Dienste und Bereiche im Interesse des Patienten, aber auch einer effizienten Betriebsführung zu verbessern. Ausschlaggebend für den Erfolg dürfte eine echte interdisziplinäre Zusammenarbeit sein, die in unserem System auch die Ärzte einschließen muß.

---

[117] Vgl. Abschn. 6.6.4.

Beispiele operationeller Lenkungssysteme

Eine der Forderungen, die sich aus einer patientenorientierten Behandlung und Pflege ergeben, ist, daß die Lenkung der Abläufe den Bedürfnissen des Patienten entspricht. Dies bedeutet, daß die Untersuchungen und Therapien zeitlich und im Rahmen des Gesamtablaufes möglichst patientengerecht erfolgen müssen. Die Einplanung und Prioritätensetzung muß also von der Station ausgehen.[118] Trotzdem muß in den einzelnen zentralen medizinischen Bereichen die personelle und sachliche Kapazitätsauslastung möglichst optimal gestaltet werden können. Auch sollten die Vergangenheitsdaten immer wieder bei der zukünftigen Planung berücksichtigt werden. All dies ist nur mit einem integrierten Lenkungssystem möglich, bei dem alle die erwähnten Funktionen und Bereiche miteinander verknüpft sind. In der Folge sollen 2 solcher Systeme in ihren Grundzügen näher beschrieben werden.

Lenkungssystem mit einem zentralisierten Termin- und Stundenplansystem. Dieses schon etwas ältere System besteht aus 2 Teilsystemen, nämlich

1) einem zentralisierten Termin- und Stundenplansystem, das den Tagesplan aller Patientenbehandlungsbereiche koordiniert;
2) einem System, das alle täglichen Patientenbehandlungen überwacht und Berichte an das zuständige Krankenhauspersonal herausgibt.[119]

Das Termin- und Stundenplansystem muß für jeden Patienten in den entsprechenden Behandlungsbereichen die Termin- und Stundenplanung besorgen. Es übernimmt auch die Einplanung der neuen Patienten. Im weiteren muß es bei der Einplanung auch „die richtige Einteilung und Folge der Behandlungen sowie die optimale Nutzung der Behandlungsbereiche (Operationsräume, Radiologie, Physiotherapie, Inhalationstherapie, Bestrahlungstherapie, Kardiologie etc.)"[120] erstellen. Es muß dabei die jeweilige Qualität der Teammitglieder und deren Fähigkeiten in Betracht ziehen. Als letztes muß das System eine gewisse Flexibilität haben, um kurzfristig nichteingeplante Änderungen vornehmen zu können.

Das *Behandlungsüberwachungssystem* muß einerseits alle Behandlungsanforderungen für jeden Patienten erfassen. Als zweites muß es überprüfen, ob die Behandlung tatsächlich durchgeführt wurde und wie lange diese gedauert hat. Dies soll ohne zusätzlichen Personalaufwand erfolgen, wobei das System eine Reduktion der Schreibarbeit erlaubt.

Das System kann entweder mit Off-line-Computerdiensten oder mit einem eigenen Minicomputer verwendet werden. In beiden Fällen müssen einfache Datenerfassungsterminals in allen Patientenbehandlungsbereichen des Krankenhauses vorhanden sein.

Das System arbeitet wie folgt:[121]

Die Anfragen für die Behandlungen der Patienten gelangen telefonisch oder schriftlich an die „Termin- und Stundenplanzentrale". Dabei müssen die Daten des

---

[118] Vgl. Abschn. 6.3.
[119] Jordan (System), S. 78.
[120] Jordan (System), S. 79.
[121] Jordan (System), S. 80 ff.

Patienten und der anfragenden Stelle, der Grund der Anfrage, die Priorität der jeweiligen Behandlung sowie die angeforderten Behandlungen und die jeweiligen Behandlungsbereiche mitgeteilt werden. Das System erstellt täglich für jeden Behandlungsbereich den Plan für den Tagesablauf, für das medizinische Archiv eine Liste der bestellten Patienten in der richtigen Reihenfolge, für das Aufnahmebüro eine Liste der eintretenden Patienten mit Angabe der Zeit des Eintritts; für jeden Patient eine Liste, in dem pro Tag die Behandlungsbereiche, deren örtliche Lage und der Zeitpunkt der Behandlung eingetragen sind.[122] Hinzu kommt ein Satz von mit den Daten des Patienten vorgelochten Lochkarten, die dieser jeweils im entsprechenden Behandlungsbereich zwecks Leistungserfassung abgeben muß.

Damit das System seine Aufgabe, nämlich für den Patienten einen möglichst seinen Bedürfnissen und Prioritäten entsprechenden Behandlungstermin und gleichzeitig eine optimale Auslastung der betreffenden Behandlungsbereiche zu finden, erfüllen kann, müssen bestimmte Informationen vorhanden sein. So müssen die geschätzte durchschnittliche Dauer der jeweiligen Behandlungsart einschließlich Rüst- und Reservezeiten sowie die jeweils zur Verfügung stehende Zahl der Behandlungsplätze, Mitarbeiter und deren Arbeitszeiten bekannt sein.

Die Leistungserfassung erfolgt in jedem Behandlungsbereich durch Eingabe der vorgelochten Lochkarte in das Datenerfassungsterminal, wobei das Personal bei Beginn und zu Ende der Behandlung die entsprechende Taste drücken muß. Dadurch ist neben der Erfassung der Einzelleistung pro Patient auch „ein Echtzeitbild vom Arbeitsprozeß in den verschiedenen Behandlungseinheiten, bezogen auf die für den betreffenden Tag angesetzte Termin- und Stundenplanung"[123] möglich.

Im weiteren erstellt das System eine Reihe von Berichten aufgrund der erfaßten Behandlungen. Das Subsystem „Patientenroutine" enthält „Probleme, Diagnosen, empfohlene Routinen zur Behandlung (diagnostisch und therapeutisch)" sowie „Gegenindikationen für (diagnostische und therapeutische) Behandlungen eines gegebenen Problems."[124] Im weiteren erfolgen Berichte an den behandelnden Arzt und die medizinische Leitung über Abweichungen des Behandlungsverfahrens bei bestimmten Patienten vom vorgesehenen Routineverfahren. Drittens wird für jeden Patienten eine Liste mit den durchgeführten Behandlungen für die Krankengeschichte und den behandelnden Arzt erstellt. Viertens erfolgen statistische Berichte über die tatsächlich erbrachten Arbeitsleistungen und die jeweilige Zeitdauer der entsprechenden Behandlung der verschiedenen Behandlungsbereiche. Diese dienen als Grundlage für die Gestaltung der Arbeitsplanung in allen Bereichen des Krankenhauses.[125]

Operationelles Lenkungssystem mit verknüpften On-line-Modulen. Ein neueres System, das ebenfalls vor allem für die medizinischen und pflegerischen Belange im Krankenhaus geschaffen wurde, umfaßt eine Reihe von miteinander verknüpfbaren Modulen.[126] Das patientenorientierte Datenverarbeitungssystem erlaubt dabei

---

[122] Vgl. S. 146 f.

[123] Jordan (System), S. 82 f.

[124] Jordan (System), S. 83.

[125] In der Schweiz müssen solche Unterlagen, wenn überhaupt, bis heute mühsam mit Multimoment- und Selbstaufschreibstudien erhoben werden und ergeben dann nur ein momentanes Bild der Situation. Langzeitvergleiche sind nicht möglich.

[126] SMS (Action) und weitere Unterlagen derselben Gesellschaft für Informatik.

die Patientenidentifikation, die On-line-Dateneingabe respektive den Datenabruf, die Erstellung von Grundlagen zur Arbeitsplanung und zur Koordination mit anderen Arbeitsplätzen.

Für die in unserem Zusammenhang interessierenden Bereiche steht eine Reihe von Funktionen zur Verfügung. Diese beziehen sich auf die stationäre Patientenaufnahme, die Notfallaufnahme, die Station, die zentralen medizinischen Dienste, die Krankenhausleitung und das Aktenarchiv. Als Beispiele seien hier einige Funktionen näher dargestellt: Auf der *Station* erfolgt praktisch die ganze Kommunikation mit allen übrigen Bereichen on-line über den Terminal. Bei der Aufnahme eines Patienten wird automatisch die Bettenübersicht und -belegung der Station angepaßt. Zusätzlich kann täglich oder pro Schicht der Pflegebedarf auf der Station ermittelt werden. Dabei können die Patienten durch das Pflegepersonal anhand einiger weniger Kriterien in verschiedene Abhängigkeitskategorien eingeteilt werden. Jede Pflegekategorie ist mit einer bestimmten Punktzahl versehen, die in Relation zu den übrigen Pflegeabhängigkeitskategorien steht. Die täglich neu errechnete benötigte Punktzahl wird mit der aufgrund der Personalbesetzung festgelegten Normalpunktzahl verglichen. Je nach Resultat des Vergleichs kann durch die Personalbesetzung oder durch die Steuerung der Neuzugänge ein Ausgleich erreicht werden. Insgesamt kann dadurch eine ausgeglichenere Auslastung der verschiedenen Stationen und damit eine bessere Kontinuität in der Pflege gewährleistet werden.[127] Auch erlaubt die tägliche Erhebung der Pflegeabhängigkeit der Patienten eine kontinuierliche Überwachung der Veränderungen, die sich dabei ergeben. Die Einplanung der Patienten für die verschiedenen Untersuchungen und Behandlungen erfolgt ebenfalls direkt durch das Pflegepersonal (Leistungsanforderung). Der betreffende zentrale medizinische Dienst legt nur die insgesamt möglichen Behandlungszeiten fest, wobei ständig eine sofortige Anpassung erfolgt. Das Pflegepersonal oder andere anfordernde Stellen legen so – im Rahmen der noch vorhandenen Möglichkeiten – den Zeitpunkt und die Priorität der Behandlung oder Untersuchung fest. Sämtliche Untersuchungs- und Behandlungsergebnisse werden ebenfalls on-line übermittelt und stehen auf der Station so jederzeit nach deren Eingabe zur Verfügung. Die angeforderten Leistungen können insgesamt oder pro Patient abgefragt oder, falls ein Printer vorhanden ist, auch ausgedruckt werden.

Für die *Untersuchungs- und Behandlungsbereiche* besteht eine ständige Übersicht über die eingeplanten Termine und, falls notwendig, die Art der angeforderten Leistungen, evtl. mit zusätzlichem Kommentar (z. B. Rollstuhlpatient, nicht ansprechbar etc.). Die Leitung dieser Bereiche hat die Möglichkeit, gewisse Zeiten zu sperren (z. B. Besprechungszeit) oder an bestimmten Tagen eine Änderung der Tageseinteilung vorzunehmen (z. B. bei vermindertem Personalbestand).

Der *Arzt* kann das System als Unterstützung für seine Berichte benützen, indem verschiedene Standardversionen (z. B. Röntgenbefund, Arztbriefe, Operationsberichte) den Rahmen für die individuelle Abfassung bilden.

Für die *Krankenhausadministration* ergibt sich eine lückenlose, sofortige Leistungserfassung pro Patient und pro Bereich mit den entsprechenden Statistiken und Graphiken.

---

[127] Dies ist allerdings bei fest zugeteilten Betten schwieriger.

Die *Mitglieder der Krankenhausleitung* und der jeweiligen *Klinikleitung* haben ebenfalls immer einen aktuellen Überblick über das Geschehen. So kann die Leitung Pflegedienst oder die Oberschwester einer Klinik aufgrund der ausgewiesenen Pflegebedarfsabhängigkeiten die entsprechenden Personaldispositionen treffen. Ebenso können sich die interessierten Personen ständig über die aktuelle Bettenbesetzung sowie die Auslastung der einzelnen Teilbereiche orientieren.

Insgesamt gesehen erlaubt das System einen raschen Verkehr der verschiedenen Dienststellen, eine Entlastung des Personals durch die Abrufbarkeit der Funktionen nach Wunsch (ohne ständig durch das Telefon gestört zu werden) und eine zuverlässige und rasche Übermittlung und jederzeitige Abrufbarkeit der Ergebnisse.

6.8 Konzeptuelle Schlußfolgerungen

Der Charakter der Arbeit, die sich nicht auf ein bestimmtes Krankenhaus, sondern auf das Krankenhaus im allgemeinen bezieht, bringt es mit sich, daß die im Rahmen einer patientenorientierten Behandlung und Pflege relevanten Probleme einerseits sehr allgemein beschrieben werden mußten, andererseits aber – aufgrund der hohen Komplexität – sehr weit ins Detail gehen, indem immer mindestens 3 verschiedene Ebenen (die Ebene der individuellen Behandlung und Pflege, die Ebene der aggregierten patientenbezogenen Funktion, der Station und zentralen Leistungsstellen und die übergeordnete Ebene) in die Betrachtung einbezogen werden mußten. Hinzu kommt, daß sich die in Abschn. 6.5–6.7 entwickelten Vorschläge in vielen Fällen bewußt an bereits erprobte Vorbilder anlehnen. Damit sollte ihr Realisierungspotential unterstrichen und dem Vorwurf entgegengewirkt werden, die gemachten Vorschläge seien so unrealistisch, daß sich eine ernsthafte Diskussion darüber erübrige.

Im folgenden sollen die den Vorschlägen zugrundeliegenden konzeptuellen Vorstellungen einerseits kurz zusammengefaßt, andererseits mit der von der Verfasserin vertretenen persönlichen Auffassung über die patientenorientierte Organisation der Behandlung und Pflege im Krankenhaus verknüpft werden.

6.8.1 Leitideen

Die sich aus der Arbeit und der persönlichen Erfahrung der Verfasserin ergebenden, den konzeptuellen Schlußfolgerungen zugrundeliegenden Leitideen können zusammengefaßt wie folgt formuliert werden:

- Die Gestaltung und Lenkung der Behandlung und Pflege des Patienten muß im Hinblick auf eine möglichst weitgehende Wiederherstellung seiner Gesundheit oder auf einen friedlichen Tod von seinen Bedürfnissen ausgehen und nicht umgekehrt. Unter Gesundheit wird mit Ringeling[128] verstanden, daß der Mensch fähig ist, sich in seiner individuellen Lebenssituation zu bewähren und seine

---

[128] Vgl. Abschn. 4.3.3.

Umwelt mitzugestalten. Krankheit bedeutet, daß der betreffende Mensch dauernd oder vorübergehend nicht in der Lage ist, diese Fähigkeit selbst wahrzunehmen. Sie muß stellvertretend für ihn durch die ihn behandelnden und pflegenden Spitalmitarbeiter übernommen werden. In beiden Fällen aber bleibt der Patient ein ganzheitliches Wesen mit physischen, psychischen und sozialen Bedürfnissen. Er ist soweit wie möglich immer handelndes Subjekt und nicht nur duldendes Objekt.

- Die einer ganzheitlichen Versorgung des Patienten entgegenstehenden Faktoren, wie die Spezialisierung von Funktionen und die damit verbundenen Zentralisierungs- und Dezentralisierungsbestrebungen, müssen durch organisatorische Maßnahmen entschärft werden. Die wahrscheinlich noch weiter zunehmende Spezialisierung der ärztlichen, aber auch der übrigen patientenbezogenen Tätigkeiten muß einerseits durch eine Rückführung von Funktionen an das Krankenbett und auf die Station, andererseits durch eine stärkere Einbindung der zentralen Dienste (Medizintechnik, z.T. Medizintherapie und Versorgungsbereich) in die patientenbezogenen Leistungsprozesse aufgefangen oder gemildert werden.

- Um den Patienten eine qualitativ und quantitativ gute, d.h. ganzheitliche Behandlung und Pflege zu gewährleisten, müssen die professionellen Mitarbeiter möglichst von allgemeinen administrativen, nicht in unmittelbarem Zusammenhang mit dem Patienten stehenden Aufgaben entlastet werden. Sichergestellt werden muß aber, daß die durch die Freistellung von nichtprofessionellen Arbeiten gewonnene Zeit auch wirklich den Patienten zugute kommt. Organisatorische Maßnahmen können dazu beitragen. Eine weitere Voraussetzung ist, daß dafür gut ausgebildetes Personal zur Verfügung steht, das seine Aufgabe klar sieht, und das neben einer guten manuellen Ausbildung auch im ganzheitlichen Denken geschult ist.

6.8.2 Strukturierung der patientenbezogenen Funktionen

Die heute im Krankenhaus vorherrschende berufs- oder funktionsbezogene Gliederung[129] erschwert eine patientenbezogene Ausrichtung des Krankenhauses oder macht sie unmöglich, indem die Informations- und Kommunikations- wie auch die Entscheidungsstrukturen fehlen, die für eine interdisziplinäre ganzheitliche Behandlung und Pflege notwendig sind. Die berufsbezogene Struktur des Krankenhauses muß daher m.E. durch eine auf die patientenbezogenen Leistungsprozesse ausgerichtete Organisationsform überlagert werden. Das heißt, daß die Informationsprozesse auf 2 Ebenen, nämlich der Ebene der patientenbezogenen Funktionen und auf der Ebene der berufsbezogenen Bereiche stattfinden müssen, wobei die patientenbezogene Ebene als Ausgangspunkt für organisatorische Überlegungen dienen muß. Diese läßt sich unterteilen in die Ebene der individuellen Behandlung und Pflege, die Ebene der aggregierten patientenbezogenen Funktionen und die bereichsbezogene Ebene.

Die funktionale Betrachtungsweise muß dabei klar von der Institutionalisierung

---

[129] Vgl. Abschn. 3.4 und 7.2.

der angestrebten Struktur getrennt werden. Während die funktionale Betrachtung unabhängig von der Art und Größe des Krankenhauses möglich, d.h. allgemein gültig ist, hängt die Institutionalisierung mit den erwähnten Faktoren zusammen. Diese kann daher nicht generell für alle Krankenhäuser gleich aussehen.

Funktionale Betrachtung der patientenbezogenen Struktur

Bei der funktionalen Betrachtung steht in unserem Zusammenhang die Koordination der verschiedenen, sich auf die Patientenversorgung beziehenden Funktionen im Vordergrund. Dies bedeutet, daß die verschiedenen Funktionen sowohl innerhalb einer bestimmten Ebene als auch zwischen den Ebenen aufeinander und letzten Endes auf den Patienten abgestimmt werden.

Die *horizontale Koordination* umfaßt die Abstimmung der Tätigkeiten innerhalb einer bestimmten Ebene. Auf der Ebene der *individuellen Behandlung und Pflege* geht es dabei um die Bestimmung der sich aus den Bedürfnissen des Patienten abgeleiteten, im Rahmen des Heilungsprozesses zu erbringenden Leistungen und deren Einplanung in den gesamten Krankenhausaufenthalt wie auch in den individuellen Tagesablauf. Dies bedeutet, daß für den einzelnen Patienten je nach Art und Schwere der Krankheit ein mehr oder weniger umfangreicher Behandlungs- und Pflegeplan erstellt wird. Dieser muß einen Überblick über alle zu erbringenden Leistungen erlauben und diese in einen den Bedürfnissen des Patienten angepaßten zeitlichen Ablauf bringen.

Auf der *aggregierten patientenbezogenen Ebene* handelt es sich um die Koordination der für die Patienten zu erbringenden Leistungen mit den zur Verfügung stehenden personellen und sachlichen Kapazitäten der verschiedenen dezentralen und zentralen Leistungsstellen. Die für den einzelnen Patienten zu erbringenden Leistungen müssen in den größeren Zusammenhang des Arbeitsablaufs auf der Station und an den zentralen Leistungsstellen eingepaßt werden. Dabei kann insbesondere die Koordination der Untersuchungen und Therapien mit den zentralen Leistungsstellen schwierig sein, da diese Leistungen für verschiedene dezentrale Einheiten erbringen. Auf der *bereichsbezogenen Ebene* geht es dann um die gegenseitige Abstimmung der notwendigen Kapazitäten und um die Fixierung der Arbeitszeiten und Arbeitsabläufe der an der Behandlung und Pflege beteiligten Leistungsstellen.

Wie die Darlegungen zeigen, sind die verschiedenen Ebenen ebenfalls eng miteinander verknüpft. Daher ist auch eine *vertikale Koordination* nötig. Selbstverständlich ist die krankenhausinterne Koordination auch abhängig von Umwelteinflüssen. So sind z.B. die durchschnittlichen wöchentlichen Arbeitszeiten vorgegeben, ebenso bestehen Vorgaben in bezug auf die Stellenpläne, die einer Absprache mit dem Krankenhausträger bedürfen.

Institutionalisierung der patientenbezogenen Struktur

Die vorher beschriebenen horizontalen und vertikalen Koordinationsfunktionen müssen institutionalisiert, d.h. in die Gebildestruktur eingepaßt werden. Dabei berücksichtigt werden muß die Forderung nach der Freistellung der professionellen Mitarbeiter, insbesondere des Pflegepersonals, von rein administrativen und stationsbezogenen Aufgaben. Aus diesem Grunde sind Koordinationsmechanismen in Form von interdisziplinären spontanen und/oder regelmäßigen Besprechungen, Konferenzen, Kommissionen und Arbeitsgruppen m. E. nur beschränkt einsetzbar, da sonst die für die Ausübung der professionellen Aufgaben zur Verfügung stehende Zeit stark eingeschränkt wird. Allgemein muß daher gelten, daß die aufgezählten Koordinationsmechanismen in bezug auf fachliche Fragen durchaus ihre Berechtigung haben, daß aber bezüglich der Koordination des patientenbezogenen Arbeitsablaufs spezielle Strukturen geschaffen werden müssen, die eine Ergänzung zu den berufsbezogenen Strukturen bilden.

Auf der individuellen Patientenebene bilden die direkt an der Behandlung und Pflege beteiligten Mitarbeiter (Ärzte, Pflegepersonal, weitere Therapeuten) zusammen mit dem Patienten und evtl. seinen Angehörigen ein Projektteam. Dieses organisiert sich je nach den Bedürfnissen des Patienten selbst. Wichtig ist, daß möglichst immer dieselben Leute im Team sind, daß sie sich untereinander besprechen und u. U. eine spezielle Bezugsperson für den Patienten bestimmen. Gemeinsame Besprechungen dienen der Zielsetzung, Planung und Kontrolle der Behandlung und Pflege. Wichtig ist, daß die Teammitglieder so weit wie möglich mit dem Patienten zusammenarbeiten und ihn in die Entscheidungsprozesse und die Ausführung der Behandlung und Pflege einbeziehen. Dies erfordert einen vermehrten zeitlichen Einsatz der Mitarbeiter in der direkten Patientenversorgung auf der Station. Auch müssen die Mitarbeiter ihren Einsatz relativ flexibel gestalten können. Sie müssen daher von anderen Arbeiten möglichst entlastet werden.

Auf der aggregierten patientenbezogenen Ebene lassen sich eine Reihe von operationellen Einheiten[130] unterscheiden. So werden mehrere Projektteams räumlich und organisatorisch zu operationellen Einheiten, den Stationen oder Abteilungen, zusammengefaßt. In diesen Einheiten fallen neben den therapeutischen und pflegerischen Tätigkeiten weitere Aufgaben, wie Reinigung, Essens- und Wäscheversorgung und Bereitstellung von Medikamenten und Material an. Auch sind administrative Aufgaben wie Leistungserfassung etc. zu erfüllen. Hinzu kommen auf dieser Ebene eine Reihe von weiteren operationellen Einheiten im zentralen medizinisch-technischen und -therapeutischen sowie im Versorgungsbereich. Darunter fallen z. B. die einzelnen Leistungsstellen im Operationssaal, im Röntgen und im Labor, aber auch in der Küche, der Wäscherei und der Apotheke. Damit die oben dargelegten Leitideen einer patientenorientierten Organisation erfüllt werden können, empfiehlt sich auf dieser Ebene die Schaffung eines eigentlichen Stationsmanagements, wobei dieses je nach Größe und Art des Krankenhauses unterschiedlich gegliedert sein kann. In kleineren Häusern dürfte die Schaffung einer Stelle für das gesamte Krankenhaus genügen, während es in größeren Institutionen sinnvoll sein dürfte, mehrere Stationen (evtl. im Rahmen einer Klinik) unter einem Stationsmanager zusammenzufassen. Dabei ist diesem sowohl das administrative Personal (Stationssekretärinnen) wie das für die Reinigung der Station und die Versorgung der Patienten zuständige Personal unterstellt.

Die nächsthöhere Ebene umfaßt alle an der Patientenversorgung beteiligten Bereiche, die gemeinsam den Vollzugsbereich[131] des Krankenhauses bilden. In grö-

---

[130] Vgl. Abschn. 3.4.1.
[131] Vgl. Abschn. 3.3.2.

ßeren Häusern empfiehlt sich m. E. auch hier die Schaffung einer Stelle für die Leitung des Vollzugsbereichs. Dabei ist der Leiter der Patientendienste nach Absprache mit den Leitern der fachlichen Bereiche zuständig für alle bereichsübergreifenden, nicht rein fachlichen Fragen in bezug auf die Prozeßstrukturen der Patientenversorgung. Darunter fallen im besonderen die Abstimmung der personellen und sachlichen Kapazitäten und deren Einsatz sowie die Koordination der Arbeitszeiten und Arbeitsabläufe.

Zusammenfassend läßt sich die vorgeschlagene Gebildestruktur der patientenbezogenen Ebenen und Bereiche schematisch wie in Abb. 36 darstellen.

6.8.3 Strukturierung der fachlichen Bereiche

Während sich für die Gebildestrukturen der einzelnen fachlichen Bereiche, mit Ausnahme des ärztlichen Bereichs, aus den dargestellten Vorschlägen keine einschneidenden Änderungen ergeben, beeinflussen diese die Prozeßstrukturen beträchtlich. Insgesamt findet eine Professionalisierung aller Bereiche statt, indem diese grundsätzlich nur noch für die fachlichen Belange und deren Gestaltung und Lenkung zuständig sind, während das Management der patientenbezogenen Funktionen auf den verschiedenen Ebenen durch Personen übernommen wird, die nicht den fachlichen Bereichen zugeordnet sind. In kleineren Krankenhäusern, wo ein ausgebautes Management der patientenbezogenen Funktionen nicht sinnvoll oder

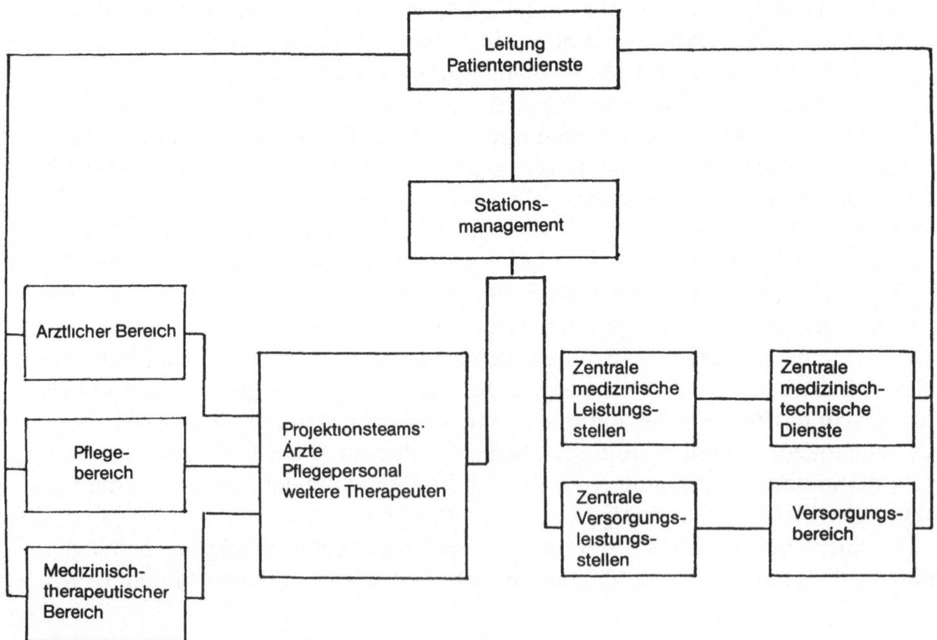

Abb. 36. Gliederung der patientenbezogenen Struktur

möglich ist, muß durch die Institutionalisierung von Koordinationsmechanismen dafür gesorgt werden, daß eine Abstimmung aller patientenbezogenen Funktionen erfolgt. Im allgemeinen ergeben sich aber im kleineren Krankenhaus in dieser Beziehung weniger Probleme, da formelle und informelle Kontakte viel leichter möglich sind als im größeren Krankenhaus.

Für den ärztlichen Bereich hingegen müssen m. E. auch einschneidende Änderungen in der Gebildestruktur vorgenommen werden, wenn den Veränderungen in der Patienten- und Krankheitsstruktur und damit einer patientenorientierten Organisation Rechnung getragen werden soll. So müssen m. E. die direkt für die Patienten zuständigen Ärzte über ein breites medizinisches Wissen verfügen, damit die Patienten auch medizinisch ganzheitlich behandelt und betreut werden können. Diesen „Generalisten" muß eine Reihe von Spezialisten zur Seite stehen, die konsiliarisch für alle Probleme, die ein vertieftes medizinisches Wissen auf einem ganz bestimmten Gebiet verlangen, hinzugezogen werden können. In größeren Krankenhäusern müssen trotzdem mehrere Stationen zu größeren organisatorischen Einheiten zusammengefaßt werden. Hinzu kommt, daß dort die Spezialisierung weiter fortgeschritten ist als im kleineren Krankenhaus. Aus diesen Gründen ist es m. E. sinnvoll, verschiedene Bereiche zu schaffen, in denen Patienten mit ähnlichen Krankheitsbildern zusammengefaßt werden. Nach welchen medizinischen Kriterien dies geschehen soll, kann hier nicht kompetent entschieden werden. Wichtig ist, daß die Untergliederung aus Sicht der Patienten und ihrer Bedürfnisse erfolgt.

Literatur

In Klammern hinter der Jahreszahl stehen die im Text zitierten Kurztitel

Abresch J (1981) (Pflegepersonal) – Warum und wie behandelt das Krankenpflegepersonal manche
Patienten schlechter als andere? In: Dtsch Krankenpflegez 6: 336–342

Ackoff RL (1981) (Future) – Creating the corporate future. Wiley, New York Chichester Brisbane
Toronto

Adam D (1972) (Krankenhausmanagement) – Krankenhausmanagement im Konfliktfeld zwischen
medizinischen und wirtschaftlichen Zielen. Gabler, Wiesbaden

Akademie für höhere Fortbildung in der Krankenpflege (Hrsg.) (1983) (Krankenpflegepersonal) –
Krankenpflegepersonal. Eine Analyse des Arbeitsfeldes auf der Krankenstation. Facultas,
Wien

Anderegg H (1982) (Schülerinnen) – Warum werden aus pflegefreudigen Schülerinnen resignierte
Krankenschwestern. In: Krankenpflege 9: 70–71

Anderson M, Choi T (1980) (Nursing) – Primary nursing in an organizational context. In: J Nur
Adm. March: 26–31

Andrew JM (1967) (Styles) – Coping styles, stress-relevant learning and recovery from surgery. Ph
dissertation, University of California, Los Angeles

Anonym (ASI) (1979) L'ASI/Genève soutient les informières, Visites libres arbitrairement suppri-
mées à l'Hôpital cantonal. Krankenpflege/Soins infirmiers 1: 39

Anonym (Conclusions) (1986) Des conclusions surprennantes. Krankenpflege/Soins infirmiers 7:
356–358

Anonym (Grenzen) (1975) Grenzen der Diagnostik, der Therapie und der Pflege, Gespräch am run-
den Tisch anläßlich des 33. Schweizerischen Krankenhauskongresses 1974 in Emmen-Luzern.
VESKA 12: 643–653

Anonym (In memoriam) (1980) In memoriam Frau Oberin Dr. Lydia Leemann. Krankenpflege 2:
65–67

Anonym (Kommunikation) (1978) Kommunikation intern und extern. „Ruf doch mal an!" Krankenhaustechnik Februar: 22–23

Anonym (Kontakt) (1978) Kontakt per Knopfdruck. Krankenhaustechnik August: 26–27

Anonym (Limmattal) (1984) Spital Limmattal dehnt Besuchszeiten massiv aus. Tagesanzeiger
13. Januar 1984, S. 21

Anonym (Texte) (1982) Texte de l'initiative pour les droits des patients. Krankenpflege/Soins infirmiers 9: 47

Anonym (Verständigung) (1979) Verständigung jederzeit möglich: Moderne Kommunikationsmit-
tel für Klinik und Krankenhaus. Medizinal Markt/Acta Medicotechnica 2: 43–48

Anonym (Ziele) (1980) Ziele des Pflegedienstes. Am Beispiel des Kantonsspitals Basel. Schweizer
Spital 7: 43–44

Aronson E, Pines AM, Kafry D (1983) (Ausgebrannt) – Ausgebrannt. Vom Überdruß zur Selbstent-
faltung. Klett-Cotta, Stuttgart

Ashby RW (1974) (Einführung) – Einführung in die Kybernetik, Suhrkamp, Frankfurt am Main

Atteslander P (1975) (Methoden) – Methoden der empirischen Sozialforschung. De Gruyter, Berlin
New York

Ausschuß der Krankenhäuser der Europäischen Wirtschaftsgemeinschaft (Charta) (1979) Charta
des Krankenhauspatienten. 20. Vollversammlung Mai 1979. Das öffentliche Gesundheitswesen
8: 553–554

Axtner W (1978) (Krankenhausmanagement) – Krankenhausmanagement. Nomos, Baden-Baden

Bachtler H (1982) (Selbstbestimmungsrecht) – Das Selbstbestimmungsrecht des Patienten und die

Grenzen der ärztlichen Behandlung nach schweizerischem Recht. Schweiz Ärztez Bd 63 15: 826–834

Baitsch C (1981) (Forderungen) – In: Baumberger E (Dienstpläne) – Dienstpläne im Spital. Medita 3: 7–9

Barnes E (1963) (Konflikte) – Menschliche Konflikte im Krankenhaus. Kohlhammer, Stuttgart

Becher AM (1982) (Dienste) – Medizinisch-technische und -therapeutische Dienste im Krankenhaus – Die Problematik der Zusammenarbeit. Schweizer Spital 2: 22–25

Beiser M (1974) (Components) – Components and correlates of mental wellbeing. Health So Behav 15: 320–327

Bergman R (1983) (Patient) – Understanding the patient in all his human needs. J Adv Nurs 8: 185–190

Bernoulli E (1981) (Activité) – Activité professionelle – l'infirmière face à son travail. Schweiz Ärztez Bd 62, 33: 2368–2372

Bisig R (1981) (Spital-Leitungsorganisation) – Spital-Leitungsorganisation. Ein Modell für mittelgroße Spitäler in der Schweiz, Schriftenreihe des SKI, Bd 18. Schweizerisches Krankenhausinstitut, Aarau

Bonard EC (1980) (Médicine) – La médecine hospitalière de l'avenir. In: Vereinigung Schweizerischer Krankenhäuser (VESKA) (Hrsg) 50 Jahre VESKA 1930–1980. VESKA, Aarau 53–56

Boore JRP (1976) (Investigation) – An investigation into the effects of some aspects of preoperative preparation of patients on postoperative stress and recovery. PhD Master's thesis, University of Manchester

Borter W (1979) (Rechte) – Rechte des Kranken und Spitalorganisation im Lichte des Europarates. Krankenpflege/Soins infirmiers 7: 287–292

Borzutzki R (1979) (Untersuchungsmethoden) – Die Anwendung arbeitswissenschaftlicher Untersuchungsmethoden bei der Kapazitätsermittlung der menschlichen Arbeit im Krankenhausbetrieb. Med Dissertation, Universität Hamburg

Borzutzki R (1980) (Anwendung) – Die Anwendung von Arbeitsstudienmethoden im Pflegebereich. Krankenhaus 11: 413–418

Brauchlin E (1978) (Problemlösungs- und Entscheidungsmethodik) – Problemlösungs- und Entscheidungsmethodik. Eine Einführung. Haupt, Bern Stuttgart

Büchel W (1981) (Fortschritt) – Die Macht des Fortschritts. Plädoyer für Technik und Wissenschaft. Langen-Müller/Herbig, München

Buchmann H (1983) (Integration) – Integration oder Autonomie der medizinisch-technischen Dienste im Spital. Medita 10: 15–17

Buchmann K (1945) (St. Gallen) – St. Gallen als helfende Vaterstadt. Die bürgerlichen Wohlfahrtseinrichtungen und ihre Geschichte. Zollikofer, St. Gallen

Bühlmann J (1982) (Arbeitszeiten) – Mit anderen Arbeitszeiten in ein neues Krankenpflegesystem. Semesterarbeit Kaderschule für die Krankenpflege, Zürich. Zürich

Bundesamt für Sozialversicherung (Hrsg.) (1983) (Statistik) – Statistik über die Krankenversicherung 1981. Bern

Bundesgesetz vom 13. März 1964 über die Arbeit in Industrie, Gewerbe und Handel (Arbeitsgesetz) – SR 822.11

Burns LR (1982) (Diffusion) – The diffusion of unit management among U.S. hospitals. In: Hospital & health services administrations, March/April: 43–57

Buser K (1977) (Einflußstrukturen) – Einflußstrukturen im Krankenhaus. Eine empirische Analyse der Wahrnehmungs- und Beurteilungsmuster von Einflußbeziehungen beim pflegerischen und ärztlichen Krankenhauspersonal. Med Dissertation, Universität Hannover

Buser M (1981) (Menschlichkeit) – Menschlichkeit und Technik im Krankenhaus, Vortrag zur Feier des 20-jährigen Bestehens der Schule für Praktische Krankenpflege. Gnadental

Büttner H (1978) (Kommunikation) – Kommunikation zwischen Laboratorium und Klinik. Krankenhausarzt 51: 887–890

Capra F (1983) (Wendezeit) – Wendezeit, Bausteine für ein neues Weltbild. Scherz, Bern München Wien

Clayton PS, Stoelwinder JU (1976) (Hospitalmanagement) – Hospital management – the need for an alternative approach: Ward team management. In: Australian Studies in Health Service Administration 20 u. 30: 43–56

Conine TA, Aders DM (1980) (Costs) – Trim costs with two management tools. Hosp financ manag September: 28–35

Cramer A, Holler G (1983) (Erlebniswelt) - Zur Erlebniswelt von Patienten. Eine Befragung in Krankenhäusern gibt Auskunft. Dtsch Krankenpflegez 4: 202-210

Danioth M (1978) (Berufsbild) - Heutiges Berufsbild und Aufgaben des Sozialarbeiters im Spital. Schweizer Spital 5: 245-247

Davies ADM, Peters M (1983) (Stresses) - Stresses of hospitalization in the elderly: nurses and patients' perception. J Adv Nurs 8: 99-105

Decker G (1975) (Dienstleistungsökonomie) - Einführung in die Dienstleistungsökonomie. Schöningh, Paderborn

Deegan II AX (1977) (Management) - Management by ojectives for hospitals Germantown. Aspen Systems Corporation, Maryland

Deutsche Gesellschaft für das Badewesen (Hrsg.) (1979) (Leistungsbeschreibung) - Leistungsbeschreibung für Physikalische Heilbehandlungen. Arch Badewesens 6: 331-334

Dickinson C (1979) (Patient) - Patient scheduling studied, refined. Hospitals July 16: 225-228

Diggelmann WM (1982) (Schatten) - Schatten. Tagebuch einer Krankheit. Fischer, Frankfurt am Main

Donabedian A (1980) (Definition) - The definition of quality and approaches to its assessment, Vol I. Health Administration Press, Ann Arbor

Donabedian A (1982) (Quality) - The criteria and standards of quality. Health Administration Press, Ann Arbor

Donnelly AF et al. (1980) (Nursing) - The nursing system, issues, ethics, and politics. Wiley, New York Chichester, Brisbane, Toronto

Drucker P (1974) (Management-Praxis) - Neue Management-Praxis, Bd. 1. Econ, Düsseldorf Wien

Duden (1963) (Herkunftswörterbuch) Etymologie, Herkunftswörterbuch der deutschen Sprache, B 7. Bibliographisches Institut, Mannheim Wien Zürich

Duden (1974) (Fremdwörterbuch) Das Fremdwörterbuch, B 5. Bibliographisches Institut, Mannheim Wien Zürich

Dyllick T (1983a) (Humansysteme) - Humansysteme als Sinnsysteme (unveröffentlichtes Manuskript) St. Gallen, S 17-48

Dyllick T, Probst GJB (1983b) (Lebensgrundlagen) - Lebensgrundlagen und Werthaltungen im Wandel. In: Siegwart H, Probst G (Hrsg.), Wandel in der Mitarbeiterführung. Haupt, Bern, Stuttgart

Egbert LD et al. (1984) (Reduction) - Reduction of postoperative pain by encouragement and instruction of patients. A study of doctor-patient-rapport. N Engl J Med 16: 825-827

Eichhorn S (^{3}1975) (Krankenhausbetriebslehre I) - Krankenhausbetriebslehre. Theorie und Praxis des Krankenhausbetriebes Bd. I. Kohlhammer, Stuttgart Berlin Köln Mainz

Eichhorn S (^{3}1976) (Krankenhausbetriebslehre II) - Krankenhausbetriebslehre. Theorie und Praxis des Krankenhausbetriebes, Bd II. Kohlhammer, Stuttgart Berlin Köln Mainz

Eichhorn S (1980) (Zielvorstellungen) - Zielvorstellungen und Ansprüche im Gesundheitswesen. In: DKI (Hrsg.) Berichte in zwangloser Folge, Nr 79, Juli/August 1980

Elms RR, Leonard RC (1966) (Effects) - Effects of nursing approaches during admission. Nurs Res, Vol 15 1: 39-48

Engelhardt K, Wirth A, Kindermann L (1973) (Kranke) - Kranke im Krankenhaus, Grenzen und Ergänzungsbedürftigkeit naturwissenschaftlich-technischer Medizin. Enke, Stuttgart

Erath-Vogt A, Böck D, Köhle K (1980) (Erstgespräch) - Das Erstgespräch der Schwester mit dem Patienten. Dtsch Krankenpflegez 2: 1-11

Erb J, Rutz M, Bürkler B (1981) (Pflegegruppe) - Eine Teilautonomie Pflegegruppe!?. Diplomarbeit St. Gallische Krankenschwesternschule

Explora (1981) (Kündigungsmotive) - Kündigungsmotive beim Krankenpflegepersonal, Bericht über eine schriftliche Umfrage beim Krankenpflegepersonal PKP. Zürich

Ferron KR, Burke PA, O'Connor DJ (1982) (Radiology) - Radiology services study improves productivity, care. Hospital progress June: 50-51

Fetter RB, Shin Y, Freeman JR, Averill RF, Thompson JD (1980) (Case Mix) - Case mix definition by diagnosis-related groups. Med Care [Suppl] Vol 18, 2

Fiechter V, Meier M (1981) (Pflegeplanung) - Pflegeplanung, Eine Anleitung für die Praxis. Rocom, Basel

Fischer-Homberger E (1977) (Geschichte) - Geschichte der Medizin. Springer, Berlin Heidelberg New York

Flynn PAR (1980) (Health) – Holistic health. The art und science of care. Brady, Bowie Maryland

Foucault M (1976) (Geburt) – Die Geburt der Klinik. Eine Archäologie des ärztlichen Blickes. Ullstein, Frankfurt am Main Berlin Wien

Frankl V (^{2}1972) (Wille) – Der Wille zum Sinn. Haupt, Bern Stuttgart Wien

Frankl V (^{7}1983) (Leiden) – Das Leiden am sinnlosen Leben, Psychotherapie für Leute. Herder, Freiburg Basel Wien

Franklin BL (1974) (Patient anxiety) – Patient anxiety on admission to hospital. Royal College of Nursing, London

Freidson E (1979) (Ärztestand) – Der Ärztestand. Enke, Stuttgart

Frey U, Kocher G, Steinmann M (1980) (Gesundheitswesen) – Das schweizerische Gesundheitswesen im Spiegel der Öffentlichkeit. SRG-Forschungsinstitut, Bern

Frömming N (1977) (Management) – Management im Krankenhaus aus verhaltenswissenschaftlicher Sicht. Nomos, Baden-Baden

Fuszard B (1983) (Adhocracy) – „Adhocracy" in health care institutions? J Nurs Adm, January: 14–19

Gessner U, Huwiler B, Horisberger B (1982) (Entwicklung) – Entwicklung und Wandlung der schweizerischen Akutspitäler. Einflüsse der Spezialisierung und Technisierung der Medizin. Interdisziplinäres Forschungszentrum für die Gesundheit (Hrsg) St. Gallen

Ghenzi M (1981 (Angst) – Die Angst des Patienten vor der Operation bei orthopädischen Eingriffen. Krankenpflege/Soins infirmiers 5: 34–38

Goffman E (^{4}1981) (Asyle) – Asyle, Über die soziale Situation psychiatrischer Patienten und anderer Insassen. Suhrkamp, Frankfurt am Main

Gomez P (1978) (Gestaltung) – Die kybernetische Gestaltung des Operations-Managements. Haupt, Bern Stuttgart

Gomez P (1981) (Modelle) – Modelle und Methoden des systemorientierten Managements. Haupt, Bern Stuttgart

Gomez P, Malik F, Oeller KH (1975) (Systemmethodik) – Systemmethodik: Grundlagen einer Methodik zur Erforschung und Gestaltung komplexer soziotechnischer Systeme. Haupt, Bern Stuttgart

Graber J (1983) (Aufgabenbereich) – Aufgabenbereich der physikalischen Medizin in der Vergangenheit, Gegenwart und Zukunft. Österreich Krankenhausz Vol 24 1: 45–47

Graber M (1984) (Dienst) – Chirurgischer Dienst. Seine Beanspruchung im 24-Stunden-Betrieb. Schweizer Spital 5: 16–18

Gygi P, Frei A (1982) Das schweizerische Gesundheitswesen. 2. Ergänzungsband, Krebs, Basel

Häfeli M (1975) (Notfallbelastung) – Notfallbelastung der Spitäler in der Stadt Zürich. St. Gallen Aarau

Häsler A (1981) (Kliniken) – Wie krank sind unsere Kliniken? Weltwochen Magazin (22. Juli 1981) 30: 11 ff.

Halloran EJ (1983) (RN staffing) – RN staffing: More care – less cost. Nursing Management Vol 14, 9: 18–22

Hancock WM, Flynn PL, DeRosa S, Walter PF, Conway C (1984) (Comparison) – A cost and staffing comparison of an all-RN staff and team nursing. Nurs Admin Q, Winter: 45–61

Hartmann Y (1982) (Motivation) – Motivation pour approfondir la collaboration dans l'hôpital opitaux. Schweizer Spital 2: 20–22

Hayek F (1969) (Studien) – Freiburger Studien. Mohr, Tübingen

Hayward J (1975) (Information) – Information – A prescription against pain. Royal College of Nursing, London

Heihn H, Nothvogel D (1981) (Labororganisation) – Labororganisation: Situationsanalyse und Sollkonzept. Krankenhaus 2: 62–68

Heim E (1980) (Krankheit) – Krankheit als Krise und Chance. Kreuz, Stuttgart Berlin

Henderson V (1977) (Grundregeln) – Grundregeln der Krankenpflege. Weltbund der Krankenschwestern, Genf

Herder-Dorneich PH (1976) (Wachstum) – Wachstum und Gleichgewicht im Gesundheitswesen. Westdeutscher Verlag, Opladen

Herder-Dorneich PH (1980) (Gesundheitsökonomik) – Gesundheitsökonomik, Systemsteuerung und Ordnungspolitik im Gesundheitswesen. Enke, Stuttgart

Hildebrand R (1979/80/81) (Ergänzung I) – Management by objectives – Ergänzung I. In: Hildebrand R (Hrsg), Handbuch Krankenhausmanagement. „moderne industrie", München

Hildebrand R (1979/80/81) (Hrsg) (Handbuch) - Handbuch Krankenhausmanagement. „moderne industrie", München

Hildebrand R (1979/80/81) (Management) - Management by objectives im Krankenhaus - Anregen zu einem neuen Leitungskonzept einer zielorientierten Krankenhaus-Führung. In: Hildebrand R (Hrsg), Handbuch Krankenhausmanagement. „moderne industrie", München

Hill W, Fehlbaum R, Ulrich P (1974, 1976) (Organisationslehre) - Organisationslehre. Bd 1, 2. verb. Aufl. Bern, Bd 2. Haupt, Bern

Hofer M (1975) (Überprüfung) - Kritische Überprüfung der Wegleitung zur Berechnung des Pflegepersonalbedarfs der Krankenstationen der Allgemein-Spitäler am Beispiel des Kantonsspitals St. Gallen. Diplomarbeit Hochschule St. Gallen

Hofer M (1979) (Qualitätskontrolle) - Quantitäts- und Qualitätskontrolle im Pflegedienst. Schweizer Spital 7: 400-402

Hoffmann R (1984) (Gesundheitswesen) - Gesundheitswesen: Die Kosten in den Griff bekommen. Schweiz Ärztez, Bd 65, 20: 981-983

Holmes TH, Rahe RH (1967) (Readjustment) - Social readjustment rating scale. J Psychosom Res 11: 213-218

Hoppe M (1982) (Ergotherapie) - Ergotherapie - ein Arbeitsbereich in der Betreuung des durch Krankheit oder Alter behinderten Menschen. Österreich Krankenhausz 10: 496-502

Horisberger B, Gessner U (1981) (Wachstum) - Wachstum und Wandel der schweizerischen Akutspitäler. Schweizer Spital 1: 41-44

Horisberger B (1983) (Progress) - The technological progress in medical imaging and its impact on hospital costs. (Paper presented on the occasion of the Vth European Congress of Radiology, Bordeaux, 5.-10. September 1983)

Howard J, Strauss A (1975) (eds) (Humanizing) - Humanizing health care. Wiley, New York London Sydney Toronto

Hüsser M, Forrer A (1982) (Zusammenarbeit) - Zusammenarbeit zwischen Krankenschwester und Physiotherapeutin zum Wohl des Patienten. Diplomarbeit St. Gallische Krankenschwesternschule

Illich I (1981) (Nemesis) - Die Nemesis der Medizin. Von den Grenzen des Gesundheitswesens. Rowohlt, Reinbek

Infas, Institut für angewandte Sozialforschung (1980) (Humanität) - Zur Humanität im Krankenhaus. Bundesminister für Arbeit und Sozialarbeit (Hrsg). Bonn-Bad Godesberg

Jaco EG (^{3}1979) (Patients) - Patients, physicians and illness. Free Press, New York

Janis IL (1975) (Dehumanization) - Preventing dehumanization. In: Howard J, Strauss A (eds) Humanizing health care. Wiley, New York London Sydney Toronto

Jelinek RC, Munson F, Smith RL (1971) (SUM) - SUM (service unit management: An organizational approach to improved patient care. W. K. Kellogg Foundation. Kellogg Foundation, Battle Creek Michigan

Jetter D (1973) (Hospitalgeschichte) - Grundzüge der Hospitalgeschichte. Wissenschaftliche Buchgesellschaft, Darmstadt

Jetter D (1977) (Krankenhausgeschichte) - Grundzüge der Krankenhausgeschichte (1800-1900). Wissenschaftliche Buchgesellschaft, Darmstadt

Johnson JE, Dabbs JM, Leventhal H (1970) (Factors) - Psychosocial factors in the welfare of surgical patients. Nurs Res 19/1: 18-29

Jonas H (1980) (Prinzip) - Das Prinzip Verantwortung. Insel, Frankfurt am Main

Jonas H (1981) (Technologie) - Philosophisches zur modernen Technologie. In: Löw R et al. (Hrsg) Fortschritt ohne Maß? Eine Ortsbestimmung der wissenschaftlich-technischen Zivilisation. 1981 München, S 73-95

Jordan P (1978) (System) - Ein System zur Patienten-Behandlungsführung. Konzept und allgemeine Beschreibung. Arzt und Krankenhaus 3: 78-84

Juchli L (^{3}1979) (Krankenpflege 3) - Allgemeine und spezielle Krankenpflege. Ein Lehr- und Lernbuch. Thieme, Stuttgart

Juchli L (^{4}1983) (Krankenpflege 4) - Krankenpflege. Praxis und Theorie der Gesundheitsförderung und Pflege Kranker. Thieme, Stuttgart New York

Kaderschule für die Krankenpflege, Zürich (1975) (Merkmale) - Merkmale verschiedener Stufen der Pflegequalität, Zürich 1975. In: Studie über das Pflegewesen in der Schweiz, Wegleitung zur Berechnung des Pflegepersonalbedarfs für Krankenstationen in Allgemeinspitälern. Bern

Kanton Aargau (Dekret) – Dekret über die Organisation der Kantonsspitäler vom 13. Juni 1978
Kanton St. Gallen (Gesundheitsgesetz) – Gesundheitsgesetz vom 28. Juni 1979
Kanton St. Gallen (Spitalorganisationsverordnung) – Verordnung über die medizinische und betriebliche Organisation der kantonalen Spitäler, psychiatrischen Kliniken und Laboratorien (Spitalorganisationsverordnung vom 17. Juni 1980)
Kanton St. Gallen (Spitalplanung) – Spitalplanung 1976, Schriftenreihe Staatskanzlei St. Gallen 1976, Nr. 51
Kanton Zürich (Verordnung) – Verordnung über die kantonalen Krankenhäuser vom 28. Januar 1981, Kapitel IX
Kantonsspital Baden (Arbeitsablaufplanung) – Arbeitsablaufplanung, Baden 1978
Kantonsspital Baden (o. J.) (Fixzeiten) – Fixzeiten, internes Dokument des Pflegedienstes
Kantonsspital Baden (Jahresbericht 1979) – Jahresbericht 1979, Baden 1980
Kantonsspital Baden (Jahresbericht 1980) – Jahresbericht 1980, Baden 1981
Kantonsspital Baden (o. J.) (Organisationshandbuch) – Organisationshandbuch, Bd 2, Baden
Kantonsspital Basel (Fluktuationsstatistik 1982) – Fluktuationsstatistik Januar–Dezember 1982. (Unveröffentlichte Unterlage der Direktion)
Kantonsspital St. Gallen (o. J.) (Patientenumfrage) – Patientenumfrage
Kauffmann SH (1975) (Unit) – Unit management: a 12-year appraisal. Hospitals 49: 67–71
Keller H (1980) (Organisation) – Organisation von Krankenhaus-Laboratorien. Arzt und Krankenhaus 9: 20–22, 27
Kernaghan SG (1982) (Clinical Lab) – Clinical Lab. Managing the products of automation. Hospitals 10: 75–89
Kerr CM (Patient) – Der „schwierige" Patient. extracta medica practica 1 (2): 125–142
Kocher G (1980) (Attentes) – Dix attentes du patient à l'égard de l'infirmière. Krankenpflege/Soins infirmiers 2: 89
Köhle K, Böck D, Granhan A (Hrsg) (1977) (Krankenstation) – Die internistisch-psychosomatische Krankenstation. Ein Werkstattbericht. Köhle, Basel
Kraegel J, Mousseau V, Goldsmith C, Arora R (1974) (Systems) – Patient care systems. Lippincott, Philadelphia Toronto
Kramer M (1974) (Reality Shock) – Reality shock – Why nurses leave nursing. Mosby, Saint Louis
Krankenpflege/Soins infirmiers – „Agression" 4: 84
Krieg W (1976) (Entwicklung) – Entwicklung eines integrierten Führungsinstrumentariums – Synergie zwischen Theorie und Praxis. In: Malik F (Hrsg) (Praxis) – Praxis des Systemorientierten Managements. Haupt, Bern Stuttgart, S 43 ff.
Krieg W (1971) (Grundlagen) – Kybernetische Grundlagen der Unternehmungsgestaltung. Haupt, Bern Stuttgart
Kübler-Ross E (1975a) (Interviews) – Interviews mit Sterbenden. Kreuz, Stuttgart Berlin
Kübler-Ross E (1975b) (Was) – Was können wir noch tun? Antworten auf Fragen nach Sterben und Tod. Kreuz, Stuttgart Berlin
Kübler-Ross E (Hrsg) (1976) (Reif) – Reif werden zum Tode. Kreuz, Stuttgart
Lange S, Steinbüchel-Rheinwall C von (1979) (Kommunikationsanlagen) – Pflegegeschoß-Kommunikationsanlagen. Krankenhaus 9: 328–332
Langer EJ, Janis IL, Wolfer JA (1975) (Reduction) – Reduction of psychological stress in surgical patients. Exp Soc Psychol 11: 155–165
Lauer W (1980) (Seite) – An der Seite des Patienten. Krankenschwestern und Krankenpfleger melden sich zu Wort. Grünewald, Mainz
Lazarus RS (1966) (Stress) – Psychological stress and the coping process. McGraw-Hill, New York Toronto London
Leemann L (1942) (Pflegepersonal) – Das Pflegepersonal in den Anstalten für körperlich Kranke der Schweiz. VESKA-Zeitschrift 12: 289–295
Leemann L (1944) (Enquete II) – Enquete II über das Pflegepersonal in den Anstalten für körperlich Kranke der Schweiz. VESKA-Zeitschrift 8. 215–220
Lesterel A (1975) (Journal) – Journal d'une infirmière hospitalisée. Editions du Centurion, Paris
Leuenberger F, Voegeli M, Wingeier M (1983) (Patienten) – Wie erleben Patienten die Nacht im Spital? Krankenpflege/Soins infirmiers 4: 30–32
Locher H (1973) (Pflegedienst) – Der Pflegedienst im Krankenhaus. Haupt, Bern Stuttgart Wien
Loemke B (1982) (Wege) – Wege zur guten Zusammenarbeit zwischen Station und Operationsab-

teilung. In: Fachgruppe Operationsdienst im DBfK (Hrsg) Operationsdienst zwischen Anspruch und Wirklichkeit. Deutscher Berufsverband für Krankenpflege, Essen, S 41–52

Ludin W (1982) (Krankenseelsorge) – Krankenseelsorge in Spitälern. Den ganzen Menschen ernst nehmen. Schweizer Ärztez 51: 2334

Lynch JJ (1979) (Herz) – Das gebrochene Herz. Rowohlt, Reinbek

Mahler H (1983) (Gesundheit) – Gesundheit für alle bis zum Jahr 2000. Schweizer Spital 12: 9–12

Malik F (Hrsg) (1976) (Praxis) – Praxis des Systemorientierten Managements. Haupt, Bern Stuttgart

Malik F (1984) (Strategie) – Strategie des Managements komplexer Systeme. Haupt, Bern Stuttgart

Maslow AH (1981) (Motivation) – Motivation und Persönlichkeit. Rowohlt, Reinbek

Mauksch HO (1973) (Ideology) – Ideology, interaction and patient care in hospitals. Soc Sci Med 7: 817–830

McKeehan KM (ed) (1981) (Care) – Continuing care. Mosby Company, St. Louis Toronto London

Meier M (1971) (Gruppenpflege) – Was ist Gruppenpflege? Krankenpflege Januar: 21–22

Meier M (1979) (Wirklichkeitsschock) – Der Wirklichkeitsschock oder Warum verlassen die Schwestern die Pflege. Krankenpflege/Soins infirmies 11: 460–463

Menke-Glückert P (Fortschritt) – Technischer Fortschritt und soziale Wohlfahrt. In: Löw R et al (Hrsg), Fortschritte ohne Maß? Eine Ortsbestimmung der wissenschaftlich-technischen Zivilisation. Piper, München S 135–149

Mintzberg H (1979) (Structuring) – The structuring of organization. Prentice-Hall, Englewood Cliffs

Mitchell A (1979) (Effects) – The effects of stress on individuals and society, SRI Project 4676, Research Report, SRI International, Menlo Park

Müller E (1980) (Reinigung) – Spitalexterne Reinigung. Schweizer Spital 6: 36, 38, 40

Munson FC (1981) (Points) – Crisis points in unit management programs. In: Wieland GF (ed) Improving health care management, organization development and organization change. Health Administration Press, Ann Arbor, p. 197–208

Neue Zürcher Zeitung – vom 24./25. Juli 1982, Nr. 169

Neuhauser D (Hospital) – The hospital as a matrix organization. In: Spirn S, Benfer DW (eds), Issues in health care management. Arpen Systems, Rockville London, p 107–123

Noelle-Neumann E (1978) (Krankenhaus) – Krankenhaus un- Zeitgeist. Fachvereinigung der Verwaltungsleiter deutscher Krankenanstalten e. V. (Hrsg) Wuppertal

Noll P (o. J. (Diktate) – Diktate über Sterben u. Tod mit Totenrede von Max Frisch. pendo, Zürich

November A (1981) (Gesundheit 80) – Gesundheit 80, Erhebungen bei Genfer Haushalten. Genf

Oettle K (1980) (Problematik) – Die Problematik der Betriebsführung im Krankenhaus der Gegenwart. In: Müller HW (Hrsg) Führungsaufgaben im modernen Krankenhaus. Kohlhammer, Stuttgart Berlin Köln Mainz, S 9–57

Orem D (1971) (Nursing) – Nursing: concepts of practice. McGraw-Hill New York

Organisation Mondiale de la Santé (Constitution) – Constitution de l'organisation mondiale de la santé, New York 1946. In: OMS, les dix premieres années. Organisation mondiale de la santé, Genève

Ostner I, Beck-Gernsheim E (1979) (Mitmenschlichkeit) – Mitmenschlichkeit als Beruf. Eine Analyse des Alltags in der Krankenpflege. Campus, Frankfurt am Main New York

Paillard L (1982) (Programme) – Le programme pour les soins infirmiers en Europe, (PMT/OMS/ EURO). Krankenpflege/Soins infirmiers 6: 30–35

Paillard L (1984) (Etude) – Etude sur les besoins en soins infirmiers de deux groupes de population et d'une pratique professionelle basée sur l'application d'une démarche méthodique: le processus de soins. Genève

Parsons T (1951) (System) – The Social System. Routledge & Kegan Paul, London

Parsons T (1958) (Struktur) – Struktur und Funktion der modernen Medizin, eine soziologische Analyse. Kölner Zeitschrift für Soziologie und Sozialpsychologie, Sonderheft 3: Probleme der Medizin-Soziologie. Westdeutscher Verlag, Köln Opladen, S 10–57

Parsons T (1975) (Sick role) – The sick role and the role of the physician reconsidered. Milbank Mem Fund Q 53: 257–278

Parsons T (^{3}1979) (Definitions) – Definitions of health and illness in the light of american values and social structure. In: Jaco EG (ed) Patients. physicians and illness. McGraw-Hill, New York, p 120–144

198   Literatur

Perrow C (1963) (Goals) - Goals and power structures: A historical case study. In: Freidson E (ed) The hospital in modern society. Collier Macmillan, London, p 112ff.

Perrow C (1965) (Hospitals) - Hospitals: Technology, structure and goals. In: March JG (ed) Handbook of organizations. Rand McNally, Chicago, p 910-971

Pflanz M (1979) (Medizinsoziologie) - Medizinsoziologie. In: König R (Hrsg) Handbuch der empirischen Sozialforschung. Bd 14: Religion, Bildung, Medizin. Deutscher Taschenbuchverlag/ Enke, Stuttgart, S 238-344

Pflüger P (1929) (Krankenschwesternstand) - Der Krankenschwesternstand in der Schweiz. Aschmann & Scheller, Zürich Leipzig

Pharma-Information (Hrsg) (1983) (Gesundheitswesen) - Das Gesundheitswesen in der Schweiz. Leistungen, Kosten, Preise. Pharma Information, Basel

Pinding M (1972) (Hrsg) (Krankenpflege) - Krankenpflege in unserer Gesellschaft. Enke, Stuttgart

Poletti R (1978) (Soins) - Les soins infirmiers: théories et concepts. Editions du Centurion, Paris

Probst GJB (1981) (Gesetzeshypothesen) - Kybernetische Gesetzeshypothesen als Basis für Gestaltungs- und Lenkungsregeln im Management. Haupt, Bern

Probst GJB (1983) (Arbeit) - Arbeit, Leistung, Freizeit: Werthaltungen schweizerischer Führungskräfte. Output 8: 27-32

Raspe HH, Siegrist J (1979) (Gestalt) - Zur Gestalt der Arzt-Patient-Beziehung im stationären Bereich. In: Siegrist J, Hendel-Kramer A (Hrsg) Wege zum Arzt. Ergebnisse medizinsoziologischer Untersuchungen zur Arzt-Patient-Beziehung. Urban & Schwarzenberg, München Wien Baltimore, S 113-138

Raspe HH (1983) (Aufklärung) - Aufklärung und Information im Krankenhaus. Vandenhock & Ruprecht, Göttingen

Rauchfleisch U (1979) (Patient) - Patient und Pflegepersonal im Operationssaal, Psychologische Überlegungen. Krankenpflege/Soins infirmiers 4: 180-182

Reece DA, Boissoneau R, Wolters E (1979) (Division) - Division management system replaces unit management. Hospital Topics January/February 1979: 11-16

Regierungsrat des Kantons Zürich (Spitalgeschichte) - Zürcher Spitalgeschichte, Bd I, Zürich

Reimann R (1981) (Patienten) - Patienten und ihre Rollen. Krankenpflege 5: 196-200; 6: 265-266

Reinhart R (1979) (Das Schweizerische Rote Kreuz) - Das Schweizerische Rote Kreuz und seine Tätigkeit auf dem Gebiet der beruflichen Ausbildung des Pflegepersonals, des medizinisch-technischen und medizinisch-therapeutischen Personals. Bern

Reiser SJ (1978) (Medicine) - Medicine and the reign of technology. Cambridge University Press, Cambridge

Ringeling H (1979) Gesundheitsbegriff in ethischer Sicht. Schweiz Ärztez 38: 1866-1873

Ringeling H (1982) (Ganzheit) - Ganzheit und Gesundheit. Biblisches Menschenbild und medizinische Ethik. Schweiz Ärztez 51: 2321-2328

Ritterband C (1982) (Hunger) - Vom Hunger der Satten. In: Beurle S, Gueissaz P, Hartmann C (Hrsg) Unternehmungsführung im Zeichen wirtschaftlichen und sozialen Umbruchs. Analyse und Aktion. Haupt, Bern Stuttgart, S 87-99

Rittmeyer D (1977) (Geschichte) - Aus der Geschichte der Schweizerischen Pflegerinnenschule. Krankenpflege 4: 124-128

Rohde JJ ([7]1972) (Probleme) - Probleme des Arztberufs im Krankenhaus. In: Mitscherlich A et al. (Hrsg) Der Kranke in der modernen Gesellschaft. Kiepenheuer & Witsch, Köln, S 349-361

Rohde JJ ([2]1974) (Soziologie) - Soziologie des Krankenhauses, Zur Einführung in die Soziologie der Medizin. Enke, Stuttgart

Rohde JJ (1975) (Patient) - Der Patient im sozialen System des Krankenhauses. In: Ritter-Röhr D (Hrsg) Der Arzt, sein Patient und die Gesellschaft. Suhrkamp, Frankfurt am Main, S 167-210

Roper N et al. (1980) (Elements) - The elements of nursing. Churchill Livingstone, Edinburh New York

Rosen G (1963) (Hospital) - The hospital. Historical sociology of a community institution. In: Freidson E (ed) The hospital in modern society. The Free Press, New York, p 1-36

Rosenstiel L von (1980) (Grundlagen) - Grundlagen der Organisationspsychologie. Poeschel, Stuttgart

Rosenthal G (1979) (Costs) - Anticipating the costs and benefits of new technology: A typology for policy. In: Altman SH, Blendon R (eds) Medical technology: The culprit behind health care costs?, US Dept. of Health, Education and Welfare, DHEW Publication No. (PHS) 79-3216, Washington, p 77-87

Rosnay J de (1979) (Makroskop) – Das Makroskop. Systemdenken als Werkzeug der Ökogesellschaft. Deutsche Verlagsanstalt, Stuttgart

Roth E ([4]1969) (Persönlichkeitspsychologie) – Persönlichkeitspsychologie. Eine Einführung. Kohlhammer, Stuttgart Berlin Köln Mainz

Russel LB (1979) (Technology) – Technology in hospitals, medical advances and their diffusion. Brookings Institution, Washington

Rytz A (1980) (Aufgabe) – Aufgabe und Organisation des Hausdienstes. Schweizer Spital 6: 17–20

S. A. (Arbeit) (1979) – Die Arbeit eines Spitalpfarrers. Schweizer Spital 12: 697–698

Sandner K (1982) (Motivationstheorien) – Die Motivationstheorien von Maslow und Herzberg. Harvard Manager IV: 44–50

Sanders CA (1979) (Technology) – Technology and the hospital. In: Altman SH, Blendon R (eds) Medical technology: The culprit behind health care costs? US Dept. of Health, Education and Welfare, DHEW Publ. No. (PHS) 79–3216, Washington, p 57–76

Schaefer H ([2]1981) (Plädoyer) – Plädoyer für eine neue Medizin. Warnung und Appell. Piper, München

Schaefer H (1981) (Zukunftsperspektiven) – Zukunftsperspektiven und Tendenzen in der Medizin. Krankenhaus-Umschau 5: 342–352

Schellenberg M (1976) (Betriebsziele) – Betriebsziele in ihrer Widersprüchlichkeit – aus pflegerischer Sicht. Z Krankenpflege 5: 132–134

Schellenberg M (1982) (Werte) – Veränderte Werte und ihre Auswirkungen auf die Krankenpflege. Krankenpflege/Soins infirmiers 9: 18–20

Schenkel H (1984) (Tage) – Vier Tage arbeiten – drei Tage frei?. Krankenpflege/Soins infirmiers 8: 37–38

Schipperges H (1970) (Medizin) – Medizin und Umwelt. Hüthig, Heidelberg

Schipperges H (1975) (Dienste) – Medizinische Dienste im Wandel. Witzstrock, Baden-Baden Brüssel

Schipperges H (1976) (Welt) – Die Medizin in der Welt von morgen. Econ, Düsseldorf Wien

Schipperges H (1978) (Medizin) – Medizin und Umwelt. Hüthig, Heidelberg

Schipperges H (1980) (Entwicklungstendenzen) – Entwicklungstendenzen der modernen Medizin und neue Prioritäten. Medizin, Mensch, Gesellschaft 5: 68–73

Schipperges H (1981a) (Wege) – Wege zu einer integralen Medizin. Medita 9: 32–35

Schipperges H (1981b) (Rezeption) – Die Rezeption arabisch-griechischer Medizin und ihr Einfluß auf die abendländische Heilkunde. In: Weimar P (Hrsg) Die Renaissance der Wissenschaften im 12. Jahrhundert. Artemis, Zürich, S 173–196

Schipperges H (1981c) (Zukunft) – Die Zukunft der Medizin. Mutmaßungen eines Medizinhistorikers (Festvortrag am XVIII. Europäischen Fortbildungskongresses des Europaeum Medicum. Collegium vom 19. bis 26. September 1981 in Losone). Schweiz Ärztez 2: 59–69

Schlegel M (1982) (Studie) – Studie über die erweiterte Besuchszeit im Spital. Diplomarbeit Kaderschule Zürich

Schmidbauer W (1977) (Helfer) – Die hilflosen Helfer. Über die Problematik der helfenden Berufe. Rowohlt, Reinbek

Schmidt-Sudhoff U (1967) (Unternehmerziele) – Unternehmerziele und unternehmerisches Zielsystem. Gabler, Wiesbaden

Schneider W (Hrsg) (Patient) – Der schwierige? Patient, Erlebnisberichte. Rocom, Basel

Schraml WJ (1979) (Psychologie) – Psychologie im Krankenhaus. Huber, Bern Stuttgart Wien

Schroeder SA, Showstock JA (1979) (Dynamics) – The dynamics of medical technology use: Analysis and policy options. In: Altman SH, Blendon R (eds) Medical technology: The culprit behind health care costs? US Dept. of Health, Education and Welfare, DHEW Publication No. (PHS) 79–3216, Washington, p 178–212

Schultz H (1984) (Probleme) – Aktuelle Probleme des Arztrechtes (Referat gehalten am gemeinsamen Vortragsabend des santgallischen Juristenvereins und der Ärztegesellschaft des Kantons St. Gallen, 5. März 1984) Schweiz Ärztez 21: 1014–1022

Schwarz H ([8]1977) (Betriebsorganisation) – Betriebsorganisation als Führungsaufgabe. Moderne Industrie, München

Schweizerische Ärztekammer (Weiterbildungsordnung) – Weiterbildungsordnung der Verbindung der Schweizer Ärzte vom 1. Juli 1983, Bern

Schweizerisches Rotes Kreuz (Richtlinien) – Verschiedene Richtlinien für die Ausbildung in den dem Schweizerischen Roten Kreuz unterstehenden Gesundheitsberufen, Bern

Schweizerisches Rotes Kreuz, Sektion Zürich (Hinweise) – Wichtige Hinweise – Adressen – Informationen – Telefonnummern für den Alltag, Zürich, Ausgabe 1983/1984

Schweizerischer Wissenschaftsrat (Hrsg) (1978) (Ausbau) – Dritter Bericht über den Ausbau der schweizerischen Hochschulen. Bern

Seidler E (^{5}1980) (Geschichte) – Geschichte der Pflege des kranken Menschen. Kohlhammer, Stuttgart Berlin Köln Mainz

Selye H (1956) (Stress of life) – The stress of life. McGraw-Hill, New York Toronto London

Selye H (1982) (Stress) – Stress. Lebensregeln vom Entdecker des Stress-Syndroms. Rowohlt, Reinbek

Servellen GM van (1981) (Nursing) – Primary nursing: Variations in practice. J Nurs Adm, September: 40–46

Shannon CE, Weaver W (1969) (Communication) – The mathematical theory of communication. The University of Illinois Press, Urbana

Siegrist J (1972) (Erfahrungsstruktur) – Erfahrungsstruktur und Konflikt bei stationären Patienten. Z Soz 3: 271–280

Siegrist J (^{3}1977) (Lehrbuch) – Lehrbuch der Medizinischen Soziologie. Urban & Schwarzenberg, München Wien Baltimore

Siegrist J (1978) (Arbeit) – Arbeit und Interaktion im Krankenhaus. Enke, Stuttgart

SMS, Gesellschaft für Informatik im Gesundheitswesen (Action) – Action. Ein Ausbaufähiges System für Verwaltung, Medizin und Pflegebereich. o. O., o. Jg.

Stephenson CA (1977) (Stress) – Stress in critically ill patients. Am J Nurs, November: 1806–1809

Sticker A (1960) (Entstehung) – Die Entstehung der neuzeitlichen Krankenpflege. Kohlhammer, Stuttgart

Stiftung Krankenhaus Sanitas (o. J.) (Willkommen) – Willkommen in unserem Spital. Kilchberg

Stockwell F (1972) (Patient) – The unpopular patient. Royal College of Nursing, London

Stoelwinder JU, Clayton PS (1981) (Hospital) – Hospital organization development: Changing the focus from „Better management" to „Better patient care". In: Wieland GF (ed) Improving health care management, organization development and organization change. Health Administration Press, Ann Arbor, p 369–383

Strauss A et al. (1981) (Patients' work) – Patients' work in the technologized hospital. Nurs Outlook July: 404–412

Studie über das Pflegewesen in der Schweiz (1969) (Einsatz) – Erhebung über den Einsatz des Pflegepersonals auf den Pflegeabteilungen. Bern

Studie über das Pflegewesen in der Schweiz (1969) (Erhebung) – Erhebung über den Einsatz des Pflegepersonals auf den Spitalabteilungen. Bern

Studie über das Pflegewesen in der Schweiz (1971) (Testerhebung) – Testerhebung über die Bedürfnisse der Patienten an Pflege. Bern

Studie über das Pflegewesen in der Schweiz (1975) (Wegleitung) – Wegleitung zur Berechnung des Pflegepersonalbedarfs für Krankenstationen in Allgemeinspitälern. Bern

Thomas L (1971) (Technology) – The technology of medicine. N Engl J Med 285: 1366–1368

Uexküll T von (1977) (Chefarztvisite) – Exkurs: Die Chefarztvisite. In: Köhle K, Böck D, Grauhan A (Hrsg) Die internistisch-psychosomatische Krankenstation. Ein Werkstattbericht. Hoffmann-La Roche, Basel, S 47–59

Ulrich H (^{2}1970) (Unternehmung) – Die Unternehmung als produktives soziales System. Haupt, Bern Stuttgart

Ulrich H (1972) (Management I) – Systemorientiertes Management. In: Management: Intuition oder Information (Separatdruck) Sperry Univac, Frankfurt am Main, S 11–22

Ulrich H (1975) (Management II) – Systemorientiertes Management. In: Datascope 17. Sperry Univac, Frankfurt am Main, S 4–13

Ulrich H (1976) (Hrsg) (Praxisbezug) – Zum Praxisbezug der Betriebswirtschaftslehre. Haupt, Bern Stuttgart

Ulrich H (1978a) (Effizienz) – Die Effizienz des öffentlichen Sektors in der Sicht der systemorientierten Betriebswirtschaftslehre. Schweiz Volkswirt Stat 3: 331–351

Ulrich H (1978b) (Unternehmungsführung I) – Unternehmungsführung I: Allgemeine Theorie und Methodik (Skriptum Hochschule St. Gallen, St. Gallen)

Ulrich H (1978c) (Unternehmungspolitik) – Unternehmungspolitik. Haupt, Bern Stuttgart

Ulrich H (1981a) (Betriebswirtschaftslehre) – Die Betriebswirtschaftslehre als anwendungsorientierte Sozialwissenschaft. In: Geist MN, Köhler R (Hrsg) Die Führung des Betriebes. Herrn Prof. Dr. Dr. h. c. Curt Sandig zu seinem 80. Geburtstag gewidmet. Poeschel, Stuttgart, S 1–25

Ulrich H (1981b) (Überlegungen) – Überlegungen zur Managementlehre. Manag Z 6: 297–300

Ulrich H, Güntert B, Hofer M (1983) (Spital-Umwelt-Konzept) – Spital-Umwelt-Konzept I (unveröffentlichtes Manuskript, St. Gallen

Ulrich H, Güntert B, Hofer M (1984) (Entwicklung) – Entwicklung eines umfassenden Konzeptes für die Management-Ausbildung im Gesundheitswesen (NFP-Projekt 4.352.079.08, St. Gallen)

Ulrich H, Krieg W (1973) (Management-Modell) – Das St. Galler Management-Modell. Haupt, Bern

Ulrich H, Krieg W, Malik F (1976) (Praxisbezug) – Zum Praxisbezug einer systemorientierten Betriebswirtschaftslehre. In: Ulrich H (Hrsg) Zum Praxisbezug der Betriebswirtschaftslehre. Haupt, Bern Stuttgart, S 135–151

Ulrich H, Probst G (1982) (Werthaltungen) – Werthaltungen schweizerischer Führungskräfte. Haupt, Bern Stuttgart

Ulrich H, Sidler F (1977) (Management-Modell) – Ein Management-Modell für die öffentliche Hand. Haupt, Bern Stuttgart

Ulrich P, Fluri E (1975) (Management) – Management. Haupt, Bern

Ulrich W (1979) (Metaphysik) – Zur Metaphysik der Planung. Unternehmung 3: 201–211

Vereinigung schweizerischer Krankenhäuser (VESKA) (Hrsg) (1982) (Jahresbericht 1981) Aarau

Vereinigung schweizerischer Krankenhäuser (VESKA) (Hrsg) (1972) (Kontenrahmen) – Kontenrahmen und Anleitung zur administrativen Statistik der schweizerischen Krankenhäuser, Aarau 1971

Vereinigung schweizerischer Krankenhäuser (VESKA) (Hrsg) (1980) (Treffpunkt) – Treffpunkt Spital

Vereinigung schweizerischer Krankenhäuser (VESKA) (Hrsg) (1982) (Krankenhausstatistiken) – Krankenhausstatistiken 1978, 1979, 1980, 1981, 1982, Tab. 2.01

Vereinigung schweizerischer Krankenhäuser (VESKA) (Hrsg) (1983) (Krankenhausstatistik 1982) – Krankenhausstatistik 1982. Schweizer Spital 11: 1–39

Vereinigung schweizerischer Krankenhäuser (VESKA) (Hrsg) (o.J.) (Recht) – Recht im Krankenhaus, Kursunterlagen, Aarau

Verordnung II (Arbeitsgesetz) – Zum Bundesgesetz über die Arbeit in Industrie, Gewerbe und Handel (Arbeitsgesetz) vom 14. Januar 1966, SR 822.112

Vester F (1976) (Ballungsgebiete) – Ballungsgebiete in der Krise. Deutsche Verlagsanstalt, Stuttgart

Vester F (1980) (Neuland) – Neuland des Denkens. Deutsche Verlagsanstalt, Stuttgart

Volicer BJ, Bohannon MW (1975) (Hospital) – A hospital Stress rating scale Nurs Res 5: 352–359

Volicer BJ, Burns MW (1977) (Correlates) – Preexisting correlates of hospital stress. Nurs Res 6: 408–415

Waldmeier M (1978) (Rollenverhalten) – Zum Rollenverhalten von Krankenschwester und Patient. Z Krankenpflege 6: 237–239

Wartburg W von (1980/81) (Gesundheitsrecht) – Gesundheitsrecht im Spannungsfeld von Gesundheitspolitik und -ökonomie (Unterlagen der öffentlichen Vorlesung, Wintersemester 1980/81, Hochschule St. Gallen)

Wartburg W von (1983/84) (Gesundheitswesen) – Das Gesundheitswesen aus politischer und rechtlicher Sicht (Vorlesungsunterlagen, Wintersemester 1983/84, Hochschule St. Gallen)

Weber H (1982) (Konzept) – Konzept eines integrierten Management-Systems für die Krankenhausverwaltung, dargestellt am Beispiel der Städtischen Krankenanstalten Ulm – Kliniken der Universität Ulm. Med Dissertation, Universität Konstanz

Weber W (1981) (Nacht) – Jenseits der Nacht, Erfahrungen im Krankenhaus. Kreuz, Stuttgart Berlin

Wegelin C (1953) (Geschichte) – Geschichte des Kantonspitals St. Gallen. Fehrsche Buchhandlung, St. Gallen

Weick KE (1976) (Organizations) – Educational organizations as loosely coupled systems. Adm Sci Q 21: 1–19

Wellesley Hospital (1983) (Organization chart 1984) – Organization chart 1984. Toronto

Wessen AF (1958) (Beobachtungen) – Beobachtungen zur sozialen Struktur des Krankenhauses. Kölner Z für Soz Sozialpsych Sonderheft 3: 156–184

Weyermann U (1979) (Qualität) – Wer bestimmt die Qualität der Pflege. Krankenpflege 5: 201–203

202   Literatur

Willi J (1983) (Psychosoziale Medizin) – Psychosoziale Medizin – ein neuer Lehrstuhl für ein neues Prüfungsfach NZZ Nr 274

Willke H (1982) (Systemtheorie) – Systemtheorie. Fischer, Stuttgart

Wilson-Barnett J (1976) (Reactions) – Patients' emotional reactions to hospitalization: An explanatory study. J Adv Nurs X: 351–358

Wilson-Barnett J (1978) (Responses) – Patients' emotional responses to barium x-rays. J Adv Nurs 3: 37–46

Wilson-Barnett J (1979) (Stress) – Stress in hospitals, patients' psychological reactions to illness and health care. Churchill Livingstone, Edinburgh London New York

Wilson-Barnett J, Carrigy A (1978) (Factors) – Factors influencing patients emotional reactions to hospitalization. J Adv Nurs 3: 221–229

Wilson FA, Neuhauser D (Services) – Health services in the United States. Ballinger, Cambridge Mass.

Wirth P (1978) (Prozesse) – Prozesse und Strukturen im Spital. Schriftenreihe des SKI, Bd 11, Aarau

Wobbe G, Kaminsky G (1977) (Anwendung) – Die Anwendung arbeitswissenschaftlicher Untersuchungsmethoden (Zeitstudien) zur Analyse eines Labors in einem Krankenhaus der Grund- und Regelversorgung. Krankenhaus-Umschau 11: 870–889

Wobbe G, Kaminsky G (1980) (Datenerfassung) – Datenerfassung in der Röntgenabteilung eines Krankenhauses mit Hilfe von messenden Zeitstudien und Multimomentaufnahmen. Krankenhaus 11: 443–446

Wolinsky FD (1981) (Sociology) – The sociology of health. Principles, professions and issues. Little, Brown & Co. Boston Toronto

Yura H, Walsh MB (1978) (Needs) – Human needs and the nursing process. Appleton-Century Crofts Medical, New York

Zola IK (1966) (Culture) – Culture and symptoms: An analysis of patients presenting complaints. Am Sociol Rev 31: 615–630